日本人の健康を社会科学で考える

小塩隆士
TAKASHI OSHIO

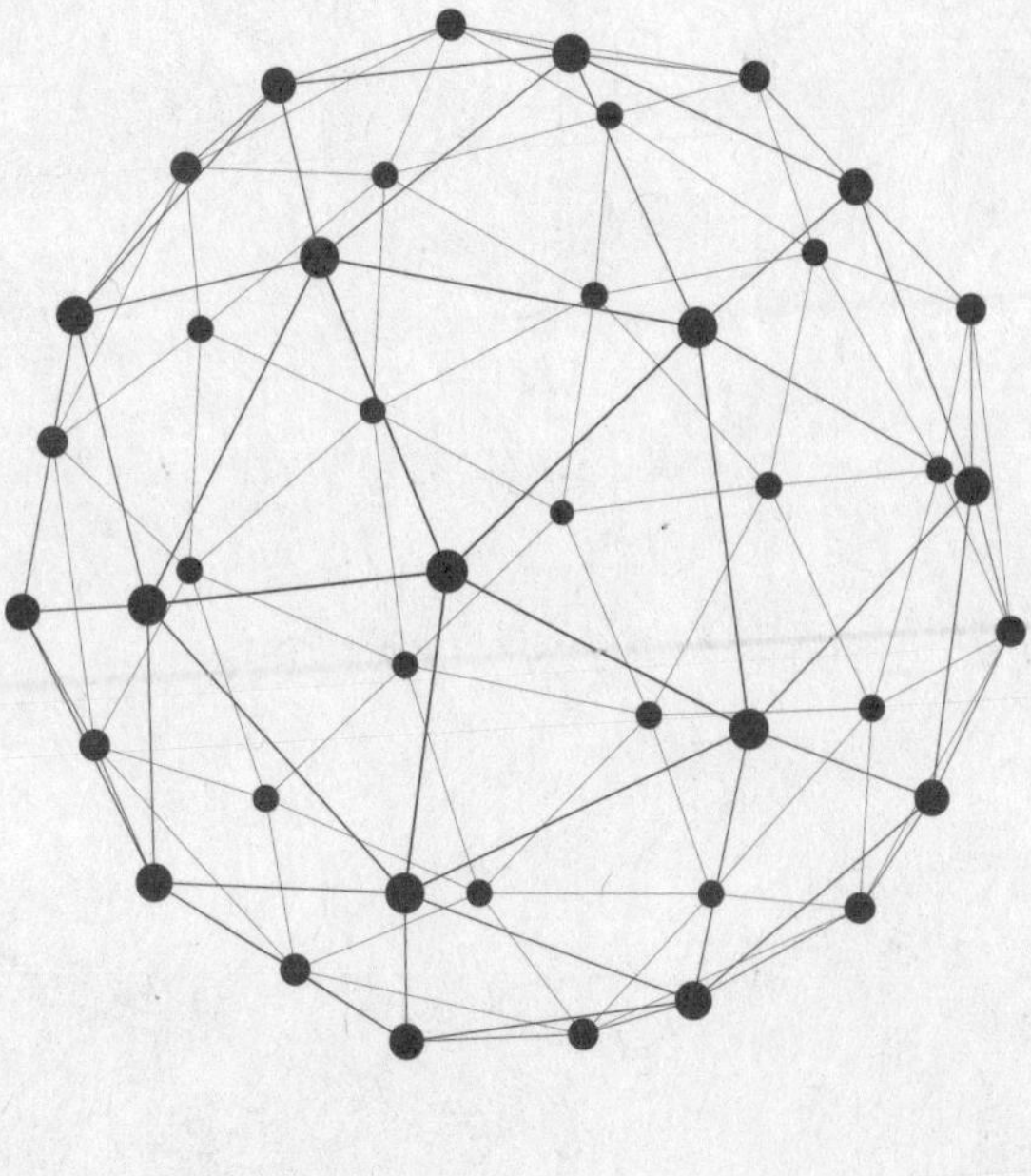

日本経済新聞出版

日本人の健康を社会科学で考える

まえがき

健康で毎日を過ごせることは、とても幸せなことである。その思いは、歳を重ねるにつれて強くなる。中高年になると、勤め先の定期健診でも何か一つは問題が見つかってしまう。筆者も、若いころのように無理がきかなくなってきたことを身に染みて感じている。当たり前だった健康が、当たり前のことではなくなってきた。普通の生活を送っているだけでもそうなのに、新型コロナウイルス感染症の拡大は、健康な生活の重要性を私たちに改めて認識させている。

本書は、私たちの健康が何によって左右されるのか、医学の専門知識をほとんど持たない、社会科学の研究を細々と進めてきた筆者が、統計データを眺めながらいろいろ考えてみた結果をまとめたものである。

健康は、さまざまな要因によって決まる。その解明は医学分野の研究者の仕事であり、社会科学分野の人間の出番はあまりないのかもしれない。しかし、所得水準や働き方、学歴、居住環境、他人とのつながりといった、社会科学にとっても重要な研究対象となるものが、健康に少なからず影響することも次第に明らかになっている。医学の分野でも、公衆衛生や社会疫学といった研究領域で扱われているテーマは、社会科学から見ても興味のあるものばかりである。外野からでも少しはお役に立てそうだ。

本書の内容は、「国民生活基礎調査」や「中高年者縦断調査」など、政府が実施・公表している大規模な社会調査のデータに基づく、健康に関する実証分析だ。データに基づいて、私たちの健康が自らの日常生活や経済行動、あるいはマクロ的な経済状況とどのような関係にあるかをさまざまな角度から調べてみる。得られた結果は、半分はほぼ予想通りで直感的にも納得しやすいもの、残りの半分は意外なものだった。なかには、思わずニヤリとしてしまう結果もある。

私たちの健康を左右する要因をいろいろ調べてみると、経済政策や社会政策のあり方についても多くの示唆が得られる。いったん就職活動で失敗すればなかなか取り返しがつかない社会、不安定な雇用に依存しすぎる社会、そして、貧困問題をなかなか解決しない社会は、私たちの健康に無視できないほどの悪い影響を与えている。一方、人々の社会参加活動を支援し、社会的な孤立の防止に心がけるだけでも、社会の健康増進に大きな効果が期待できそうである。同じ経済政策でも、健康面での意味合いが分かっているかどうかで、その重要性の受け止め方は大きく異なってくる。

健康という視点を加えるだけで、経済社会に対する見方がずいぶん異なってくる。本書をまとめながら、筆者自身もそれを強く感じている。読者各位にとっても、本書の議論が経済社会と私たちの健康との関わり合いについて思いを巡らせる一つのきっかけになれば、幸甚である。

本書で扱うテーマは、日本経済の構造変化が私たちの健康にどのような影響を及ぼしているかという観点からも重要な示唆を与えるものである。就職氷河期世代の健康問題は、バブル崩壊後のいわゆる「失われた二〇年」が私たちの健康に及ぼしている長期的な影響を浮き彫りにする。非正規雇用者の健康に関する分析は、日本社会の効率性追求が健康面に与えてきた負荷を確認する作業でもある。そして、最近では、新型コロナウイルスの感染拡大という新たな要因も加わって、貧困リスクがより現実的な意味合いを持つようになっている。貧困と健康という昔からあるテーマは、新たな装いで私たちの前に姿を見せている。

そして、高齢化という人口構造の長期的な変化は、私たちの健康問題を新たな視点から考える必要性を高めている。健康寿命が延びることはそれ自体としては望ましいことだが、健康格差の拡大を伴う高齢化は避けなければならない。そして、高齢者の健康問題に加えて、親の介護に携わる人たちの健康問題も重要なテーマになっている。親の介護は、中高年のメンタルヘルスにとって最大のリスク要因だ。いずれも、高齢化が健康面に及ぼしている新たな課題である。

本書で展開する議論は、政府が進めようとしている社会保障改革にも重要な意味合いを持っている。高齢者就業を促進して社会の「支え手」を増やすという「全世代型社会保障」の発想は、高齢化の圧力に抵抗する考え方として悪くない。しかし、それが健康面から見てどこまで可能かという問題も併せて考えておく必要がある。また、「自助・共助・公助」という形でセーフティーネットのあり方を見直す場合も、本書が取り上げた社会参加活動は、「共助」のあり方に健康面から新たな視点を与えている。

ここで、本書を構成する各章の内容を簡単に紹介しておこう。

第1章では、いわゆる「就職氷河期世代」が直面する健康問題を考える。一九七〇―八五年に生まれたこの世代は一六〇〇万人を超え、厚みのある層を形成している。この世代が所得や雇用面などの面で社会経済的に不利な立場に置かれていることは知られているが、健康面でも同様であれば社会全体にとって深刻な事態となる。実際はどうだろうか。

第2章は、非正規雇用を健康面から評価する。今では、会社や役所で働く人たちの三分の一以上が非正規雇用である。不安定な所得・雇用状態が健康にもよくない影響を及ぼすことは、容易に推察される。それだけなく、社会全体の雇用情勢が不安定であること自体に、個人の健康にマイナスの影響を及ぼす面はないだろうか。また、非正規雇用になるとそこから外れる確率が高まるセーフティーネットの重要性も健康面から考えてみる。

第3章では、社会の貧困が健康面からどのような意味を持つのかを問い直してみる。貧困に直面するリスクが身近になっていることもあり、貧困率への関心は昔に比べて高まっている。しかし、健康面から見て意味のある貧困率とはどのようなものなのか、という問いかけから話を始めてみる。さらに、貧困を所得以外の要因も含めて多次元的に把握して健康との関係を分析するほか、地域レベルの貧困と個人レベルの健康との関係を議論する。

第4章は、社会参加活動と健康との関係を考える。町内会やボランティア活動など、社会参加活動を活発に行っている人ほど、生活習慣病に罹《かか》るリスクが低下し、病気が発生してからの心理的適応を円滑になることを示す。社会参加活動のそうした意外な側面を指摘するとともに、SNS（ソーシャル・ネットワーキング・サービス）がメンタルヘルスに及ぼす影響についても簡単に調べてみる。

第5章では、中高年になってからの健康格差が、学歴の違いによってどの程度決まってしまうかを調べる。残念ながら、学歴は健康格差を生む重要な原因であり、その格差は加齢とともに拡大する。健康格差が拡大したまま、私たちは高齢期を迎える。高齢社会は健康格差社会になる可能性が高い。ここでは、夫の引退でイライラする妻の心理状況も明らかにする。

第6章では、中高年のメンタルヘルスにとって最大のリスク・イベントとも言える、家族介護を取り上げる。親の介護が始まったときの心理的なショックの度合い、また、介護が長期化したときのメンタルヘルスの変化を調べるとともに、それが何によって左右されるかを明らかにする。私たちは、親の介護というリスク要因に晒《さら》される形で中高年という時期を過ごすことになる。

第7章では、これまでの章とは視点を変え、健康面から見て高齢者がさらに働ける余地がどれくらいあるかを試算する。健康な高齢者に社会を支える側に回っていただければ、経済成長や社会保障制度はより持続的なものになるだろう。そうした好循環を形成するための制度改革の方向性も併せて検討する。

最後の**終章**では、各章で得られた主な知見を総括し、その政策的含意をまとめる。

本書の内容は、筆者がここ数年、いっしょに研究を進めさせていただいた方々、すなわち、稲垣誠一（国際医療福祉大学）、大石亜希子（千葉大学）、大守隆（元大阪大学）、菅万理（兵庫県立大学）、木村浩巳（サーベイリサーチセンター）、清水谷諭（JICA緒方研究所）、西崎寿美（内閣府）［五十音順］の各氏との共同研究の成果の一部を、一般の読者にも理解していただけるように、筆者独自の解釈も交えてできるだけ平易に紹介したものである。右にお名前を紹介した方々に深く感謝する（もちろん、残された誤りはすべて筆者のものである）。なお、各章のベースになった初出論文は「おわりに」に示しておいた。分析内容の詳細については、それらを参照されたい。

最後になったが、これまで何度も筆者の本の出版にご尽力下さり、今回も企画から編集・校正に至るまで全面的にお世話になった、日経BP日本経済新聞出版本部の田口恒雄氏に心からお礼申し上げる。

二〇二〇年一一月一〇日

小塩　隆士

目次

第4章　社会参加活動を健康面から評価する　147

第7章　高齢者はどこまで働けるか　277

第 1 章

健康面でも不利な就職氷河期世代

●就職氷河期世代の健康状態はほかの世代に比べて劣っている。

●初めて就く職の違いはその後の人生や
メンタルヘルスに大きな影響を及ぼす。

●再チャレンジが容易な雇用システムを構築しなければならない。

●社会的孤立は、
メンタルヘルス面で深刻な問題を引き起こすおそれがある。

●就職氷河期世代の高齢化への備えが必要だ。

はじめに――就職氷河期世代とは

就職氷河期世代とは、日本経済がバブル崩壊後、長期不況に陥っている時代、具体的には一九九三年春から二〇〇四年春に大学や高校を卒業し、就職活動を行った世代である。一九七〇―八五年に生まれ、現在では三〇歳台半ばから五〇歳近くになっている。人口規模としては一六〇〇万人を超え、現時点の生産年齢人口（生産活動に従事し得る年齢である一五―六四歳人口）の約二一％を占める。

一九九〇年代中ごろから二〇〇〇年代前半の日本経済は、それまでのバブル経済の「余熱」も冷め、いわゆる「失われた二〇年」の真っ只中にあった。雇用環境も厳しく、就職活動を行っても希望する就職ができずに、不安定な仕事に不本意ながら就いた人たちも少なくないとされる。実際、ほかの世代と比べて無業者を含む不安定就労者が多く、就職していても転職経験者の比率が高いことが知られている。

ほかの先進国でも、マクロ経済が低迷したときに就職に苦労し、それがその後の賃金所得や職業生活に望ましくない影響を残すという状況はそれほど珍しい話ではない。しかし、日本では採用人事が新卒一括採用の形になっている面がまだまだ強い。そのため、高校や大学を卒業した直後の就職活動に失敗すると、後になって挽回したり、キャッチアップしたりすることがかなり難しくなる。もちろん、新卒以外の採用も増えてはいるが、専門知識や就業経験がないと思い通りの職に就くことは容易でない。

しかし、就職氷河期世代が抱える問題は、就職がうまくいかなかった人たちの個人的な問題として処理するわけにはいかない。前述のように、生産年齢人口の二割以上がこの世代に含まれるとすれば——もちろん、そのうちすべての人が困難に直面しているわけではないだろうが——この問題は日本の経済社会にとってかなりの重みを持っているからだ。

政府も就職氷河期世代に対する問題意識を強く持っており、二〇一九年六月には「就職氷河期世代支援プログラム」を発表した。同プログラムでは、希望する就業とのギャップや実社会での経験不足、年齢の上昇などを、就職氷河期世代に固有の問題として位置づける。そして、正規雇用化をはじめとして、同世代の活躍の場を広げられるよう、向こう三年間にかけて集中的に取り組む政府の姿勢を示している。地方自治体レベルでも、就職氷河期世代を採用する取り組みが展開されている。

政府が進めているこうした取り組みは、就職支援が中心になっている。しかし、問題はこれから深刻化する可能性もある。この世代が、収入が不安定なまま高齢化すると、生活保護受給世帯の増加など社会保障費の膨張を招きかねないからだ。公的年金の保険料の支払いも滞りがちだとすると、低年金・無年金層が無視できない厚みを形成する危険性もある。こうした問題は、生活費を頼れる親の世代が健在である限り、足元ではなかなか顕在化しない。しかし、対策を打たなければ、将来どこかの時点で一気に姿を現す。頼るべき一つ上の世代も、いずれは他界する。就職氷河期世代に対する就業支援は、将来における高齢者の生活保障という意味でも重要である。

本章では、こうした点も念頭に置いて、就職氷河期世代が抱える問題を「健康」という観点から検討する。就職活動後、就業や所得面で不安定な状況に置かれていれば、そうでない世代に比べて健康面で不利な状況に置かれていてもおかしくない。もちろん、就職氷河期世代に属するといっても、健康面で何の問題も抱えていない人たちもたくさんいるはずである。

ここで問題にしたいのは、就職氷河期世代の健康状態がほかの世代に比べて「平均的」に劣っているかどうかである。第1節では、就職氷河期世代を集団（マス）として見たときに、ほかの世代と比較してどの程度の健康問題を抱えているかを統計的にチェックする。

第2節では、視点をもう少しミクロにする。学校を卒業後、就職活動がうまくいかず、正規雇用に就けなかった場合、その後の健康状態がどのように違ってくるかを調べる。最初に就く仕事、すなわち、初職がその後の就業状態や所得を大きく左右することはよく知られている。健康についてはどうだろうか。就職活動の失敗が「スティグマ」（心の傷跡）になって、そこからなかなか立ち直れない人もいるかもしれない。あるいは、就職活動での経験そのものよりも、その後の不安定な就業・所得状況がメンタルヘルスに悪影響を及ぼすことのほうが問題かもしれない。

最後の第3節では、社会的孤立の問題を取り上げる。就職氷河期世代の人たちの中には、就職や再就職などの面でなかなかうまくいかないことが多く、自宅に引きこもってしまう人たちも多いのではないだろうか。「引きこもり」という日本語は、オックスフォード英語辞典にもローマ字表記で出ているそうだ。しかし、これまで注目されてきた引きこもりは、学校に通う年代の若者のそれである。

現在の日本社会で問題になっているのはむしろ、成人、特に中年の引きこもりであろう。しかし、引きこもっている人たちを直接の対象にする調査は難しい。ここではむしろ、家族と同居している・いないにかかわらず、仕事もせず、かといってボランティア活動など社会参加活動も一切せず、社会的に孤立してしまった人たちのメンタルヘルスに注目する。

第1節 見劣りする就職氷河期世代の健康

「社会実験」としての就職氷河期

個人レベルの健康問題が、景気動向や失業率といったマクロ・レベルの状況に影響を受けることがしばしばある。最近の例では、二〇〇七—〇八年に起こった「世界金融危機」（日本では「リーマン・ショック」と呼ばれることが普通である）や、それに連動する「グレート・リセッション」（「大不況」、二〇〇八—〇九年）といったマクロ経済のショックが、人々の全般的な健康状態に悪影響を及ぼしたことを示唆する実証研究がいくつかある。雇用・所得環境の悪化が、とりわけ社会経済的に不利な状況に置かれている人たちの健康にマイナスの影響を及ぼす経路はやはり存在するのだろう。

しかし、経済的なショックが健康に及ぼす影響を把握するためには、経済的なショックが発生した前後の時点で人々の健康状態を比較するだけでは不十分である。ショックが人々の健康にどこまで持続的な影響をもたらしているかも、重要なポイントとなる。

この場合、「世代」を分析対象とすることが有用である。この点を簡単に確認しておくことにする。まず、ショックが世代と無関係に発生するとしよう。世界金融危機はまさしくそれに該当する。しかし、そのショックの直撃を受ける世代と、ショックは受けるものの、それほどでもない世代が存在する。直撃を受けるのは、学校を卒業して就職活動を行おうとしていた世代だろう。就職活動がうまくいかなければ、その後の人生も大きく左右されるからである。

それに対して、すでに社会の第一戦で働いている世代は、もちろん景気低迷の影響は受けるが、多くの人にとっては売り上げが減って給料が減らされる程度にとどまる。さらに、すでに年金生活に入っている世代や、まだ学校に通っているような世代も、影響は当然受けるだろうが、間接的なものにとどまる。

さらに注目するべきなのは、ショックを受けるか・受けないか（ショックが大きいか・小さいか）とどの世代に属しているかが基本的に無関係なことである。たまたまその世代に属していたからショックを受けたが、そうでなければショックを受けなかったということになる。そうすると、世代ごとに所得や健康などいろいろな面を比較することでショックの大きさを調べることができる。その意味で、社会は大がかりな実験、つまり、「社会実験」を行ったことになるわけだ。

マクロ経済ショックの健康への影響を、特定の「世代」を対象にして分析した最近の研究例としては、トンプソン＝カティキレッディ〔二〇一八〕の研究がある。英国では、一九七九年以降に生まれた世代を“jilted generation”（jiltedとは、恋人などに「振られた」「袖にされた」といった状況を指す）と呼ぶらしい。この世代は、二〇〇八年に生じた不況とその後の社会保障給付を中心とする引き締め政策の影響を、若年労働者であった時期にまともに受けた世代である。英国で実施された大型の社会調査の結果を用いたトンプソンらの研究は、この世代（特に女性）のメンタルヘルスが不況や引き締め政策の影響を受けたことを確認している。

統計に顔を出す就職氷河期世代

日本の就職氷河期世代はどうだったのだろうか。日本の就職氷河期は、一九九三年から二〇〇四年という一二年間を指す。この期間において、二〇－二四歳の有効求人倍率（求職者数に対する求人数の比率）は一を下回り続け、大卒新入社員の平均給与は同時期に毎年平均して〇・四％ずつ減少していった（その前の一二年間は平均四・二％増）。この時期に、高校や大学を卒業して就職活動に入った世代、つまり、一九七〇－八五年に生まれた世代を就職氷河期世代と呼ぶ。

就職氷河期以降、この世代の健康状態がそれ以外の世代と比べてどこまで異なっているかを調べてみよう。そのために、厚生労働省が公表している「国民生活基礎調査」の個票データを用いる。この調査は一九八六年以降毎年行われているが、三年に一度、健康についても詳細な調査を行っている。ここでは、一九八六年から二〇一六年に実施された一一回の調査を使って大まかな分析を行うことにしよう。

対象にするのは、各調査時点において、就職活動をほぼ終了した三〇歳から、定年を迎え、年金生活に入る前の五九歳までの年齢である。なお、この調査は同一個人を追跡する、いわゆるパネル調査ではない。しかし、それでもかなりのことは分かる。

各調査年における分析対象を三〇歳から五九歳までに設定すると、就職氷河期世代は、第一回（一九八六年）から第五回調査（一九九八年）には登場しない。最初に登場するのは第八回調査（二〇〇一年）であり、一九七〇–七一年生まれの人が三〇–三一歳として顔を出す。その後、調査に含まれる就職氷河期世代は徐々に増えていき、第一一回調査（二〇一六年）になると三一–四六歳という中核的な層を形成する。この年の調査では、三〇歳はポスト就職氷河期世代、四七歳以上はプレ就職氷河期世代にそれぞれ属することになる。就職氷河期世代は、ここで分析する全サンプルのうち一割強を占め、比較的若い層を形成しているが、二〇一六年には五割をやや超えている。

「国民生活基礎調査」では、回答者の健康状態について詳細に尋ねている。ここでは、そのうち、①入院中か、②何らかの自覚症状があるか、③自分の健康状態をどう評価するか、④健康上の問題で日常生活に影響があるか、という四項目について調べる。ただし、③については、「よい」「まあよい」「ふつう」「あまりよくない」「よくない」という五段階で評価させており、ここでは、「よくない」と答えた場合と、「あまりよくない」または「よくない」と答えた場合の合計とに注目する。また、④は一九八九年以降の調査に限定される。

どのように分析するか――二つのアプローチ

就職氷河期世代の健康を他の世代と比べるといっても、話はそれほど簡単ではない。足元の統計を見て、就職氷河期世代に該当する人たちの健康状態を、それ以外の人たちと比較しても、あまり意味はない。例えば、この世代より上の世代の人たちは当然ながら高齢だから、その分だけ健康状態もおそらく悪くなる。年齢の違いを区別しない、世代間の単純な比較はミスリーディングだ。

それでは、どうすればよいか。基本的には二つのアプローチが考えられる。一つ目は、「年齢・時点・世代分析」(age-period-cohort analysis)と言われるアプローチである。これは、年齢や時点に特有な影響を取り除き、世代に特有な影響だけを取り出すという考え方である。年齢を重ねれば疾病リスクは高まるので、異なる世代の健康状態を比べるためには、年齢の影響を取り除く必要がある。同様に、異なる時点のデータを用いる場合は、それぞれの時点ですべての世代が共通して受けた影響を取り除かなければならない。

ここで、やや技術的なことを言えば、年齢、時点、世代という三変数の間には、そのうち二つが決まると残りの一つが自動的に決まってしまうという関係にあることに注意しなければならない。例えば、一九六〇年生まれの人は二〇二〇年の調査では必ず六〇歳として登場する。このために、健康がそれぞれの変数から受ける影響を統計から区別することが難しくなる。しかし、幸いなことに、ここでの分析では年齢や世代の年齢区分を別々にし、右のような関係が簡単には成立しないようにしているので、この問題はそれほど深刻ではない。

二つ目は、「差の差分析」(difference-in-differences analysis) と言われるアプローチである。今あるショックの健康への影響を考える場合、ショックを受ける集団と、論理的に考えてショックを受けるはずがない集団との健康の「差」を、ショックが発生する前後で調べる。そして、その両者が統計的に有意な形で異なっていたら――つまり、「差の差」が大きくプラスになったり、マイナスになっていたりしたら――ショックが健康に影響を及ぼしたと判断しようというのがこのアプローチの考え方だ。二つの集団の健康がショックの発生前後でどのように変化したかをそれぞれ調べ、その変化の大きさに差がないかを調べてもかまわない。

筆者は、この「差の差分析」に基づく分析も行ったが、得られた結果は「年齢・時点・世代分析」と大きく違わないので、以下では、「年齢・時点・世代分析」の結果だけを紹介する。ただし、いずれのアプローチを採用するにしても、個人の性別のほか、配偶関係や世帯所得や住んで

図表１－１　出発点から悪い就職氷河期代の健康

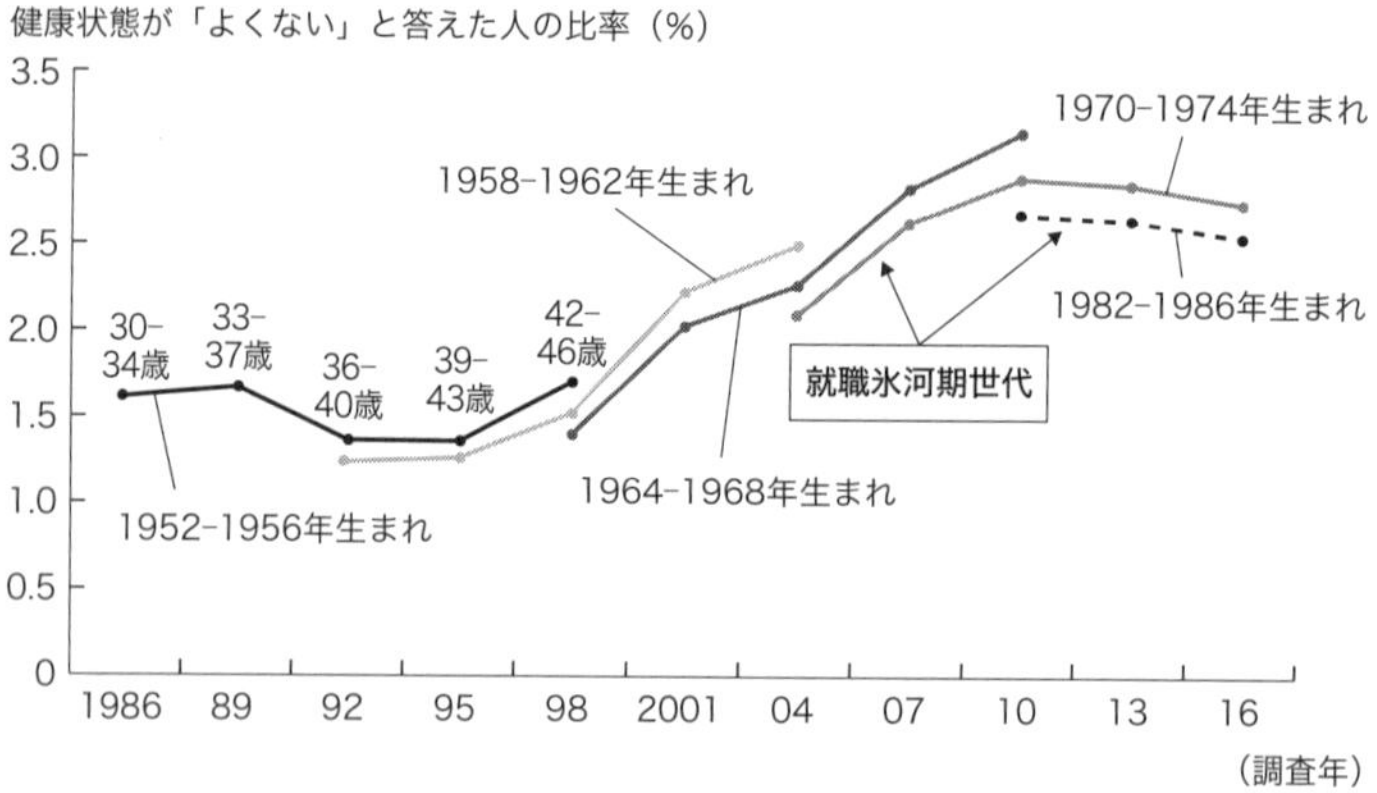

（出所）厚生労働省「国民生活基礎調査」より筆者作成。

いる地域など、個人属性の影響を取り除く。

そもそも異なっていた「発射台」

このように、就職氷河期の健康への影響を調べるためにはやや面倒な作業が必要になる。しかし、得られる結果の方向性については、具体的な分析をする前でもある程度の察しはつけることができる。図表１－１を見ていただきたい。この図では、「国民生活基礎調査」のそれぞれの調査年において三〇－三四歳として顔を出す世代（ただし、男性に限定）を取り出し、その世代が四二－四六歳になるまでの健康状態の変化を三年おきに見たものである。健康状態としては、「自分の健康状態をどう評価するか」という、主観的健康感を尋ねた問いに対して、五段階ある選択肢のうち最も悪い「よくない」と答えた人たちの比率に注目している。

例えば、一九八六年調査に三〇－三四歳として登場する世代は、同年には一・六％の人たちが、自分の健康状態を「よくない」と判断していた。この世代は、三年後の一九八九年調査においては三三－三七歳となる（ただし、調査対象者は別の人たちになっている）。健康状態が「よくない」人たちの比率は一・七％となって三年前とほとんど変わらない。さらにその三年後は、六年後は……というように、健康状態の変化を追うことができる。

同様に、一九九二年、一九九八年……というように、出発点を六年ずつずらして、それぞれの世代の主観的健康感が加齢に伴ってどのように変化するかを見てみる。二〇〇四年、二〇一〇年調査に三〇－三四歳として登場する世代は、就職氷河期世代に含まれる。ただし、図に示している年齢は三〇歳を超えているから、就職活動はほぼ終わっている人たちしか登場していない点に注意されたい。

この図からは、面白いことがいくつか分かる。まず、全体の傾向として見ると、一九九〇年代後半から主観的健康感がどの世代においても悪化傾向を示している。これはまさしく、バブルがはじけた一九九〇年以降、日本経済が長期低迷局面に入り、私たち日本人の健康状態が悪化していったことを示唆している。一九九三年から二〇〇四年の就職氷河期も、この時期に含まれる。景気が悪いと私たちの健康状態も悪くなる。それ自体、重要な事実である。

しかし、それ以上に重要なのは、主観的健康感のカーブの出発点（いずれも三〇－三四歳時点）、いわば「発射台」の高さの違いである。就職氷河期世代に含まれる二つの世代の発射台は、それまでの世代のそれに比べて明らかに高いところに位置している。その後、二〇一〇年代に入り、おそらくアベノミクスの影響もあって景気が上向くと、景況感の悪化は頭打ち傾向を見せる。しかし、就職氷河期世代のカーブは、それ以前の世代に比べて高いところに位置している。

健康の「発射台」が世代によって大きく異なるという事実は、それ自体として無視できない。健康面に限って言えば、就職氷河期世代は、それまでの世代に比べて、人生の出発点において初めから不利な状況に置かれていたわけだ。そうした状況になったことについて、彼らには何の責任もない。経済学者がよく使う言葉を用いると、就職氷河期の到来は、彼らにとってまったく「外生的」なショックだったのである。

就職氷河期世代の健康をほかの世代と比べると

それでは、就職氷河期世代がほかの世代に比べて、健康面でどの程度不利になっているかをもう少し厳密に見ることにしよう。そのためには、二つのアプローチがあることをすでに紹介したが、一番目の「年齢・時点・世代分析」によって得られた結果をまとめたのが図表1―2である。

ここでは、オッズ比（本章末の《テクニカルコラム1》参照）という尺度を使って結果をまとめている。すなわち、就職氷河期世代の人たちが病気になる度合いを示すオッズが、それ以外の世代の人たちのオッズの何倍になるかを調べたものが、この図にまとめたオッズ比である。このオッズ比は、病気になる確率、すなわちリスクがそれほど高くない場合は、就職氷河期世代が病

図表1－2　就職氷河期世代の健康をほかの世代と比べると……

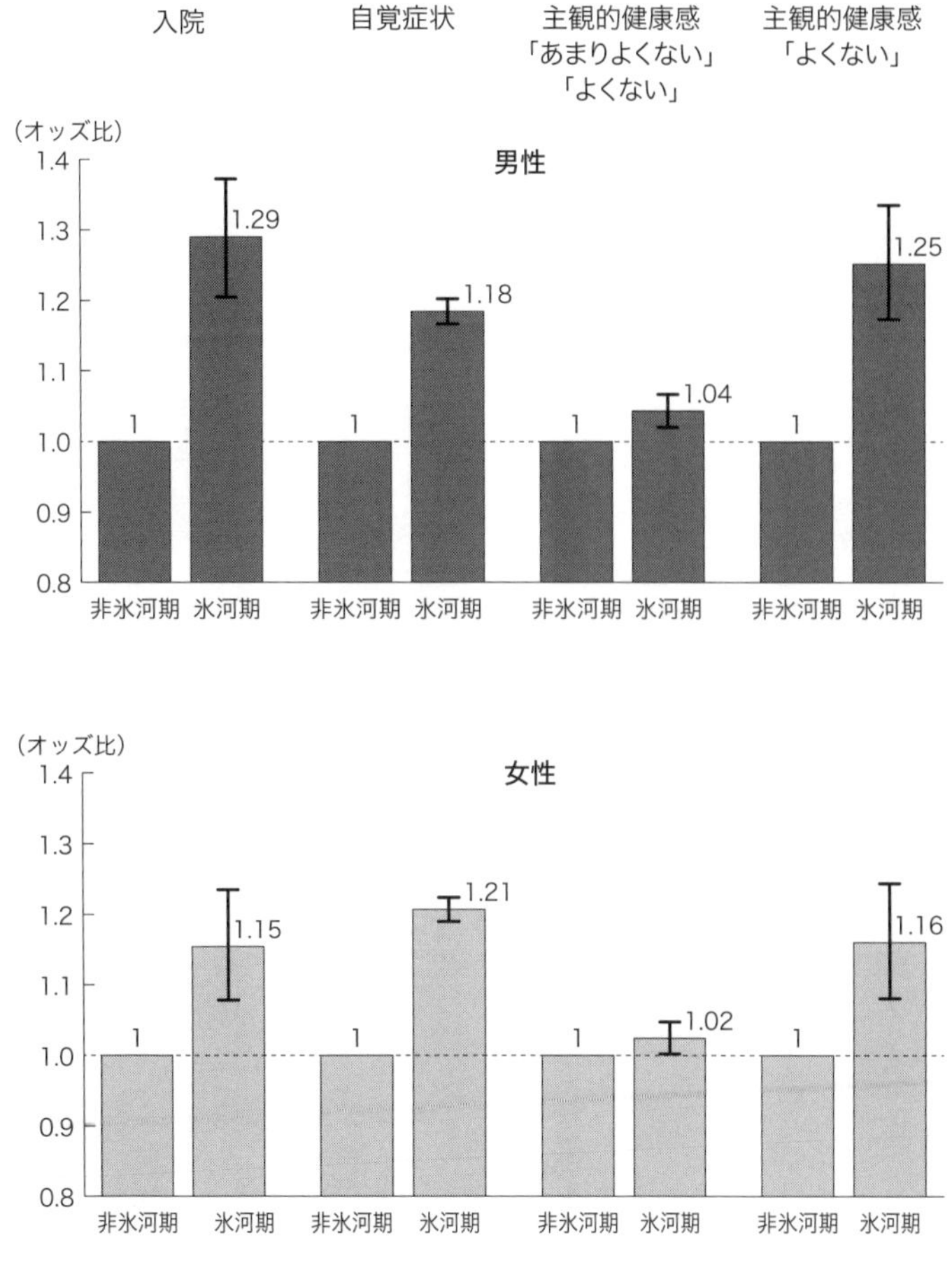

（出所）エラーバーは95%信頼区間を示す。
厚生労働省「国民生活基礎調査」より筆者作成。

気になるリスクがそれ以外の世代に比べて何倍になるかと単純に解釈しても大きな問題はない。

なお、このグラフには、棒グラフとともに、値が九五％の確率で取り得る区間（信頼区間）を示したエラーバーも併せて示してある。このエラーバーの下端が一を上回っていれば、統計的に有意な形でオッズ比が一を上回る、つまり、リスクが大きくなることを意味する。

この図を見ると、入院しなければならなくなるリスクは、就職氷河期世代はそれ以外の世代に比べて、男性では一・二九倍、女性では一・一五倍になる。また、自分の健康状態を五段階で最も悪い、「よくない」と評価するリスクは、男性で一・二五倍、女性では一・一六倍ほどになる。

ここで分析対象としているのは六〇歳未満の人たちであり、高齢者は含まれない。したがって、入院したり、健康状態を「よくない」と評価したりする人はかなりの少数派であり、サンプル全体でも一％程度にとどまる。つまり、そうした人たちは、全体から見ると健康状態がかなり深刻な人たちだと言えるが、それでここまで差があることはやはり注目してよいだろう。

一方、「自覚症状あり」や、健康状態についても「よくない」だけでなく「あまりよくない」という回答を含めた場合を見ても、就職氷河期世代のオッズ比は一を上回っている。やはり、就職氷河期世代は健康面で不利な状況に置かれているわけだ。ただし、ここで二点を追加的に指摘しておこう。

第一に、就職氷河期の影響は、女性より男性のほうがやや大きかったようだ。オッズ比を見ても、自覚症状を別とすると、オッズ比は男性のほうが若干ながら高めになっている。就職活動でのつまずきが、正規雇用への道を閉ざす可能性が高いことはよく知られている。この傾向は、非正規労働の比率が高く、また、主婦パートに見られるように非正規労働の意味合いが異なる女性に比べると、男性のほうでより深刻に受け止められるのかもしれない。もっとも、女性のほうが総じてショックに強いということを反映している可能性もあるが。

第二は、ここでは結果を紹介していないが、所得や就業形態、婚姻関係など、ほかの要因の影響についてである。就職活動期がたまたま氷河期にぶつかったために、非正規雇用にとどまって、所得面でも不利な状態に置かれ、結婚のチャンスもなかなか到来しない、というシナリオが描ける。それが正しいとすれば、そうした要因の影響を取り除くと、就職活動期が氷河期にぶつかったことの影響は小さくなるはずである。

実は、図表1－2はそうした要因の影響を取り除いた後のものなのである。容易に推察していただけるように、そうした影響を取り除く前のオッズ比は、ここに示した値をやや上回っていた。しかし、それを取り除いても、就職氷河期世代かどうかである程度の差は残ってしまう。氷河期の影響には、社会経済的な要因を媒介しないで直接的に人々の健康に働きかける部分が少なからずあるということになる。この点は重要なので、次節で改めて議論することにする。

なお、「差の差分析」の結果については、結果の示し方が少し専門的になるので詳細な説明は省略する。ただし、得られた結果が「年齢・時点・世代分析」のそれと整合的であることが確認できる。

第2節　初職でつまずくとどうなるか

二つのシナリオ

前節では、就職氷河期世代の人たちの健康がほかの世代の人たちと比べてよくないということを確認した。しかし、それはあくまでも平均的な話である。就職氷河期世代に属する人たちの中にも、健康な人もいればそうでない人たちもいるはずである。そこで、話をもう少しミクロのレベルに移してみよう。

そもそも就職氷河期世代かどうかが問題になるのは、就職活動に苦労した人たちがこの世代に多かったからであろう。したがって、就職活動がうまくいかず正規雇用に就けなかった人たちの健康が、そうでない人たちに比べてその後どのように違っていったか、ということがここでの注目点となる。

大学や高校を卒業して最初に就く仕事、つまり、初職の違いによってその後の就業生活や所得がどこまで違ってくるかという問題は、ヨーロッパでは二〇〇〇年代初めにすでに盛んに議論され始めていた。ヨーロッパでは、一九九〇年代に入ってから各国で労働市場改革が進み、労働市場に参入する際の雇用形態も多様化した。その一方で、若年失業者の問題も深刻化していったため、初職が期限付き雇用契約などによって不安定な場合、その後の就業が不安定なままになるかどうかが関心事となったのである。

ここでは、基本的に二つのシナリオが考えられる。第一は、初職が不安定な仕事であれば、その後も不安定な仕事という「罠」から離れることができないという「罠シナリオ」（entrapment scenario）である。

第二のシナリオは、「踏み石シナリオ」（stepping-stones scenario）と呼ばれるものである。そこでは、柔軟な形の初職はむしろ多様な就業機会を得、就業経験を積むための「踏み石」だと考えられる。ここでいう「踏み石」は、小川や浅瀬などを渡るときに並べられた平たい石のことだが、英語では、何かの目的を達成したり前に進んだりするときの手助けをするものという意味で用いられる。初職が非正規だったとしても、正規雇用に転じることは難しくなく、むしろそこに向かう過程だと捉えるわけだ。

ヨーロッパにおける実証研究を見ると、後者の「踏み石シナリオ」を支持するもののほうが多いように見受けられる。ヨーロッパでは、日本と異なって就職活動は大学や高校などを卒業してから行うのが普通であり――だからこそ若年層の失業率が日本より高くなる――初職も期限付きの雇用であることが多い。卒業後の数年間は非正規の仕事で、いわばウォーミングアップをした後で、正規でフルタイムの仕事に就くというのがむしろ一般的なパターンのようである。もちろん、学歴などによって状況はやや異なるが、「踏み石シナリオ」が成り立ちやすいというのは、日本から見ると意外である。

日本ではどうか。ヨーロッパの状況とは対照的に、「罠シナリオ」の妥当性を示唆する実証分析がこれまで蓄積されてきた（その代表的な研究例として、近藤〔二〇〇七〕がある）。もちろん、どちらのシナリオが成り立つかは国によって異なるだろう。初職で決まるその後の人生との関連性は、その社会における教育・訓練システムや労働市場の仕組み、雇用慣行、その他の社会経済的背景に依存するはずである。

日本はヨーロッパ諸国とは異なり、若者は学校や大学を卒業する前に就職活動を行い、その大部分が卒業直後にフルタイムの正規雇用として勤労生活に入っている。こうした学校から職場への円滑な移行が、日本の若年層の失業率が国際的に低いことの重要な要因としてしばしば指摘されてきた。

ところが、こうした仕組みが維持できなくなったのが就職氷河期である。長期的な景気低迷に加え、アジアのその他諸国との競争が高まっているなかで、企業は、人件費を引き下げるために賃金の低い非正規雇用の比率を高めてきた。ところが、その一方で新卒一括採用という採用の仕組みは基本的に維持された。そのため、いったん初職でつまずくと、巻き返しが難しくなる。

影響は直接的か間接的か

さて、このような「罠シナリオ」が成り立つとすると、初職の違いはその後の健康状態にも無視できない影響を及ぼす、という推察が容易に成り立つ。初職でつまずくと、非正規雇用など不安定な状況からなかなか抜け出せず、所得も低迷していれば精神的にも参ってしまう。食生活をはじめとして生活のリズムも狂いがちとなり、健康的な生活が送れなくなるかもしれない。ここで注意したいのは、私たちがこのように推察する、初職の違いによる健康面への影響は、就業形態や所得といった要因を媒介して働くという、「間接的」なものだという点である。

その一方で、何十回も面接を受けたのにつれなくされて心が折れてしまい、就職活動の失敗によって将来の夢が閉ざされ、スティグマとなってその後の人生に影響するという経路も考えられる。この場合、初職の違いは人々の健康、とりわけメンタルヘルスに「直接的」に影響することになる。間接的な影響は降り積もる雪、直接な影響は根雪に譬《たと》えられようか。

しかし、こうした初職の違いがその後の健康に及ぼす長期・短期の影響を分析することは容易ではない。学校を卒業して就職活動を行い、現在に至るまでの経緯を追跡するという、長期にわたる調査がほとんどないからである。そこで、筆者らは、現時点で三〇歳台から五〇歳台の男女約六〇〇〇人を対象にして、過去を振り返ってもらう独自のインターネット調査を行った。調査対象者の中で若い層は就職氷河期世代に属していることになる。

この調査では、調査時点における就業形態や所得、健康状態などに関する質問のほか、大学や高校を卒業してからどのような職業に就いてきたかを回答してもらっている。こうしたタイプの調査は、専門的には「後ろ向きコホート」調査と呼ばれることもある。さらに筆者らは、回答の正確さをチェックするために、日本年金機構から送付される「ねんきん定期便」に記載されてい

図表1－3　初職が正規以外だと、その後の人生はどこまで違ってくるか

	初職が正規（A）	初職が正規以外（B）	差（B－A）
男性（N=3,117）			
現職が不安定（%）	19.4	41.9	22.5***
家計所得（年間、万円）	431	318	−113***
家計所得＜貧困線（%）	6.2	12.5	6.3***
（%）配偶者なし	26	55.3	29.3***
K6スコア（0−24）	4.7	6.66	1.96***
K6スコア＝5以上（%）	40.2	53.7	13.5***
人数	2,654	456	
女性（N=2,818）			
現職が不安定（%）	33.1	42.3	9.2***
家計所得（年間、万円）	385	357	−28
家計所得＜貧困線（%）	5.3	7.5	2.2*
（%）配偶者なし	14.1	24.9	10.8***
K6スコア（0−24）	4.7	6.66	1.96***
K6スコア＝5以上（%）	39.2	47.7	8.5***
人数	2,246	522	

$^{***}p<0.001$, $^{**}p<0.01$, $^{*}p<0.05$

（出所）Oshio and Inagaki（2015）。

る、年金保険料の拠出記録などの情報も併せて教えてもらった。

調査結果の一部をまとめたのが、図表1－3である。このサンプル（学校を卒業してただちに家事に専念した人たち〔ごく少数だが〕は除いている）によると、初職が正規以外だった人は男性で一四・六％、女性で一八・六％いる。それでは、初職の違いによって調査時点の状況がどのように異なっているかを見ておこう。

初職で異なるその後の人生

まず、現在の就業状態を見てみよう。男女ともに、初職が正規以外であれば現職も同様に正規以外になる確率が有意に高くなっている。とりわけ、その差は男性において顕著である。女性の場合は、初職が正規であっても現職が非正規という人も少なからずいる。結婚や子育てを契機に正規の仕事を辞め、パートタイマーとして働いたり、家事に専念したりするケースも多いからであろう。

世帯所得については、世帯所得（世帯規模を調整した等価所得ベース）の水準だけでなく、厚生労働省が「国民生活基礎調査」に基づいて設定した貧困線（等価所得の中央値の五〇％。この調査の実施時点に近い二〇一二年時点では一二二万円）を下回るかどうかに注目している。ここでいう等価所得とは、世帯全体の所得を世帯人員数の平方根で割ることによって、世帯規模で調整した所得のことである。

男性の場合、初職が不安定であれば年収が一〇〇万円以上低くなるとともに、それに連動して所得が貧困線を下回る確率も二倍ほど高くなる。しかし、女性の場合は、世帯所得の差は有意ではない。初職が正規以外でも、結婚した配偶者がある程度の所得を得ているというケースがあるからだろう。もっとも、世帯所得が貧困線を下回る確率は、男性の場合ほどはないものの、女性でも初職が正規以外であれば高くなる。

初職の違いは、婚姻関係にも有意な影響を及ぼす。初職が不安定であれば、未婚の確率が高まる。その傾向は男性において特に顕著である。不安定な就業状態や低い所得が「婚活」にも不利に作用する、というのはありそうな経路である。

本節の議論における最大の注目点は、健康への影響である。ここでは、メンタルヘルスに注目する。図表1－3にあるK（ケッスラー）6スコアは抑鬱《よくうつ》の度合いを示す指標であり、〇から二四の値をとる（本章末の《テクニカルコラム2》参照）。値が高いほど、望ましくない。日本人の場合、この値が五以上になると心理的ストレスを抱えていると評価されている。この表から分かるように、初職が不安定であれば男女ともにK6スコアが高くなり、心理的ストレスを抱える確率も高くなる。

このように、初職が異なるとその後の人生はかなり異なってくる。就業や所得、結婚面などで不利な立場に立たされ、メンタルヘルスも悪化する。就職氷河期世代は初職でつまずいた人たちが多いはずである。前節では、就職氷河期世代の健康がほかの世代に比べて、平均的に見れば不利な状態になっていることを示した。そのミクロ的な背景が示された形になっている。

男性では四割強を説明する「直接的」効果

それでは、健康面、具体的にはメンタルヘルスへの影響をもう少し詳しく調べてみよう。初職が正規かそれ以外かで、その後のメンタルヘルスに違いが出てくることは十分ありそうな話だし、統計的にもチェックできる。問題は、その違いがどのような経路で生まれてきたかということである。すでに説明したように、初職が非正規だったことが、その後の就業形態や所得などの面で不利に働き、そうした要因を媒介して間接的にメンタルヘルスを悪化させるのか、それと

図表1－4　初職の違いは、何を経由して中高年期のメンタルヘルスに影響するか

	男性		女性	
	比率（%）	95%信頼区間	比率（%）	95%信頼区間
直接効果	42.7	(12.8, 60.5)	70.5	(43.3, 84.7)
間接効果				
現在の就業状態	22.7	(13.9, 38.5)	0.7	(−4.9, 5.9)
世帯所得	8.1	(2.7, 17.3)	11.5	(2.1, 28.0)
婚姻状態	26.5	(16.1, 42.9)	29.5	(8.2, 35.8)
合　計	57.3	(39.5, 87.2)	29.5	(15.3, 56.7)
合　計	100.0		100.0	

（出所）Oshio and Inagaki（2015）。

も、そうした間接的な経路を経由しないで、直接的にメンタルヘルスに影響するかが注目点となる。こうしたタイプの分析は、一般的に「媒介分析」（mediation analysis）（本章末の《テクニカルコラム3》参照）と呼ばれる。

その結果をまとめたのが図表1－4である。ここでは、抑鬱の度合いを示すK6スコアの違いに注目した場合の結果を男女別に紹介している（同スコアが五を上回るかどうかに注目して分析しても、結果は大きく違わない）。

まず、男性の場合の結果を見てみよう。初職がメンタルヘルスに及ぼす影響のうち、現在の職業が正規以外になっていることを媒介している部分は全体の二二・七％となっている。所得が低いことは八・一％、配偶者がいないことはやや高めの二六・五％となっている。したがって、初職がメンタルヘルスに及ぼす影響のうち約六割がこの三つの要因によって媒介されていることになる。

したがって、残りの約四割は、初職が直接的な形で足元のメンタルヘルスに影響していることになる。なお、学歴は無視しているのか、と疑問が浮かんでいるかもしれないが、学歴は初職の前に決まっていることに注意されたい（なお、学歴の影響はすべての変数に及ぶはずなので、別の形でその影響を取り除いている）。

直接的な効果、媒介された効果がそれぞれ四割、六割になるという結果を、読者の皆さんはどのように受け止められるだろうか。そんなものだろうと納得できる方もいれば、直接的な効果が四割というのは高すぎるのではないか、と感じる方もいらっしゃるだろう。また、ここで捉えられていない媒介要因もあるのではないか、という批判も十分ある。

こうした批判は、ごもっともである。四割という比率が示すものは、直接的な効果と呼ぶより、この三つで媒介されていない効果と位置づけたほうが正確であろう。ただし、この三つ以外に有力（？）な媒介要因はなかなか思い浮かばない。したがって、直接的な効果の度合いとして、四割は過大評価の可能性が高いものの、それを大幅に下回ることもないだろう。

それでは、女性の場合はどうだろうか。女性の場合は、所得や婚姻などが媒介要因になっている状況は男性と同じだが、現在の職業が正規以外なことは統計的に有意な媒介要因になっていない。その結果、媒介効果の比率を全体として見ると、男性をかなり下回り、三割程度にとどまる。したがって、初職の違いがメンタルヘルスに及ぼす直接的な効果は七割となる。

この結果は、どのように解釈するべきだろうか。このサンプルには中高年の女性も数多く含まれているが、既婚女性の場合、フルタイムの正規雇用者として働く人ももちろんいるが、パートタイムの非正規労働者として働く人もかなりいる。後者の中には、結婚前は正規のOLとして働いていた人も多いだろう。したがって、女性の場合、初職の違いが現在の就業形態を媒介してメンタルヘルスに影響するという経路はあまり働いていないようだ。その結果、初職の違いがメンタルヘルスに及ぼす結果の比率も、七割と男性に比べて高めになる。

七割と聞くと、「女性は初職でつまずくと大変なんだなあ」という印象を受けるかもしれないが、そのようにすぐに結論づけるのはよくなさそうだ。前出の図表1－3にも示したように、女性の場合、初職の違いによるメンタルヘルスの差はむしろ男性より小さい。図表1－4で問題にしているのは、初職の違いがメンタルヘルスに及ぼす影響がどのような経路で働いているかである。女性は男性に比べて、初職の違いが男性より直接的な形でメンタルヘルスに影響している。

初職のつまずきはスティグマなのか

このように、初職の違いはその後の人生やメンタルヘルスに大きな影響を及ぼす。初職がメンタルヘルスに及ぼす影響は、その後の就業状態や所得、婚姻状態によって完全には媒介されず、かなり直接的に作用していることも明らかになった。つまり、初職の違いはそれ自体がその後のメンタルヘルスを大きく決定する要因になっている。

こうした結果に対する自然な解釈は、正規雇用でない仕事に就くことは就業生活にとって一種のスティグマになるというものである。初職が正規雇用でなければ、その後、正規雇用に転じることが難しく、所得も低くなり、配偶者も見つけられなくなるという傾向がすでに世の中で明確であるほど、正規雇用でない初職はスティグマ的な性格を持つことになる。初職でつまずくことは、それ自体が人生の失敗として受け止められ、その後のメンタルヘルスを大きく左右し続けるということかもしれない。

ただし、こうした解釈に問題がないわけではない。筆者は、右に紹介した結果をいろいろな研究会で報告したが、出席している医学や看護学の研究者から、次のような指摘を繰り返し受けてきた。つまり、「あなたは、初職につまずいたら、それがその後のメンタルヘルスに悪い影響を及ぼすとか、そのうち直接的な部分が大きいとか言うが、原因と結果を取り違えていないか。初職につまずく人は、そもそもメンタル面で問題があることも多い。初職の違いは、むしろその結果だと捉えるべきではないのか」と。

初職につまずいた人の中には、こうした指摘を耳にすれば、「偏見だ。差別だ」と気分を害する人も多いはずである。私も、「そんなことを言ってしまえば、救いようがないではないか」と思ってしまう。しかし、冷静に考えると、この指摘は鋭いところを突いているのかもしれない。実際、海外の研究の中には、子供期にメンタルヘルス面の問題を抱えていると、正規雇用に就きにくくなる傾向があることを指摘するものがある。そうした関係が成立しているとすれば、初職の違いが原因になって、その後のメンタルヘルスを規定すると考えるのは正しくないことになる。

日本の就職活動の場合、担当者によっては人間性を否定するような面接を、何十社も受けさせられる。筆者もかつて大学四年生のゼミを担当していたとき、会社訪問の面接で厳しいことを言われてしょげて帰ってきたり、いわゆる「お祈りメール」（不採用を知らせ、「今後のご活躍をお祈り申し上げます」的な文言で終わるメール）を何通ももらって絶望したりしているゼミ生の姿に何度も出くわしたことがある。ブランドのある大学の卒業生であれば、結局はどこかの会社に落ち着く。しかし、そうでない学生の場合、よほど図太い神経を持たないと就職活動を乗り切るのは難しい。

このように考えると、就職氷河期のように就職活動が厳しく、正規雇用に就くことが難しい場合ほど、初職は個人が抱えていたメンタルヘルスの問題を浮き彫りにする、という解釈もできないわけではない。景気がよければ、メンタルヘルスの問題を少々抱えていてもなんとか就職できる。景気が悪ければ、問題を抱えている若者はなかなか就職できない。就職氷河期の就職活動は、メンタルヘルスの問題を抱えているかどうかをフィルターにかける機能を果たしていたことになる。こうした機能を「フィルタリング」という。

シグナルとしての初職

就職活動という場に、メンタルヘルスのいわばフィルタリング機能を見出そうとする立場をとるとどうなるか。初職の違いがその後のメンタルヘルスに直接的な影響を及ぼすという実証研究の結果についても、解釈が異なってくる。初職でのつまずきがスティグマになるという解釈ではなく、初職でつまずくのはそもそもメンタル面で問題がある人なのだから、就職活動後にいろいろな経緯があったとしても、メンタル面の問題がかなり残るのは当然だ、と。

実は、経済学の研究でも、初職の違いに個人のメンタルな問題が反映されているのではないかという問題意識は共有されている。そのために、メンタル面を含め、個人の属性の違いの影響をできるだけ排除したうえで、初職の違いの影響を調べるというアプローチが採用されている。

具体的には、①当該個人が就職活動時に住んでいる地域の失業率や有効求人倍率など、個人では動かすことができないものの、初職に大きな影響を及ぼすと考えられる変数を加えて初職の違いを説明するモデルを推計し、②初職の違いのうち、そのモデルで説明できる部分だけに基づいて、その後の就業形態やメンタルヘルスを説明する、という方法——これを「操作変数法」という——が採用される。

しかし、筆者はこの操作変数法をあまり好きになれない。理屈はもちろん分かるし、自分でも実証分析に際してしばしば採用してきたが、少なくとも本節の文脈ではまさしく隔靴掻痒《かっかそうよう》的なところがあるという印象を受けてしまう。

今、就職活動をしていたときに、自分の住んでいる地域の雇用情勢がほかの地域よりたまたま悪く、初職が正規雇用にならない確率がその分高くなったために、その後の就業形態やメンタルヘルスに違いが出てくることが統計的に明らかになったとしよう。確かに、それ自体は重要な知見である。初職の違いの影響が、純粋な形で把握されていると考えられるからだ。

しかし、筆者がこれまで指摘されてきたように、初職の違いが個人のメンタル面の特性に大きく依存しているのであればどうか。初職による違いのうち、地域の雇用情勢で説明できる分だけを抽出していろいろ議論するのは結構だが、重要な情報がそうした統計的処理からごっそり抜け落ちてしまいかねない。筆者はむしろ、そちらを懸念する。

初職は、個人のメンタルな側面が大きく反映され得る変数としてそのまま受け止めたほうがよいというのが筆者の判断である。そして、その後の社会経済的状況が不利になりやすいこと、メンタルヘルスの問題が発生しやすいことを、かなり正確に予測するシグナルとして把握するほうが、政策介入のあり方を考えるうえでも有益だと評価したい。

政策介入のあり方

しかし、それと同時に、初職の違いによってその後のメンタルヘルスが大きく異なってくる状況を、個人が持っている生来の特性に依存するものだ、と強調しすぎるのも望ましくないと考えられる。

確かに、筆者らの実証分析の結果を見ても、初職の違いがメンタルヘルスに及ぼす影響のうち、初職後の就業形態や所得、婚姻関係によって媒介されない部分は男性で四割、女性で七割に及ぶ。しかし、残りの六割や三割が媒介されるとすれば、それはそれで無視できない重みを持っている。

ここで、就職氷河期世代の健康状態がほかの世代よりよくないことを示した前節の議論を思い出していただきたい。メンタルヘルスについても、同様のことが言えるはずである。就職氷河期世代がほかの世代に比べて、生まれつき健康状態が劣悪で、メンタルヘルスもよくないとはなかなか考えにくい。やはり、初職の違いがその後のメンタルヘルスに大きな影響を及ぼすと考えたほうが自然である。

誤解を招きそうな言い方をあえてすれば、景気がよく、正規雇用者としての採用が増えていれば、メンタル面で少々問題を抱える人たちも、会社で正規雇用者として働くという、大きな「波」に乗ることができた。その波に乗っている限り、メンタル面の問題はあまり顕在化されないで済む。しかし、企業がグローバル化や産業構造の変化を受けて正規雇用を絞らざるを得ない状況下では、企業にその波をつくる力がなくなる。

だとすれば、社会全体が企業に代わって波をつくり、社会を構成するできるだけ多くの構成員をその波に乗せるべきだろう。そこでは、政府による積極的な政策介入が求められる。正規雇用以外の形で就業生活に入った人たちが、そうでない人と比べて不利な状態になる制度や雇用システムをできるだけ解消させるべきだ。「同一労働・同一賃金」という原則は当然目指すべきだし、非正規雇用者の正規雇用化の道を広げるなど、再チャレンジが容易な雇用システムを構築しなければならない。

社会保障制度も、非正規雇用者に不利に働かないように改める必要がある。第2章第3節で詳しく述べるように、非正規雇用者になるとセーフティーネットから外れるリスクも高まる。公的年金や医療保険については、被用者保険の適用範囲をできるだけ広げる必要がある。また、被用者保険に加入しない場合も、保険料を無理なく負担できるような仕組みに改めなければならない。

第3節　社会的孤立の危険性

社会的孤立への視点

就職氷河期世代の人たちは、非正規雇用者として働く人たちも多く、雇用形態も不安定になる。そのため、いわゆる「雇い止め」にあって職を失ったり、新しい職探しがうまくいかなかったりして、家の中に引きこもってしまう人も少なくない。家にはまだ親が健在で、年金暮らしをしているために、生活費にはとりあえず困らない。だとすれば、社会とのつながりを断ち切り、自宅に引きこもって生活しようと考える人も出てくるだろう。

本節では、就職氷河期世代から見るともう少し上の世代、つまり、一九四六－五五年生まれの人たちを対象にしてこの問題を考える。五〇歳台に入ってから、何らかの理由で社会的に孤立してしまった人のメンタルヘルスがどのように変化するかを調べるわけだ。就職氷河期世代も同様のリスクに直面している可能性が高い。

なお、社会的孤立の特徴を浮き彫りにするために、同じく五〇歳台に入ってから一人暮らしを始めた人たちの状況と比較してみる。子供が独立して家を離れ、配偶者と離別・死別するなど、一人暮らしを始めた理由はさまざまだろう。一人暮らしになってからはどうだろうか。当初は寂しく、つらい思いをするかもしれないが、次第に慣れていくかもしれない。実際、一人暮らしになった直後には、抑鬱のレベルがいったん悪化するものの、次第に元の水準に戻っていくことを確認した研究もある。そうした心理的な「適応」(adaptation)が、社会的孤立の場合にも認められるかどうかがここでの注目点である。

このような分析を行うためには、世の中で社会的に孤立している人や一人暮らしの人を見つけて、そうでない人と比較をするだけでは不十分である。理由は二つある。

第一に、社会的に孤立してから、あるいは一人暮らしを始めてから、どれくらい年月が経過しているかが一般的には分からない。ここで知りたいのは、年月の経過に伴うメンタルヘルスの変化である。もちろん、そうしたことを明示的に尋ねる調査を行うことができれば話は別だが。

第二に、パーソナリティーなど、その人にもともと備わっている属性の影響を取り除くことが難しい。例えば、神経質な人であれば、そうでない人に比べてメンタルヘルスがよくない可能性が高い。その影響をきちんと取り除かないと、社会的孤立や一人暮らしといった要因の影響が正確に把握できない。

こうした問題を回避するためには、一人ひとりの状況を定期的に追跡する調査——そうした調査を「縦断調査」というが、経済学では「パネル調査」と呼ぶことが多い——が必要である。本節では、厚生労働省が実施・公表している代表的な縦断調査である「中高年者縦断調査」の結果を利用する。

社会的孤立をどう定義するか

「中高年者縦断調査」は五〇歳台の男女三万人以上を対象にして二〇〇五年に始まり、その男女の生活や健康状態を翌年以降繰り返し調査している。どのような人を社会的に孤立していると捉えるか、いろいろ議論のあるところだが、ここでは、①「収入のある仕事」をせず、しかも、②いかなる社会参加活動も行っていない、という二つの条件をともに満たす人を社会的に孤立していると捉えてみる。家族と同居しているかどうかは問わない（この点は重要である）。

このうち、②の社会参加活動について説明を加えておこう。「縦断調査」では、趣味・教養、スポーツ・健康、地域行事、子育て支援・教育・文化、高齢者支援、その他の社会参加活動、という六つの活動に過去一年間、参加したかどうかを訊《き》いている。定年で会社を辞めてから、町内会の役員になる人も多いかもしれない。そうした人は社会とつながりを持っている。ここでは、仕事をしていないだけでなく、こうした社会参加活動を一つも行っていない人を社会的に孤立しているとみなすわけだ。

なお、ここでは、社会的に孤立してからのメンタルヘルスの変化を見たいので、この調査が始まった二〇〇五年において、右に定義した意味ですでに社会的に孤立している人は分析対象から外す。同様に、一人暮らしの人についても、調査期間の途中で一人暮らしになった人に対象を限定する。

メンタルヘルスについては、前節と同様に、K6スコア（本章末の《テクニカルコラム2》参照）という指標で測定する。この値は〇から二四までの値をとり、高いほど抑鬱の度合いが高いことを示す。

筆者らはこの分析のために、二〇〇五年から二〇一六年にかけて一二回にわたって調査された「縦断調査」のデータを用いた。この一二回に登場する全サンプルに基づいて計算すると、社会的孤立の比率は全体で六・三%（男性四・一%、女性八・二%）となっている。これに対して、一人暮らしは全体で七・二%（男性六・八%、女性七・六%）の比率で確認される。

K6スコアを比較すると、容易に予想されるように、社会的に孤立している人、一人暮らしの人のほうが統計的に高くなっている。K6スコアは一三を超えると抑鬱が重篤な状態にあると判断される。男女合計で見ると、K6スコアが一三を超える比率は、社会的に孤立していない人では三・〇%であるのに対して、社会的に孤立している人では一一・七%とそれを大幅に上回

図表１－５　一人暮らしと社会的孤立：始まってからのメンタルヘルスの変化を比較する

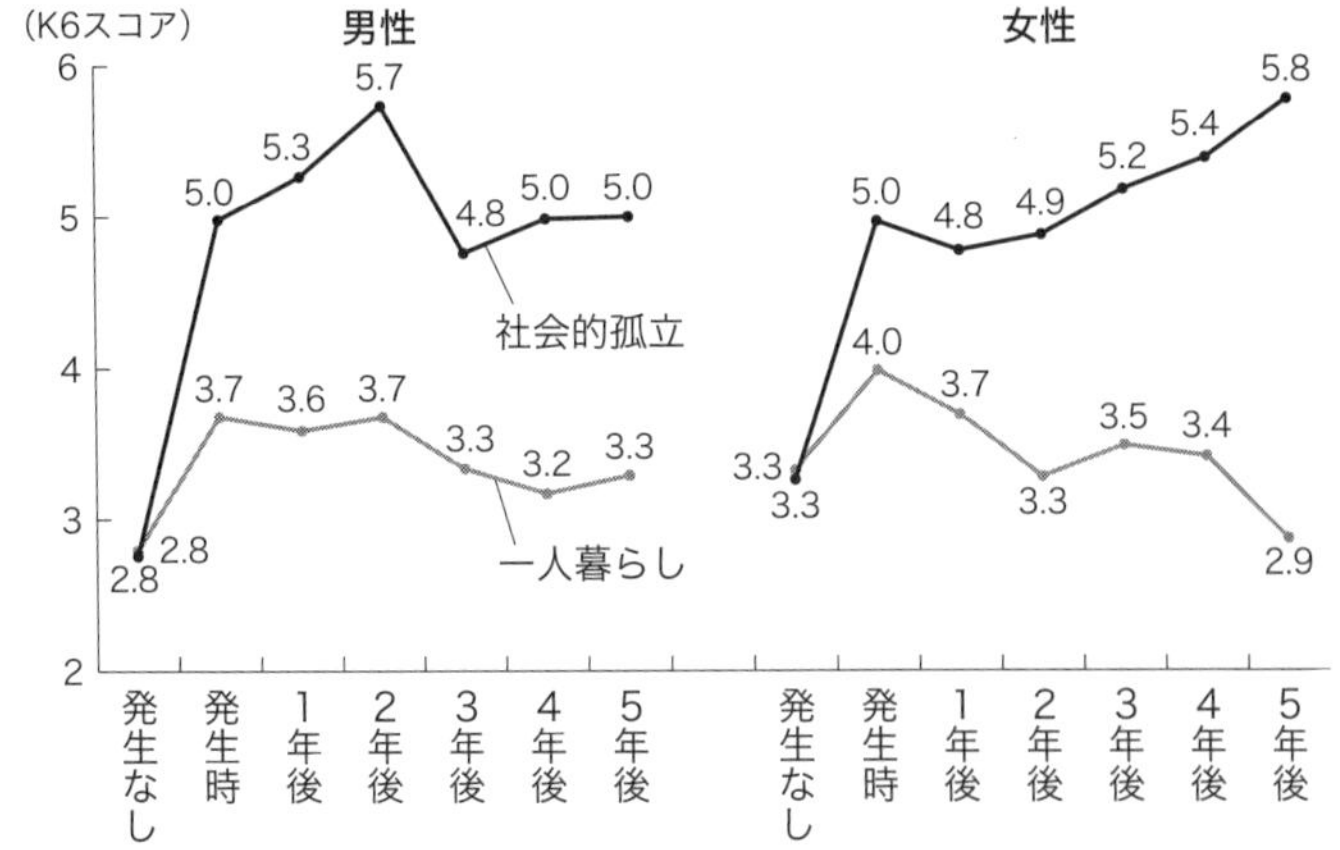

（出所）厚生労働省「中高年者縦断調査」より筆者作成。

る。一人暮らしとそうでない人におけるその比率はそれぞれ五・四％、三・四％であることを見ると、社会的孤立がメンタルヘルスを左右する重要な要因であることが容易に示唆される。

なかなか元に戻らない抑鬱の水準

詳細な統計的分析の結果については筆者らの論文を参照していただくとして、ここでは、社会的孤立や一人暮らしが始まった直後から、その後五年間におけるメンタルヘルスの変化を単純に調べた図表１－５を見ていただくことにしよう。

この図では、調査期間中に社会的孤立や一人暮らしが始まった人に注目し、その人たちがそうした状況に直面する前の平均的な状況をスタートラインとする。そして、それぞれの状況が発生したときのK6スコアはどうなるかどうか、また、それ以降はどのように変化するかを男女別に図示している。

まず、男性について見ると、社会的孤立が始まった人、一人暮らしが始まった人いずれも、そうした状態が始まる前のK6スコアは二・八前後でほとんど同じである。一人暮らしが始まるとK6スコアはジャンプするが、社会的孤立が始まるとそれを上回るジャンプを見せる。その後のK6スコアの変化の様子を見ると、一人暮らしが続く場合は緩やかな低下傾向を示し、一人暮らしが始まった水準をやや下回った。社会的孤立の場合は上昇してその後やや低下するが、社会的孤立が始まった時点の水準前後で推移している。

女性の場合は、変化の違いがもっと顕著である。一人暮らしの場合は、K6スコアは一人暮らしの始まりと同じにジャンプするが、その後は低下し、一人暮らしが始まる前の水準をも下回る。一方、社会的孤立の場合はジャンプの後に上昇傾向が見られる。

以上の結果から分かるように、男女いずれにおいても、社会的孤立のほうが一人暮らしに比べて最初のショックが大きいだけでなく、その後の適応が遅い。その傾向は女性において特に顕著になっている。

筆者らはさらに、パーソナリティーなど個人に備わっている影響を取り除き、社会的孤立と一人暮らしがメンタルヘルスに及ぼす影響についても追加的に分析した。得られた結果は、図表1－5が示唆するものを確認する形になっている。当初のショックは、社会的孤立のほうが大きい。また、その後のK６スコアの変化については、一人暮らしのほうは時間が経つにつれて改善する傾向が確認されるが、社会的孤立のほうは明確な方向性が認められない。

回避するべき社会的孤立

このように、一人暮らしに比べると、社会的孤立は、メンタルヘルスから見て危険な状況である。しかし、その違いが何によって説明できるかは必ずしも明確ではない。また、社会的孤立や一人暮らしがメンタルヘルスに影響するという因果関係だけでなく、逆方向の因果関係も働いている可能性が高い。そこで、両者の違いを推察してみよう。

この調査の対象は五〇－六〇歳台の人たちなので、一人暮らしが始まる代表的な例として、配偶者との離婚が考えられる。離婚は配偶者との同意が前提となることが多いだろう。その場合、精神的なショックは伴うものの、それはいわば予想（？）できたことである。また、配偶者のいない生活にも、時間が経てばいずれ慣れてしまう。それ以上に重要なことは、社会との積極的な関わり合いである。旦那さんがいなくても、同じサークルの友達と過ごせばむしろ楽しいという女性もいるだろう。

これに対して社会的孤立はどうか。会社の定年による引退の場合はともかくとして、「雇い止め」のように個人にとって外生的な、しかも不本意な要因の場合が多いだろう。したがって、発生時のショックも大きいかもしれない。再就職先を探しても簡単には見つからず、心が折れてしまう。そのために社会との関係をさらに閉ざしていく、という悪循環ができてしまうと、状況はさらに深刻になる。社会的孤立から脱することができず、しかも、抑鬱の状態が改善しない状況が長期化するからである。

このように考えると、社会的孤立の発生は、社会全体でなるべく回避するべきであることが分かる。ここで注意するべきなのは、第1節で問題にした就職氷河期世代の人たちが、ほかの世代に比べて社会的孤立に陥るリスクに晒されていることである。

政府が二〇一九年六月に発表した「就職氷河期世代支援プログラム」は、正規雇用化をはじめとして、同世代の就業機会の拡大を目指している。その方向性はもちろん正しいが、問題は雇用だけにとどまらない。社会的孤立という、メンタルヘルスから見ても深刻な問題にも直結することがもう少し認識されてよいだろう。

おわりに――就職氷河期世代問題が投げかけるもの

本章では、就職氷河期世代が抱える問題を健康という観点から検討した。第1節では、就職氷河期世代の健康状態がほかの世代に比べて平均的に劣っていることを確認した。第2節では、学校を卒業してから最初に就く仕事、つまり初職が正規かそれ以外かでその後のメンタルヘルスが大きく左右されることを明らかにした。そして、第3節では、仕事に就かず、かといってボランティアなど社会活動にも一切参加しないで社会的に孤立することが、メンタルヘルスに深刻な問題を及ぼし得ることを示した。

第2節、第3節の議論は、就職氷河期世代に分析の焦点を当てたものではないが、同世代の抱える問題点と密接に結びついている。同世代は、正規雇用以外の形で就業生活を始め、不安定な雇用・所得環境の中で、社会的孤立に陥るリスクが高いと考えられるからである。しかも、就職氷河期世代は、現在の労働力人口の二割を上回る人口規模を持っている。世の中でそれだけのウエイトを示す世代が、そうしたリスクに晒されているとすれば、公衆衛生という観点から見ても問題は深刻である。社会全体で議論する必要があるだろう。

さらに注意するべき点は、就職氷河期世代の問題は、これから深刻化する可能性が高いことだ。メンタル面でのストレスをはじめ、健康面で不利な立場に同世代が立たされているとしても、その問題はまだ顕在化していない。親の世代に扶養されているケースも多いと考えられるからである。雇用や所得が不安定でも、社会的に孤立していても、何とか食べていける。そうなると、問題は明確な形では世の中に出てこない。

しかし、それが事態をむしろ悪化させるかもしれない。就職氷河期世代が高齢化するからである。雇用や所得が不安定なために老後の蓄えが不十分になっている。しかも、公的年金の保険料は十分支払っていない（支払えない）から、高齢になれば無年金・低年金になる。その頃になると、頼りになる親が存続しているかどうか、はなはだ怪しくなる。

しかも、新型コロナウイルスの問題の発生は、私たちが予想する以上に、労働市場に大きな変容をもたらしかねない。新規採用の縮小や非正規労働者を中心とする雇用削減は、現在の雇用システムや社会保障が抱える問題をさらに浮き彫りにする可能性がある。非正規雇用が健康にもたらす影響については次章で詳細に議論するが、社会的孤立に陥るリスクやその健康への影響についても真剣な検討が必要になるだろう。

テクニカルコラム1　オッズとオッズ比

例えば、男性がある病気になる確率を五%とするとき、男性にとってその病気にかかる「オッズ」は、病気になる確率五%を、病気にならない確率九五%（＝一〇〇%マイナス五%）で割った値、つまり、約五・三%（＝五÷九五）として計算される。

病気になる確率があまり大きくなければ、オッズは病気になる確率とあまり変わらない値をとる（だとしたら、なぜ、病気になる確率ではなく、オッズに注目するのかという疑問が出てくると思うが、ここでは深入りしない。確率でもオッズでもそれほど大きな違いはない、ということだけを頭に入れておいていただければ十分である）。

一方、女性の場合、その病気になる確率が七%だったとすると、女性にとってその病気にかかるオッズは、同様に約七・五%（＝七÷九三）として計算される。女性のほうが病気になりやすいが、女性のオッズを男性のオッズで割った値——ここの例では、一・四三（＝七・五÷五・三）になる——を、（男性を基準にした）「オッズ比」という。女性のほうが男性よりその病気にかかりやすいほど、このオッズ比は一を上回ることになる（逆の場合は一を下回る）。

テクニカルコラム2

ケッスラーの6（K6）

メンタルヘルスの度合いを示す代表的な指標の一つ。「過去一ヵ月の間、どのくらいの頻度で次のことがありましたか」として、「神経過敏に感じましたか」「絶望的だと感じましたか」「そわそわしたり、落ち着きなく感じましたか」「気分が沈みこんで、何が起こっても気が晴れないように感じましたか」「何をするのも骨折りだと感じましたか」「自分は価値のない人間だと感じましたか」という六つの質問に対して、「いつも（＝四）、たいてい（＝三）、ときどき（＝二）、少しだけ（＝一）、全くない（＝〇）」という五つの選択肢から選んでもらい、その合計値を計算する（値の範囲は〇～二四）。

日本の場合、このK6の値が五以上になると、鬱病の発生確率が高まるなど心理的ストレスが存在していると判断され、一三以上になると、重篤の精神障害があると判断される。

テクニカルコラム3 媒介分析

X、Y、Mという三つの変数の間の関係が、左図のように示されるとしよう。矢印は、影響が及ぶ方向を示している。ここでは、XがYに及ぼす影響は、Mに媒介されてYに影響する部分（a→b）、Mに媒介されずにYに影響する部分（c）に分割できると想定している。Mを、媒介変数という。Mによる媒介効果が統計的にみて有意であるか、またその効果は全体の影響のどの程度を説明するか、といった点を分析する手法を媒介分析という。この図では、媒介変数がMという一つの変数だけと想定しているが、二つ以上に増やして分析することもできる。

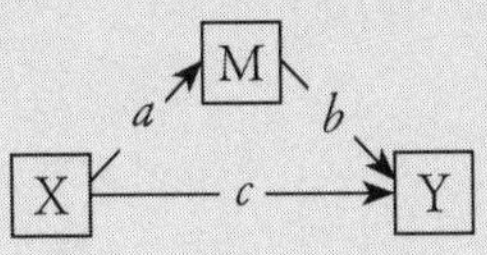

第 2 章

非正規雇用を
健康面から評価する

●非正規雇用は健康にとってマイナスの効果をもたらす。

●地域の雇用情勢は、個人の雇用形態に関わりなく、
個人の健康に影響する。

●正規雇用以外の就業形態であれば、
セーフティーネットから外れる可能性が高い。

●セーフティーネットから外れている人たちは、
健康面でも不利な状況にある。

●働き方の違いによる不当な差別をなくすルール作りが必要だ。

はじめに――拡大する非正規雇用

非正規雇用者の増加が注目されるようになって久しい。総務省「労働力調査」によると、雇用者（役員を除く）のうち、パート・アルバイト、派遣・契約社員、嘱託など、非正規の職員・従業員の比率は、一九八五年には一六・四％だった。それが二〇一九年には三八％に上っている。実に、雇用者三人のうち少なくとも一人は非正規雇用だという計算になる。

もっとも、非正規雇用者といっても多種多様である。正規の仕事にはなかなか就けないので、非正規で我慢しているという人は当然いるだろう。しかし、旦那さんがフルタイムのサラリーマンとして勤務しており、生活に困るほどではないが、家計を助けるためにパートタイムの仕事をしている、という奥さんも多いはずである。さらに、会社を定年で辞めた後、年金を受け取りながら嘱託社員として週二日だけ働くといったケースも少なくないだろう。

実際、二〇一二年から二〇一九年にかけて、アベノミクスの効果もあって日本全体の雇用者は約五二〇万人増えたが、そのうち三分の二に当たる約三四〇万人が非正規雇用者の増加である。ところが、その非正規雇用者の増加のうち、約六二％の二一〇万人が六五歳以上の非正規雇用者数の増加で説明できる。

したがって、非正規雇用という用語に対して私たちが抱くイメージには修正が必要だ。現在増加している非正規雇用者数のかなりの部分は、年金受給者の世代の中で生じている。最近の非正規雇用の増加傾向には、むしろ高齢者就業をめぐるテーマとして取り上げなければならない面が大きい。この点は、第7章で改めて取り上げることにしたい。また、専業主婦の非正規雇用という働き方は、公的年金の第三号被保険者問題に代表されるように、社会保険料あるいは税制のあり方を考えるうえで重要な論点となる。

しかし、だからといって、非正規雇用という働き方を問題視する必要がないというわけではない。ここで、同じく総務省「労働力調査」に基づいて、非正規雇用に就いている理由を見てみよう。一番気になるのは、「正規の職員・従業員の仕事がないから」という理由だが、この理由を選んだ人の比率は意外と少ない。二〇一九年では一一・六%にとどまり、しかもその比率は最近低下傾向にある。

この数字だけを見ると、「非正規雇用は、要するに個人による自由な選択の結果なんだな。あまり気にする必要はないようだ」と思ってしまう人もいるはずである。実際、政府文書や専門家のコメントの中には、そうしたニュアンスでこうした比率に言及するケースがたまに見られる。

しかし、そうした理解でよいのだろうか。非正規雇用は多様なので、統計ももう少し詳しく見ておく必要がある。ここで特に注目するのは、働き盛りの年齢層にいる男性だ。「正規の職員・従業員の仕事がないから」非正規雇用に就いていると答えた男性は、三五－四四歳で三三・九%、四五－五四歳で三五・七%に上っている（二〇一九年）。その前後の年齢層でも、この比率は高めである。ここ数年かなり低下しているものの、数字としてはかなり高い。この年齢層の男性にとっては、非正規雇用は自由な選択とはやはり言いにくい。

非正規雇用の問題として私たちが頭に浮かべる問題は、どうやら壮年男性において顕著になっているようだ。これに対して、女性の場合は、深刻さが見えにくい。「家計の補助・学費等を得たいから」「家事・育児・介護等と両立しやすいから」という理由を挙げる人たちが多く、非正規雇用が自由な選択の結果なのか、やむを得ない不本意な選択の結果なのか見極めが難しい。しかし、一人暮らしの未婚の女性や世帯主の女性にとっては、直面している状況は壮年男性と大きく違わないだろう。

本章では、この非正規雇用の問題を健康面から検討する。第1節では、前章でも用いた厚生労働省「国民生活基礎調査」や同「中高年者縦断調査」の結果を用いて、非正規雇用になると健康面でどこまで不利な状況になるかを確認する。

第2節は、正規雇用か非正規雇用かという自分の就業状況だけでなく、自分が住んでいる地域の就業状況が自分の健康状態とどこまで関係するかを考えてみる。自分は正規雇用であったとしても、地域の雇用情勢が不安定であれば、それ自体が健康に悪影響を及ぼす可能性がある。

実は、所得や就業状態、学歴など個人の社会経済的状況の影響とは別に、住んでいる地域の社会経済的状況が個人の健康に影響を及ぼすかどうかは、社会医学の分野ではすでにかなり以前から重要な研究テーマとなっている。しかし、そこで注目されていた地域レベルの変数としては、所得格差や貧困率が中心だった。非正規雇用者の比率で示される、就業状態の不安定性は関係しないだろうか。本節では、厚生労働省「国民生活基礎調査」を用いてこの問題を取り上げてみよう。

第3節では、非正規雇用になると医療保険や公的年金など、セーフティーネットから外れるリスクが高まることに注目する。もちろん、非正規雇用でも、勤め先がしっかりした会社であれば、厚生年金や健康保険など社会保険料の半分は会社が負担してくれる仕組みになっている。しかし、実際には、しっかりしていないところも少なくない。その場合は、国民年金や国民健康保険に加入することになっている。ところが、実際には、加入しなかったり、保険料が未納になったりする場合も多い。

そこで、セーフティーネットに入っているかいないかで、暮らし向きや健康状態にどこまで違いが出てくるかを調べることにしよう。そのために、国立社会保障・人口問題研究所が実施した「社会保障実態調査」と前述の「国民生活基礎調査」の調査結果を組み合わせてみる。

第1節　健康面から見た非正規雇用

非正規労働者の健康への視点

労働者の健康が就業状態と密接な関係にあることは、国内外の実証研究によってすでに広く知られている。期間に定めのある雇用契約に基づく雇用、臨時雇用、パートタイムなど、呼称はさまざまだが、標準的ではない雇用形態で働いていると健康面で望ましくない影響が出てくることは、かなり確立された知見となっている。

非正規雇用の拡大は、程度の差こそあれ、世界各国に共通して見られる傾向である。各国ともに、経済のグローバル化のもとで人件費削減への圧力が高まったことが背景にある。非正規雇用の拡大には働き方の柔軟化、多様化といったプラスの面は確かにあるだろう。しかし、健康面で言えば、非正規雇用はさまざまなリスクに直面しやすい。不安定な雇用環境、低所得、そして、セーフティーネットから外れやすいことなどが、その原因になっていると考えられる。

しかし、本書の冒頭でも指摘したように、非正規雇用といっても一括りにするのはよくない。特に、六〇歳を超えると定年を迎え、年金を受け取りながらときどき会社に顔を出す、という人も多いだろう。自由な時間も増えて、仕事と家庭生活の両立を楽しむことにより、ストレスから解放されて健康になるというケースも十分考えられる。

そこで、本章では、分析対象を二〇歳から五九歳に絞って、就業と健康との関係を調べてみる。高齢者の就業と健康との関係についてはむしろ、健康面から見て高齢者の労働参加をどこまで引き上げられるかという問題を取り上げてみたい。このテーマについては、第7章で詳しく議論する。

何に注目するか

ここでは、第1章でも用いた厚生労働省の「国民生活基礎調査」のデータのうち、三年に一度実施される「健康票」のデータを用いる。非正規雇用の問題への注目度はここ数年に急速に高まってきているので、同調査の直近の三回の調査（二〇一〇、二〇一三、二〇一六年）のデータを用いる。年齢は二〇–五九歳に絞り、学生のほか、自営業者や管理職も除く。

なお、同調査の「健康票」の対象となる世帯のうち一部には「所得票」という別の調査票も送られ、世帯所得に関する情報も得られる。そこで、サンプルを二つに分けよう。サンプルAは、健康票の対象者で構成される。サンプルBは、健康票と所得票の両方の対象になった人たちで構成される。サンプルAは約四六万人、サンプルBは約三万七〇〇〇人という規模となっている。

最も重要になるのは、人々の就業形態である。「基礎調査」では、雇用者を正規の職員・従業員、パート・アルバイト、労働者派遣事業所の派遣社員、契約社員・嘱託、その他に分類している。ここでは、正規の職員・従業員を「正規雇用者」、それ以外を「非正規雇用者」という形に二分することにしよう。

健康については、三つの変数に注目する。第一は、主観的健康感だ。「基礎調査」では、「自分の健康状態をどう評価するか」という、主観的健康感を尋ねた問いに対して、「よい」「まあよい」「ふつう」「あまりよくない」「よくない」という五段階ある選択肢のうち「あまりよくない」または「よくない」と答えたかどうかに注目する。

第二は、自覚症状があるかどうかである。「あなたはここ数日、病気やけがなどで体の具合の悪いところ（自覚症状）がありますか」という問いがあるので、この問いに「はい」と答えたかどうかに注目する。

第三は、日常生活活動面で支障があるかどうかだ。「あなたは現在、健康上の問題で日常生活に何か影響がありますか」という問いに、「ある」と答えたかどうかを見る。

以上、三つの健康変数のほか、個人の属性（年齢、学歴、婚姻状態）を把握しておく。また、サンプルBについては、家計所得が得られる。世帯規模の影響を緩和するために、家計所得の総額を世帯人員の平方根で割った等価所得の値を用いることにしよう。

やはり、非正規は健康面でも不利

それでは、非正規雇用者は健康面でも不利なのだろうか。推計した結果を紹介してみよう。サンプルAは、規模は大きいが世帯所得の影響を取り除けない。サンプルBは、世帯所得の影響は

図表2－1　非正規雇用者の健康はどこまでよくないか：正規雇用者と比べた場合

	サンプルA		サンプルB	
	オッズ比	95%信頼区間	オッズ比	95%信頼区間
男性				
主観的健康感「あまりよくない」「よくない」	1.20	(1.16, 1.25)	1.24	(1.09, 1.41)
自覚症状	1.19	(1.15, 1.22)	1.09	(0.99, 1.20)
日常生活活動面での問題	1.30	(1.25, 1.36)	1.33	(1.16, 1.54)
N	253,048		19,816	
女性				
主観的健康感「あまりよくない」「よくない」	0.99	(0.96, 1.02)	0.99	(0.89, 1.10)
自覚症状	1.05	(1.03, 1.07)	1.08	(1.01, 1.16)
日常生活活動面での問題	1.05	(1.01, 1.08)	1.06	(0.94, 1.19)
N	210,761		17,178	

(注) サンプルA：世帯所得の情報なし、サンプルB：世帯所得の情報あり。学歴や婚姻関係、サンプルBでは世帯所得の影響を制御。
(出所) 厚生労働省「国民生活基礎調査」より筆者作成。

取り除けるが、規模が大幅に小さくなる。一長一短あるが、両方のサンプルの結果を見比べてみる。

図表2－1がその結果を整理したものである。サンプル別、男女別に分けてあるが、いずれも個人の属性の影響は取り除いてある。表では、結果をオッズ比で示してある（オッズ比については、第1章末の《テクニカルコラム1》を参照）。例えば、主観的健康感について言えば、非正規雇用者が「あまりよくない」「よくない」と答えるオッズ比は、サンプルAでは

一・二〇、サンプルBでは一・二四となる。つまり、大まかに言えば、健康がよくない状態になるリスクは、非正規雇用者は正規雇用者の二割程度高くなるようだ。

この結果は、学歴や婚姻関係、サンプルBでは世帯所得の影響を取り除いた後に得られたものであることに改めて注目しておきたい。非正規雇用者のほうが所得は低い。学歴も低い傾向がある。また、独身である可能性も高い。それらは、すべて健康状態にマイナスの影響を及ぼすだろう。しかし、それらの影響を取り除いても、就業形態が非正規であれば、ここまで健康面で不利になるということは、深刻な事実と言わざるを得ない。

なぜ、そうした結果が得られたのだろうか。とりわけ、所得面の影響を取り除いても非正規雇用者が健康面で不利な状況に置かれているのには、二つの理由が考えられる。第一は、就業形態の不安定性である。低賃金であることは当然つらいが、それに加えて雇用が将来にわたって保証されていない状況は精神的にこたえる。

第二は、セーフティーネットから外れるリスクである。正規雇用者であれば、社会保険料は給料から天引きされ、厚生年金や組合健康保険など被用者保険によるセーフティーネットの枠組みの中にとどまれる。しかし、非正規雇用者の場合、短時間労働であれば、被用者保険の適用対象外になる確率が高くなる。

もちろん、国民年金や国民健康保険などに加入すれば問題はないが、低所得のために保険料が支払えずに、セーフティーネットから外れるリスクが高くなる。年金は将来の問題だから、差し迫った問題にはならないと受け止められるかもしれない。しかし、医療保険の非加入は疾病リスクに自分自身で備えるしかないことを意味する（医療保険の場合は、家族の疾病リスクにも備えなければならない）。リスクに自分自身で備えるしかないという状況に置かれることも、就業形態が不安定であることと同様、精神的によくないだろう。

ほかの健康変数についてはどうだろうか。図表2－1によると、男性の場合、自覚症状があったり、日常生活活動に支障があったりするリスクも、非正規雇用のほうがやや高めになっている（ただし、サンプルBを用いた場合、自覚症状のオッズ比は有意ではない）。

このうち、日常生活活動に関する結果の解釈には注意が必要である。オッズ比が一・三以上とやや高めになっているが、日常生活活動に支障があるからフルタイムで働くのが難しく、その結果、非正規雇用にとどまるといったケースも考えられる。つまり、逆の因果関係の存在も反映されている可能性が高い。それを考えると、オッズ比はリスクの大きさをやや過大評価していると考えてよいだろう。

女性の場合は関係が不明確

以上は、男性の場合の結果だった。女性の場合はどうだろうか。図表2－1の下段を見ると、サンプルと健康変数の組み合わせによって結果は異なるが、男性に比べるとオッズ比がかなり一に近づき、雇用状態と健康との関係が不鮮明になっていることが分かる。しかも、サンプルと健康変数による六つの組み合わせのうち、オッズ比が一から有意に離れていないと判断されるものが半分もある。

女性の場合、どうしてこのような結果が得られるのであろうか。女性の場合、非正規雇用の中身が多様なことがおそらくその原因になっている。夫がフルタイムのサラリーマンとして安定した所得を得ており、家計を助けるためにパートタイムで働く場合と、単親世帯の世帯主（シングル・マザー）としてパートタイムで得た賃金が家計の中心になっている場合とでは、状況は大きく異なる。精神的なストレスは、後者のほうが深刻だろう。

ここで紹介した女性に関する結果は、さまざまなタイプの非正規雇用を一括りにしているので、女性の非正規雇用者の健康問題を過小評価している可能性が高い。女性が世帯主になっている場合に限定すると、非正規雇用と健康の関係について男性の場合に近い結果が得られると推察される。

第2節――地域の雇用情勢は個人の健康をどこまで左右するか

住んでいる地域で健康が決まる?

前節では、非正規雇用者のほうが健康面で不利になる傾向が、特に男性において統計的にも確認されることを示した。この結果は直感的にも納得できる。また、同様の結果を導いた国内外の先行研究はかなりあり、ここではその知見を日本の大規模データで改めて確認したわけだ。

そこで、本節ではさらに話を進め、住んでいる地域の雇用情勢が、個人の健康をどこまで左右するかという問題を考えよう。前節で取り上げた、正規か非正規かで健康かどうかに違いがあるか、という議論は、当該個人の就業形態と健康という、いずれも個人レベルの状況に注目している。本節では、地域レベルの雇用情勢と個人レベルの健康という、異なるレベルの変数間の関係を取り上げる。

「住んでいる地域で健康が決まる」と説明されて、読者の皆さんは納得するだろうか。確かに、大気汚染や工場排水など、環境面で問題を抱えるところに住んでいれば、健康にも悪い影響が出ることは容易に予想できる。それがこれまで大きな社会問題となってきたことも、周知の通りである。

しかし、ここでは、雇用情勢という、地域の社会経済的な状況の違いに注目してみる。具体的には、住んでいる地域で非正規雇用者の比率が高いと、個人レベルの健康はどこまで悪くなるかを調べる。ただし、その個人が非正規雇用者かどうかの影響は取り除く。当該個人が非正規雇用者であれば健康面で不利な状況に陥りやすいことは、前節ですでに明らかにした。そうした個人レベルの影響を取り除いてもなお、地域の雇用情勢が個人の健康に何らかの影響を及ぼすか、がここでの注目点である。

地域の所得格差と個人の健康

実は、個人レベルの健康が、地域レベルの社会経済的な状況とどのような関係にあるかという問題は、社会医学や公衆衛生といった分野で、すでに前から重要な研究テーマとなっている。

その最初の例としてしばしば挙げられるのが、ウィルキンソン教授の論文（ウィルキンソン〔一九九二〕）だ。同教授は、先進国のデータを用いて所得格差が大きな国ほど平均寿命が短くなる傾向があることを示した。この研究成果は大きな反響を呼び、その後、所得格差と健康との関係をめぐる実証研究が数多く生み出されている。

所得格差として用いられる尺度として、ジニ係数がある。これは、格差が大きいほど一に近づき、小さいほど〇に近づくという指数である。このジニ係数で示される所得格差が大きい地域に住んでいるほど、健康状態が悪くなるかどうかがしばしば調べられてきた。

先行研究の結果を見ると、米国ではある程度の相関が見られるが、ほかの国々ではそれほど明確な関係は確認されていないようだ。また、所得格差と健康との関係は一様ではなく、ジニ係数がある程度の水準を超えると初めて明確になるとか、関係が明確になるまでには時間的なラグ（遅れ）が伴うことも明らかになってきた。

しかし、所得格差と健康との間にマイナスの相関関係が見出されたとしても、両者の関係を説得的に説明できる理論モデルが確立されているわけではない。代表的な二つの考え方を簡単に紹介しておこう。

第一は、所得格差が大きい地域では、高所得層と低所得層の利害対立が大きくなるため、社会全体の健康関連インフラ投資への合意が得られにくく、その結果、人々の健康状態も悪くなる、とする考え方である。「新唯物論」と呼ばれることもある。米国では、初期時点で所得格差が大きな州ほど医療面の技術革新のペースが遅く、それが所得格差と平均寿命とのマイナスの相関の背景にあると説明されることもある。しかし、この考え方が、日本でそのまま当てはまるとは考えにくい。

第二は、所得格差が大きいと社会的な結びつきや連帯感、他人に対する信頼感が弱まり、それが人々の健康にマイナスの影響を及ぼすという、「社会関係資本仮説」と呼ばれる考え方である。ここでいう「社会関係資本」（ソーシャル・キャピタル）とは、個人間の信頼、互酬性の規範、ネットワークなど、互いの便益追求のための行動や協力を促進するような、社会組織の特徴を意味する。社会関係資本の意義については、数多くの研究が進められている。

実際、所得格差が大きな地域ほど、社会に対する不信感や不公平感が高まり、クラブやサークルなどへの参加が弱まるなど、社会関係資本の蓄積が低下すること、そして、社会関係資本の蓄積が弱い地域ほど死亡率が高くなることなどが明らかになっている。

このように、社会関係資本は所得格差と健康とを結びつける要因として働いているというのがこの説の考え方である。日本でも、所得格差が大きい地域ほど社会関係資本のレベルが低く、しかも、健康感が低くなる傾向があることを示し、社会関係資本が所得格差と健康感の関係を媒介していると説明する研究もある。

所得格差を所得変動リスクと読み替える

筆者は、地域の所得格差と個人の健康を結びつける、このようなさまざまな考え方を否定するものではもちろんない。とりわけ、社会関係資本説は魅力的である。しかし、地域の所得格差の存在そのものが人々にとってストレスの要因となり、人々の健康感や健康に直接、マイナスの影響を及ぼすという経路も重要ではないかと考えている。

人々がリスクを回避する傾向を持ち、そして、それが所得格差を忌避することにつながるとすれば、所得格差の存在がストレスの原因となり、健康を引き下げる経路が存在すると考えてもおかしくない。格差が大きいほど、自分の将来もこれからどう転ぶかよく分からない。よいほうに転べばよいが、悪いほうに転ぶのは困る。

経済学的に言えば、「地域」レベルの所得格差を、「個人」レベルの所得の変動リスクとして読み替えるわけである。そして、格差が大きいことは、所得の変動リスクも大きいことを意味するので、リスクを回避したい個人はそれを嫌がるはずだ。健康面でもよくない影響が出てくると考えられる。

実際、筆者らは、実際に観測される健康感と所得格差との関係を説明する、最も整合的なリスク回避の度合い（リスク回避度）の平均的な大きさを逆算するという試みを行ったことがある。この作業は、人々が実際に組んでいる各種金融商品の構成内容、つまり、ポートフォリオから、金融商品に関するリスク回避度を逆算するという金融論のアプローチとよく似ている。筆者らの計算によれば、実際に観測される健康感と所得格差との関係から、先行研究が金融商品のポートフォリオから推計している結果とそれほど違わないリスク回避度が得られた。

ただし、地域レベルの所得格差を個人レベルの所得変動リスクと読み替えることについては、留意点を一つだけ指摘しておこう。この考え方は、ものごとを、個人を基本単位として考える、経済学特有の発想に基づくものである。そこでは、所得格差はもともと地域の問題だが、それを個人の問題として捉えている。

この発想には、当然ながら反論があり得る。つまり、所得格差は、個人の問題として捉えきれない、世の中の「有《あ》り様《よう》」の問題だという見方があり得る。私たちは、世の中に行きすぎた格差があることそれ自体を望ましくないと考えるはずだ。筆者も、こちらのほうが直感的にしっくりくる説明だと思う。

実は、実験経済学や行動経済学といった分野では、この問題に関する実証研究も進んでいる。リスク回避とは独立した形で、格差回避の気持ちが私たちにあることも明らかになっている。読者の皆さんは、この点も頭に入れて以下の議論に付き合っていただきたい。

所得格差より目につきやすい働き方の様子

すでに述べたように、所得格差が大きな地域に住んでいるほど、健康面で問題が出てくるという傾向は、大まかではあるが確認されている。しかし、筆者は、こうした研究に完全に納得できていない部分を持っている。というのは、人々は自分の住んでいる地域の所得格差をどこまで正確に認識しているか、よく分からないからである。

例えば、筆者自身も分析に用いているので、自分で自分を批判するような面もあるのだが、すでに紹介したジニ係数についてはどうか。この言葉は最近では新聞などでも顔を出すようになっているが、世の中には知らない人たちのほうが圧倒的に多いだろう。まして、自分の住んでいる地域のジニ係数を知っている人は世の中に一人もいないはずである。

もちろん、自分の住んでいる地域では貧富の差が大きいとか、所得の低い人たちが住んでいるところがある、といった大まかな観察が、ジニ係数という統計数字に反映されていると解釈すればよいのかもしれない。しかし、それにしても、もう少し目につきやすい地域の特徴はないだろうか。

と考えて、本章の主題に戻ろう。ここで注目したいのは、自分の住んでいる地域の雇用情勢だ。自分の勤め先や知人、近隣の人々の生活を見れば、働き方の一般的な傾向はなんとなく分かる。それでも「なんとなく」ではあるが、所得格差ほど漠然としているようには思えない。

そこで、地域の雇用情勢がどこまで不安定かを、当該地域における非正規雇用者の比率で把握する。そして、その非正規雇用者比率が個人の健康にどこまで影響を及ぼすかを調べてみよう。非正規雇用者の比率が高い地域に住んでいると、自分が正規・不正規のどちらであるにもかかわらず、また、その影響を取り除いても、健康面によくない影響が出てくるかもしれない。

もちろん、解釈の仕方には注意が必要だ。非正規雇用者の比率が高いことは、雇用情勢が不安定であることを意味する。だとすると、自分の就業状況も不安定になる。今は正規雇用だが、非正規に変わる可能性もある。このように、地域レベルの雇用の不安定性を自分にとっての雇用の不安定に読み替え、それが健康面によくない影響を及ぼすと考えてもよさそうだ。

しかし、すでに指摘したように、これはこれまでの経済学の発想だ。住んでいる地域で非正規雇用者の比率が高く、人々の働き方が不安定であること、それ自体に人々はストレスを感じるという解釈も十分あり得る。どちらの解釈が正しいかはここでは問わない。雇用情勢が相対的に不安定な地域に住んでいると、健康面でどの程度問題が出るかを大まかに調べるのがここでの目的である。

都道府県レベルで考える

それでは、実際のデータに当たってみよう。ここでも、第1節と同様、厚生労働省「国民生活基礎調査」の直近の三回の調査（二〇一〇、二〇一三、二〇一六年）のデータをプールして用いる。年齢は二〇－五九歳に絞り、しかも、学生のほか、自営業者や管理職も除く。

注目するのは、都道府県別の非正規労働者比率である。四七都道府県の三調査年分、すなわち延べ一四〇都道府県（二〇一六年は、地震のため調査が実施されなかった熊本県は除く）について非正規労働者比率をそれぞれ計算し、「低い」「中くらい」「高い」の三分位に分ける。そのほか、都道府県の一般的な経済状況を把握するため、一人当たり県民所得の影響を取り除く。

個人レベルで注目するのは、当然ながら健康状態である。ここでも、前節と同じように、主観的健康感、自覚症状、日常生活活動での支障という三つの変数に注目する。それぞれの定義は前節で説明した通りである。

なお、ここでも、分析は世帯所得のデータが収集できないサンプルAと収集できるサンプルBにデータを二分してみる。また、個人レベルでは、学歴や婚姻状態、そしてサンプルBでは世帯所得の影響を取り除く。そして、最も重要なことは、個人の雇用状態（正規か非正規か）の影響も取り除くことである。

なお、この分析のように、地域と個人というレベルの異なる変数の間の関係を調べる分析を一般的に「マルチレベル（多重段階）分析」と呼ぶ。統計処理上、若干の工夫が必要になるが、説明は省略させていただく。

雇用情勢が不安定な地域に住んでいると

得られた結果をまとめたのが、図表2－2である。ここでは、非正規雇用者比率が「低い」都道府県に比べて、「中くらい」「高い」都道府県では、健康状態が悪くなるリスクが何倍くらい高くなるかをオッズ比で調べている。男性の主観的健康感（具体的には、「あまりよくない」「よくない」と答えるかどうか）について見ると、どちらのサンプルでも非正規雇用者比率が「中くらい」の地域では、オッズ比は一を有意に上回っていない。

しかし、非正規雇用者比率が「高い」地域では、オッズ比は、サンプルAで一・一〇、Bで一・一七となっており、統計的にも有意である。雇用情勢が下から数えて三分の一ほど不安定な地域では、上から数えて三分の一ほど安定な地域に比べて、自分の健康状態に対する評価が一割ほど悪くなることが分かる。

主観的健康感の代わりに、自覚症状や日常生活活動の場合についても、ほとんど同様の結果が得られる。なお、ここでは、自分自身が非正規雇用者かどうかの影響は取り除いてあることに注意されたい。また、図には示していないが、自分自身が非正規雇用者である場合のオッズ比は、地域の非正規雇用者比率をモデルに加えても加えなくてもほとんど変化せず、しかも有意に一を上回る（加える前の結果は、前出・図表2－1を参照）。

このように、男性に限って言うと、地域の雇用情勢は、個人の雇用形態とは独立した形で個人

図表2－2　非正規雇用者比率が高い都道府県に住んでいると、健康状態はどこまで悪くなるか（男性の場合）

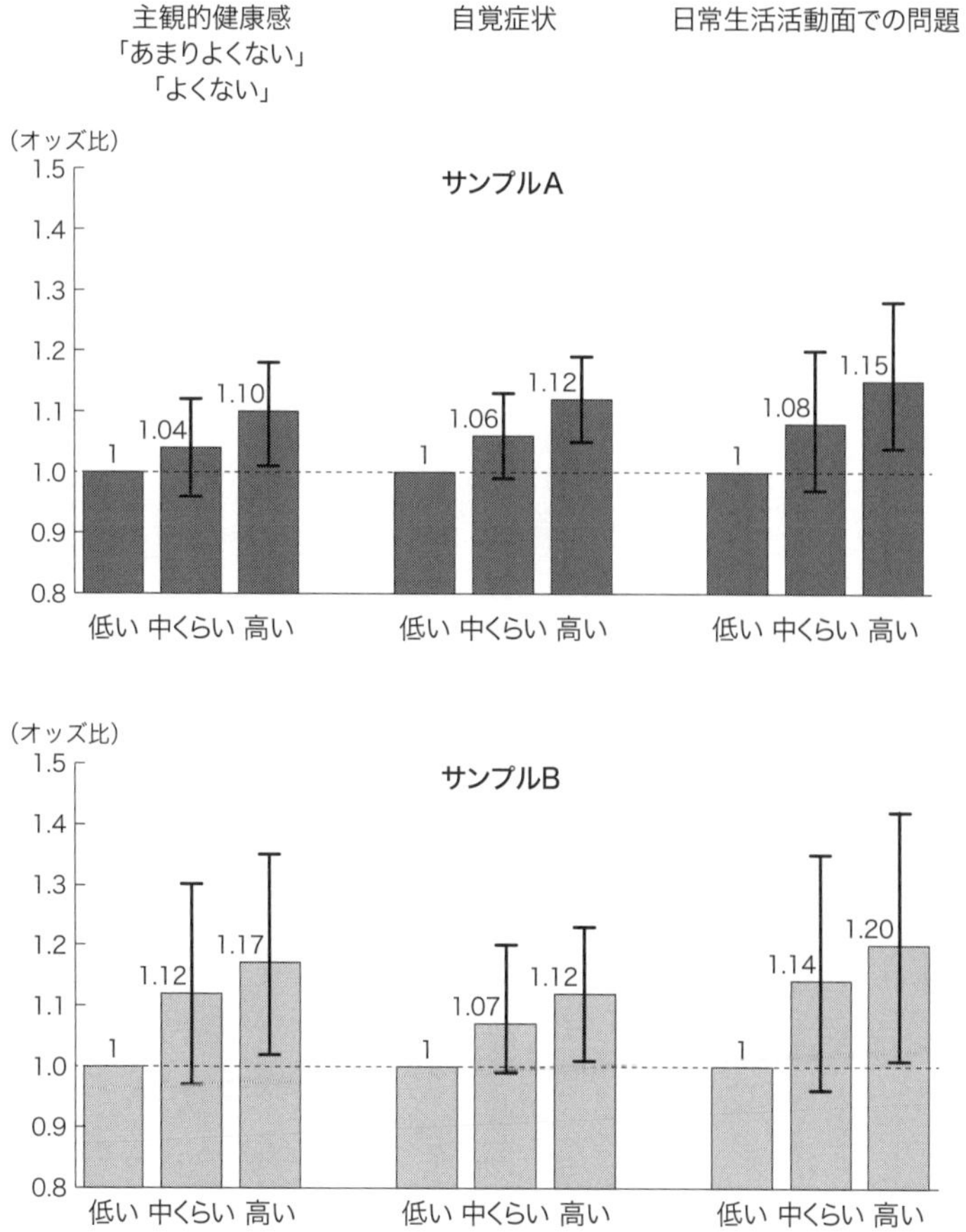

（注）当該個人が非正規雇用者かどうかの影響は制御。サンプルA：世帯所得の情報なし、サンプルB：世帯所得の情報あり。いずれのサンプルでも学歴や婚姻関係を、サンプルBでは世帯所得の影響を制御。エラーバーは95％信頼区間を示す。

（出所）厚生労働省「国民生活基礎調査」より筆者作成。

の健康に影響しているようだ。もちろん、地域の雇用情勢と健康との相関関係は、個人の就業形態に比べると一回り小さく、また、雇用情勢にある程度の差がないと健康面にまで影響は及ばない。しかし、この結果は、地域の所得格差が個人の健康に影響するという先行研究の結果とも整合的だし、けっして無視できない。

一方、女性の場合の結果はどうか。図表には示していないが、男性と異なり、地域の雇用情勢は健康に影響していない。女性の場合、非正規雇用の持つ意味が男性より多様であり、個人レベルの雇用形態も、健康とは男性ほど明確な関係を見せていないことを考えると、そうした結果は意外なこととは言えない。

なお、こうした分析には当然ながら限界や問題点がある。特に、地域の単位を都道府県にしている点には議論の余地があろう。地域のとり方としては広すぎる。本来であれば、市町村や小学校の学区などのほうが望ましい。しかし、地域の単位を都道府県まで広げても関係性が認められるのだから、それより狭い地域を単位にとれば、ここで得られた結果以上の関係性が見られる可能性が高い。

また、自分が正規雇用か非正規雇用かで、地域の雇用情勢の受け止め方が異なってくる可能性もある（例えば、自分が非正規雇用であれば、地域の不安定な雇用情勢はより深刻に受け止められる、というように）。この点については、筆者はすでにチェックしてある。個人・地域両レベルの効果の絡み合いは、今回用いたデータでは確認できなかった。両者は、互いに独立した形で健康と関係しているようである。

第3節　セーフティーネットと健康

セーフティーネットから外れるということ

本節では、非正規雇用をめぐる問題と密接に関係する、セーフティーネットを取り上げてみる。非正規雇用であると、セーフティーネットから外れる可能性が高まる。それでは、セーフティーネットから外れる、ということは健康面から見てどのような意味があるのだろうか。

ここで言うセーフティーネットは、疾病や失業、高齢時に働けなくなるなどさまざまな社会的リスクに備え、安心して社会生活を営むために不可欠な仕組みである。ところが、このセーフティーネットから外れてしまう人々が最近増えている。国民年金の未加入や保険料の未納問題がその代表的な例だが、低所得のために医療保険の保険料を支払えず、子供の受診を抑制するといった深刻な事態もしばしば報道されるようになっている。

非正規雇用者になると、所得や雇用の見通しが不安定になる。それだけでも健康面にマイナスの影響が及びそうなのに、セーフティーネットから外れると、問題が一層深刻化する可能性もある。病気になっても、医療保険に入っていなければ、診療代は全額自費である。歳をとっても年金を受け取れず、公的介護サービスも受給できない。この先、どうして暮らしていこうかと不安が募る。私たちはもともと、リスクを避けたい性格を持っているから、このようにリスクに晒される状況は精神的にもつらく、健康面でもいろいろ支障が出てくるかもしれない。

ところが、意外なことに、セーフティーネットから外れている人たちの健康状態を、政府統計から把握することは容易ではない。国民は誰もが何らかの形で医療保険、そして公的年金の仕組みに加入しているという、「国民皆保険」「国民皆年金」が建前になっているからではないか、と筆者は勝手に推察している。

本書の執筆に際して大変お世話になっている「国民生活基礎調査」(世帯票)を見ても、興味深い尋ね方をしている。医療保険の加入状況については、「国民健康保険」(市町村・組合)「被用者保険(協会けんぽ・組合健保・共済組合など)」(加入者本人・家族(被扶養者))「後期高齢者医療保険制度」「その他」から選ぶようになっている。つまり、「どこにも加入していない」という選択肢は初めから用意されていない。

公的年金については、受給状況と加入状況の両方について尋ねている。本章(本節)で問題にしているのは加入状況だが、これについては、医療保険の場合とは異なり、「加入している」「加入していない」のどちらかを選ばせている。ところが、「加入している」には(二〇歳以上、六〇歳未満の方は原則として加入しています)という但し書きがある。また、「加入していない」のほうには、(二〇歳未満で仕事をしていない方、すでに老齢年金または退職年金を受給している方、受給資格があるが受給待ちの方などが該当します）とある。

これらの但し書きはおそらく、調査担当者が、回答者が質問に答えやすいようにと親切心で加えたものだと思う。しかし、現行制度で医療保険や公的年金に加入していない人たちについては、いずれも例外的な存在だという扱いをしているように読める。医療保険に入っていない人は、回答する選択肢すらない。公的年金の場合は、「まさか、加入していないなんてことはないでしょうね」と言われていると感じてしまう人もいるかもしれない。

質問の仕方がこのようになっていると、どのような状況であればセーフティーネットから外れるか、セーフティーネットから外れたらどのようになるか、といった分析はなかなか難しい。もちろん、公的年金のうち国民年金については、未加入や保険料の未納問題がときどき報道され、注目される。しかし、未納者については、所得や就業形態の分布は公表統計から分かるが、健康状態がどのようになっているかまでは明らかにされない。国民健康保険（市町村国保）の収納状況についても、状況に大きな違いはない。

このような一般的傾向とは異なり、国立社会保障・人口問題研究所が二〇〇七年に実施した「社会保障実態調査」では、例外的に、医療保険と公的年金の両方について加入しているかどうかを尋ねている。この調査は現在、「生活と支え合いに関する調査」と名称を変え、二〇一二年と二〇一七年にそれぞれ後続の調査が実施されている。しかし、いずれの調査回においても、公的年金の加入状況は尋ねているが、医療保険の加入状況に関する問いは姿を消している。

ただし、この「社会保障実態調査」も、個人の健康状態について詳しく調べているわけではない。ところが、この調査の対象になっている人たちは、厚生労働省が二〇〇七年に実施した「国民生活基礎調査」の対象になった人たちから無作為に選ばれた人たちである。そのため、二つの調査結果（「国民生活基礎調査」は健康票の情報を用いる）を結びつけることにより、セーフティーネットから外れた人の健康状態も把握できる。

したがって、本節では、「社会保障実態調査」を主としつつも、必要に応じて「国民生活基礎調査」の結果を併せて見ることにより、最初に、セーフティーネットから外れている人たちの暮らし向きはどうなっているかを概観する。またどのような理由で人々はセーフティーネットから外れるのか、その理由を推察してみる。そのうえで、健康面にどのような影響が出てくるかを調べることにする。

どれくらいの人がセーフティーネットから外れているか

分析対象は、二五－五九歳の個人に限定することにしよう。これは、国民年金の保険料の支払い義務が六〇歳でなくなること、そして（勤労所得のない）学生をサンプルからできるだけ外すためである。以上の結果、分析対象は男女合わせて約九四〇〇人となる。

ここでの最大の注目点は、当然ながらセーフティーネットに入っているかどうかである。「実態調査」では、公的年金と医療保険の加入状況をそれぞれ尋ねており、選択肢は、「加入している」「加入していた」「加入したことはない」「無回答」の四種類となっている。このうち、「加入している」と答えた者を「加入」、そして「加入していた」または「加入したことはない」と答えた者を「非加入」と定義する。

この定義に基づくと、公的年金および医療保険の両方に加入している人は全体の八九・七％となっていることが分かる。つまり、この両方の仕組みのいずれか、または一方に加入しないという形でセーフティーネットの枠外にいる人は、現役層のうちほぼ一割を占めている。日本の社会保障はしばしば、国民皆保険、国民皆年金の仕組みとして特徴づけられるが、実際にはその例外が無視できない比率を占めていることになる。

そこで、統計をさらに詳しく見ると、公的年金、医療保険の非加入者は全体のそれぞれ八・六％、四・八％となっており、両方に加入していない人は三・二％いる。医療保険のほうが、非加入率が低めになっているのは、疾病リスクがより差し迫ったリスクだからだろう。しかし、医療保険に加入していない人のうち六割以上が公的年金の保険料も支払っておらず、医療保険に加入できないという状況はリスクへの備えという点でかなり深刻なことが推察される。

筆者は、セーフティーネットの枠外にいる人が現役層の一割を占めるというのは、比率としてやや高すぎるのではないかという印象を持っている。加入者に扶養されている家族は、保険料を自分で支払っていないから、社会保険に加入しているという意識がない人もいるかもしれない。特に、専業主婦が大半を占める公的年金の第三号被保険者の人たちが、自分たちの保険加入をしっかり認識していない可能性もある。前述のように、「国民生活基礎調査」では、公的年金の加入の有無を尋ねるとき、丁寧な説明をしている。しかし、この「社会保障実態調査」では追加の説明はない。それが影響しているのかもしれない。

ただし、一割という数字が高すぎる可能性があるとしても、その半分の五%であれば、実勢からそれほどずれていないような気もする。また、医療保険・公的年金のいずれにも参加していない人たちは前述のように三・二%だ。この数字は、固そうな感じもする。しかし、ほかに統計によって確認のしようのないところなので、読者の皆さんはこうした数字に基づいた筆者の議論に付き合っていただきたい。

正規以外だとやはり高めになる非加入率

すでに述べたように、セーフティーネットの枠内にあるかどうか、つまり、社会保険の加入状況を大きく左右すると考えられる要因として、本人の就業形態が考えられる。

そこで、ここでは、就業形態を、正規雇用者（会社・団体などの役員を含む）、非正規雇用者（パート・アルバイト・労働者派遣事業所の派遣社員、契約社員・嘱託）、自営業（家族従業者を含む）、家事（仕事なしで家事〔専業〕）、その他、失業（仕事なしで収入を伴う仕事をしたいと思っている）に分類することにしよう。

そうして分類された就業形態によって、公的年金と医療保険の非加入率がどのように違ってく

図表2−3　就業形態別に見た社会保険非加入者の割合

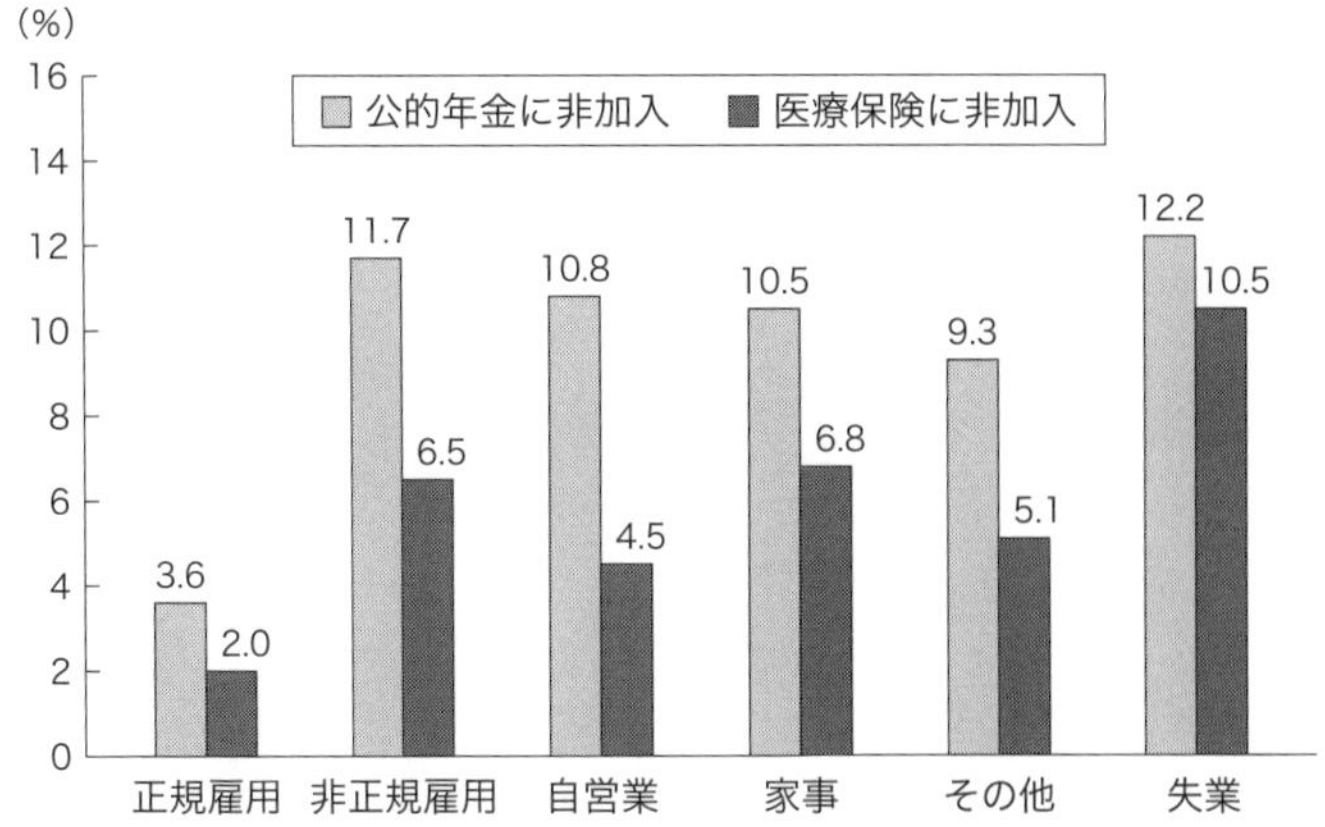

（出所）国立社会保障・人口問題研究所「社会保障実態調査」より筆者作成。

るかを見たものが図表2−3である。当該個人が正規雇用者であれば公的年金・医療保険の非加入者の比率はそれぞれ三・六%、二・〇%にとどまるのに対して、非正規雇用者になるとそれぞれ一一・七%、六・五%へと大幅に高まり、それ以外の就業形態でも正規雇用者に比べるとかなり高めとなる。なお、家事と分類された人たちの大半は女性（専業主婦）だが、このグループの数字が高めに出るのは、保険料負担が求められていない場合が多いからだと思われるので、その点は注意されたい。

社会保険の加入状況が就業形態と密接な関係にあるのは、社会保険の支払いの仕組みを考えれば容易に理解できる。サラリーマンや公務員など被用者の場合、公的年金は厚生年金、医療保険は組合健保や協会けんぽ、共済年金が適用され、保険料はそれぞれ給与から自動的に支払われる。この仕組みは、正規雇用者の場合はほぼ完全に適用され、そこで社会保険の非加入状況が発生する可能性は低い。

しかし、被用者でも非正規雇用者の場合は、特に短時間労働者の場合、被用者保険が適用されない場合も多く、自営業者やその被扶養家族と同様、国民年金や国民健康保険（国保）の対象となる。しかも、その場合、被扶養家族の保険料を追加的に負担させられるだけでなく、定額保険料（国民年金の場合）ないし保険料の定額部分（国保の場合）が低所得層にとって相対的に重くなるという、いわゆる逆進性の問題が発生する。低所得層には保険料の減免措置が適用されるが、それでも負担の重さは完全には解消されないと考えてよい。

学歴やこれまでの暮らし向きの違いも影響

セーフティーネット加入・非加入を左右するもう一つの重要な社会経済的要因として、学歴の違いを取り上げてみよう。公的年金・医療保険ともに最終学歴が低くなるほど、非加入者の比率は高めになる。実際、公的年金・医療保険の非加入者の比率は、大学卒以上ではそれぞれ四・二％、二・三％にとどまるのに対して、中学卒では一五・八％、八・三％と大幅に上昇する。ただし、こうした比率の違いには、教育の直接的な効果だけでなく、所得や就業形態を経由した学歴の違いの影響も反映されているはずである。

なお、これまでの人生における暮らし向きが、現時点で社会保険の加入者と非加入者との間でどのように異なるかも重要なポイントである。「社会保障実態調査」では、一五歳になったとき、最後の学校に入学したときなど、過去のいくつかの時点における暮らし向きを五段階（「大変苦しい」「やや苦しい」「普通」「ややゆとりがある」「大変ゆとりがある」）で回答させている。これも、この調査の特徴の一つである。

このうち、「大変苦しい」または「やや苦しい」と答えた人の比率を、各時点において、社会保険の加入者と非加入者の間で比較してみるとどうなるか。ある程度予想されることではあるが、現時点で社会保険の非加入者は、過去のいずれの時点においても、自らの暮らし向きを世間の平均より低めだったと評価している。

例えば、一五歳になったときに家庭の暮らし向きが「大変苦しい」または「やや苦しい」と答えた人の比率を見てみよう。公的年金・医療保険の両方に加入している人たちの間では、その比率は一七・二％だった。これに対して、そのうち少なくとも一方に非加入の人たちでは二〇・五％となっている。現時点における社会保険の加入・非加入が、当該個人が過去に置かれていた所得環境にある程度左右されることが、ここからもある程度読み取れる。

注目する健康変数

それでは、本節における最大の注目点、すなわち、セーフティーネットの枠の中にとどまっているかいないかで健康面にどのような違いが見られるか、という問題を考えよう。すでに説明したように、「社会保障実態調査」の対象者は、「国民生活基礎調査」の対象者から無作為に選ばれた人たちなので、両者の結果をマッチングさせることができる。

前節までの議論と同様に、健康変数としては、「国民生活基礎調査」健康票から得られる以下の四種類を用いる。重要な変数なので、ここで改めて説明しておこう。

第一は、主観的健康感である。同調査では、「あなたの現在の健康状態はいかがですか」という問いに対して、「よい」「まあよい」「ふつう」「あまりよくない」「よくない」という五つから答えさせているが、このうち下位の「あまりよくない」「よくない」の二つを選んだかどうかに注目する。

第二は、自覚症状の有無であり、「あなたはここ数日、病気やけがなどで具合の悪いところ（自覚症状）がありますか」という問いに対して「ある」「ない」のどちらを選んだかに注目する。

第三は、日常生活に対する影響の有無であり、「あなたは現在、健康上の問題で日常生活に何か影響がありますか」という問いに対して「ある」「ない」のどちらを選んだかに注目する。

第四は、抑鬱・不安を測定する尺度であるＫ６スコアである（第１章末の《テクニカルコラム２》参照）。

セーフティーネットから外れている人の健康状態は？

ここでは、二段階に分けて社会保険の加入・非加入と健康・精神健康との関係を調べる。

第一段階では、性別・年齢の影響だけを取り除いて、社会保険の非加入者の健康状態が加入者に比べてどの程度悪いかを分析する。

第二段階では、性別・年齢だけでなく、両者の関係に影響すると考えられる重要な社会経済的要因（就業形態、学歴、所得）と婚姻状態の影響を追加的に制御したうえで、同様の回帰モデルを推計する。

第一段階で社会保険の非加入者の健康状態が悪いことが分かったとしても、それは社会保険の加入・非加入が問題であることを必ずしも意味しない。社会保険の非加入者ほど就業形態や所得面を中心として社会経済的に不利な立場に立たされているからである。そのために、第二段階の分析を行う。

推計結果は、図表2－4にまとめてある。ここでは、公的年金（上段）および医療保険（下段）の非加入者が、加入者に比べて、それぞれの健康状態になる確率が何倍高いかをオッズ比（およびその九五％信頼区間）で示している。そして、左半分で性別・年齢だけを制御した第一段階の結果を、右半分でさらに社会経済的要因と婚姻状態を制御した第二段階の結果をまとめている。この表から次のような点が確認できる。

まず、性別・年齢の影響だけを制御した場合、公的年金・医療保険のいずれにおいても、非加入者の健康状態が加入者に比べて望ましくない状況にある確率が有意に高くなる傾向が見られる（医療保険非加入と自覚症状ありのみ無相関）。セーフティーネットの枠外にいる人たちは、そう

図表2－4　社会保険非加入者の健康状態はどこまで悪いか

	性別・年齢のみ制御		性別・年齢・社会経済的要因・婚姻状態を制御	
	オッズ比	95%信頼区間	オッズ比	95%信頼区間
公的年金非加入者				
主観的健康感				
「よくない」「あまりよくない」	1.57***	(1.32, 1.86)	1.30***	(1.06, 1.59)
自覚症状あり	1.17**	(1.03, 1.33)	1.53***	(1.23, 1.91)
日常生活に支障あり	1.88***	(1.56, 2.27)	1.06	(0.91, 1.23)
抑鬱・不安				
K6=5以上	1.38***	(1.22, 1.55)	1.17**	(1.01, 1.35)
K6=13以上	1.59***	(1.36, 1.85)	1.23**	(1.02, 1.49)
医療保険非加入者				
主観的健康感				
「よくない」「あまりよくない」	1.33***	(1.08, 1.64)	1.08	(0.85, 1.36)
自覚症状あり	1.00	(0.86, 1.17)	0.89	(0.75, 1.06)
日常生活に支障あり	1.47***	(1.16, 1.86)	1.20	(0.92, 1.56)
抑鬱・不安				
K6=5以上	1.37***	(1.19, 1.58)	1.17*	(1.00, 1.38)
K6=13以上	1.62***	(1.36, 1.94)	1.25**	(1.01, 1.55)

（注）社会経済的要因は学歴、就業形態、所得。***$p<0.01$、**$p<0.05$、*$p<0.1$.
（出所）国立社会保障・人口問題研究所「社会保障実態調査」、厚生労働省「国民生活基礎調査」より筆者作成。

でない人たちに比べて健康面でも不利な立場に立っていることがここから改めて分かる。もちろん、前述のように、これは社会保険の加入・非加入との相関ではなく、それと密接に関係する社会経済的要因との相関を示している面が強い。

そこで、右半分に示した結果から分かるように、社会経済的要因と婚姻状態を追加的に制御すると、社会保険の非加入につくオッズ比の値は総じて小さくなる（自覚症状ありに対する公的年金非加入のオッズ比のみ例外)。これは、ほぼ予想された結果である。

しかし、より詳細に見ると、医療保険の場合は、主観的健康感、自覚症状あり、日常生活に支障あり、といった健康に関する変数が加入・非加入と無関係になるのに対して、公的年金の場合は、主観的健康感、自覚症状ありが加入・非加入との有意な相関関係を維持している。また、抑鬱・不安は、公的年金・医療保険いずれにおいても有意性が維持されている。

さらに、社会保険非加入は、総じて言うと、一般的な健康状況に及ぼす影響よりも心理的な影響のほうが大きいことが分かる。社会的なリスクに対して無防備な状況に置かれることは、所得をはじめとするさまざまな要因を制御しても、人々の心理面に対してマイナスとなる。これは、リスクを回避したいという気持ちを人々が強く持っていることを反映している。社会保険に加入していない状況は、人々を心理的にも不安定にしている。

注目される三つの結果

本節では、公的年金や医療保険といったセーフティーネットの枠外に置かれている人たちの状況を、「社会保障実態調査」「国民生活基礎調査」という二つの政府統計の個票データを用いて検討してきた。得られた結果のうち特に注目されるのは、次の三点である。

第一に、予想されたように、正規雇用以外の就業形態であればセーフティーネットから外れる確率が高くなる。もちろん、正規雇用以外の就業形態であっても、社会保険の仕組みは整備されている。しかし、その仕組みに加入せず、セーフティーネットの枠外にとどまるケースが無視できない確率で生じてしまうことは、やはり重要な事実と言える。

第二に、セーフティーネットの枠外に置かれている人たちの暮らし向きはよくない。貯蓄を行う余裕がなく、老後への備えも不十分である。セーフティーネットの枠外にいる人たちのほとんどは、自己責任でリスクに対応しようと考えて自主的にそうした状況を選んだわけではない。

第三に、セーフティーネットから外れている人たちは、健康面でも不利な状況にある。この点は、医療保険よりも公的年金の非加入者のほうが顕著である。また、社会経済的要因などさまざまな要因の影響を制御しても、社会保険の非加入者ほど抑鬱・不安の度合いが強い。社会保険に加入せず、社会的なリスクに晒されていることそれ自体が、メンタルヘルスの面で好ましくない影響を人々に与えている。

以上の分析結果は、セーフティーネットの枠外にとどまる人たちの増加を政策的に阻止する必要性を示唆するものである。とりわけ、所得面の制約や非正規雇用など就業形態の不安定性が社会保険非加入の確率を高めている事実は、現行の社会保険制度の問題を物語っている。

実際、国民年金や国民健康保険など被用者以外の社会保険は保険料に定額部分が含まれており、所得に応じた軽減措置はあるにせよ、低所得層ほど負担が相対的に高まるという逆進的な側面を持っている。これが、加入に向けての高いハードルになっている可能性がある。また、非正規雇用のまま転職を繰り返すと、所得面の制約が高まるだけでなく、新たな制度への移行が円滑に進まず、非加入者になる可能性が高まる。こうした問題は、非加入に起因するリスクが差し迫っていない公的年金において、より深刻になっている。

少子高齢化のもとで、社会保障給付の水準を維持するためには、現役層の保険料負担を引き上げていかざるを得ない。その場合、人々をセーフティーネットから外れさせ、枠外にとどめる要因は強まりこそすれ、弱まりはしない。

おわりに——就業形態で健康格差がない社会を

本章では、非正規雇用という就業形態が健康にとってどのような意味を持つかという問題を考えてきた。十分予想されたように、非正規雇用は健康にとって望ましい就業形態とは言えない。所得面で不利な立場に立たされるだけでなく、雇用面で不安定性があり、将来の見通しが不透明であることは、健康にとってやはりマイナスの効果を及ぼす。

そのほか、本章では、自分が正規か非正規かにかかわらず、住んでいる地域の就業形態が不安定であるほど、健康面で問題が出てきやすいことを明らかにした。また、非正規雇用になるほど、公的年金や医療保険などセーフティーネットから外れる可能性が高くなるが、それ自体が健康にマイナスの影響を及ぼすことも確認できた。

しかし、正社員など正規労働を「良い働き方」とみなし、非正規労働などそれ以外の働き方をか。むしろ、「悪い働き方」とみなして、正規労働化を進めることは果たして現実的な対応策と言えるだろうか。むしろ、「同一労働・同一賃金」という原則に代表されるように、多様な働き方を前提としつつ、働き方の違いによる不当な差別をなくすルール作りを優先するべきだ。第3節の分析結果は、就業形態に関係なくすべての人たちがセーフティーネットの枠内にとどまれるようにすることが、国民の健康面から考えても望ましいことを示唆している。

そのための改革の第一の方向は、被用者保険の対象範囲を拡大することだ。現在の国民年金・国民健康保険はもともと自営業者や農林業者を念頭に置いた仕組みであり、被用者保険としてはなじみにくい面がある。それにもかかわらず、非正規雇用者を大量に抱え込むようになっている。組合健保や協会けんぽ、厚生年金といった被用者保険の対象を非正規労働者にも拡大する必要がある。

筆者もこの方向は基本的に望ましいと考えるが、実現へのハードルはかなり高い。非正規雇用者の拡大は、社会保険の雇用主負担を回避して人件費を浮かすという企業の意向を背景に進んできたものである。被用者保険の適用範囲拡大は、それと完全に逆行することを企業に強いるわけだから、業界からの風当たりは当然強くなる。実際、被用者保険の対象範囲の拡大も、流通業界を中心に産業界の反発をしばしば受ける。

第二の方向は、保険料負担のあり方を所得税制の見直しとセットで考えることだ。現在の所得税にはさまざまな所得控除の仕組みがあるが、これは社会保険料の負担に苦しんでいる低所得層の支援策としてはあまり効果的でない。所得控除の拡充は、限界税率の高い高所得層にむしろ有利に働く。

それではどうすればよいか。まず、所得控除を簡素化して税額控除のウェイトを高める。そして、低所得層には、納めるべき税額を控除が上回る分を給付するという、「給付付き税額控除」の仕組みを導入する。税金がマイナスになるわけだから、現行の所得税では非課税にとどまっている低所得層支援が強化される。

さらに、低所得層に対しては、給付されるべき税額を保険料負担と相殺する仕組みを導入してはどうか。低所得層はこれによって保険負担が軽減され、保険料を拠出しやすくなる。拠出実績がしっかり残っていれば、セーフティーネットから排除されたり、その恩恵を抑制されたりすることもなくなる。

社会保障と税の一体改革というと、社会保障給付を充実させるために消費税率を引き上げる、といった議論が出てくるのが普通である。しかし、セーフティーネットをより強靭なものにするために、社会保障と税制を一体的に改革するというのが本来の一体改革であろう。そのためにまず取り組むべきなのは、急速に拡大している非正規雇用者が直面している、セーフティーネットの綻《ほころ》びを直すことである。この作業は、社会保険の見直しだけでは対応できない。税制の見直しと一体的に進める必要があるし、そのほうが効果的である。

新型コロナウイルスの感染拡大のもとでは、働き方の多様化が加速している。例えば、街角でしばしば見かけるようになった、Uber Eats（ウーバーイーツ）の配達員はアルバイトではなく、Uberという会社と契約している個人事業主である。被雇用者ではないので、社会保険は自分で加入し、社会保険料は自分で支払わなければならない。こうしたタイプの働き方は、従来の制度が十分想定していなかったものであり、セーフティーネットからこぼれてしまうリスクが非正規雇用の場合より高まる可能性がある。個人事業主の拡大は、健康面から見てもきめ細かな政策対応が重要になることを意味している。

第 3 章

貧困を健康面から再定義する

●健康と貧困は相互に影響し合っている。健康を反映した貧困の定義が必要だ。

●所得だけで測る貧困率は、健康面を反映した場合に比べて低すぎる。

●貧困の実態は所得以外の多面的な要素で捉える必要がある。

●個人レベルの貧困だけでなく、
地域レベルの貧困も健康面から見て重要だ。

●地域の場合も、所得だけでなく、
さまざまな要素が貧困に影響を与えている。

はじめに――貧困への新たな視点

健康は、さまざまな社会経済的要因によって決定される。本章では、その要因の中でも最も重要だと思われる貧困を取り上げてみよう。言うまでもなく、貧困は所得が低いことを意味する。貧困であれば健康によくない影響が出てくることは、直感的にも理解しやすい。説明を要しないだろう。

所得が低ければ、滋養のあるバランスのとれた食事をとれず、良質の医療ケアを受けることもできない。所得水準はさらに、喫煙や肥満、運動不足のリスクと相関することもよく知られている。貧困が「社会関係資本」(ソーシャル・キャピタル)の形成にブレーキをかけ、それが健康にマイナスの影響を及ぼすという経路もあるようだ。

しかし、貧困と健康との関係は一方向ではない。健康状態が悪ければ、働くことが難しく、貧困に陥るリスクも高くなる。貧困と健康はお互いに影響し合う関係にある。さらに、生まれ育った家庭環境がよくなかったり、学歴が低かったりすれば、貧困に陥るリスクと不健康になるリスクがともに高まるかもしれない。

このように、貧困が健康と密接に関係しているとすれば、正確な因果関係がどのようなものかは別としても、貧困の度合いを把握することが重要な作業となる。ところが、社会における貧困の捉え方には、少し曖昧なところがある。本章では、健康という観点から貧困の捉え方そのものを考え直してみたい。具体的には、それぞれの節において三つのアプローチでこの問題を検討することにしよう。

第1節では、社会における貧困の度合いを示す代表的な尺度である「相対的貧困率」を、健康面から見て意味のあるものに修正する。つまり、相対的貧困率の〝健康版〟を試算する。

相対的貧困率は、何らかの基準で「貧困線」を引き、社会全体においてその貧困線を下回る個人（世帯）の比率を示したものである。しかし、後述するように、その「何らかの基準」がどうも、いい加減というか、裁量的である。健康面から考えて、もっと意味のある貧困線や貧困率を設定できないか、というのがここでの問題意識である。

第2節では、貧困を測る次元を所得以外にも拡大する。貧困を測る尺度としては相対的貧困率のほかにもいくつかあるが、いずれも所得をベースにしたものである。しかし、所得だけが人々の行動、したがって健康にとって制約条件となるわけではない。

ここでは、所得以外に、学歴やセーフティーネット、居住環境といった複数の次元で貧困を再定義し、それと貧困との関係を調べてみる。こうしたアプローチで捉えた貧困を、「多次元的貧困」（multidimensional poverty）という。ただし、どのような形で多次元的貧困を具体的に計算するべきか、定番となる考え方はないので、健康との関係を見据えながらいろいろ試してみる。

第3節では、住んでいる地域の貧困の度合いと個人レベルの健康との関係を調べる。住んでいる地域の貧困状態が、個人の貧困とは独立した形で個人の健康に影響することはこれまでの研究で分かっている。しかし、そこで議論されている地域レベルの貧困は基本的には所得ベースの貧困である。

そこで、地域レベルの貧困を所得だけでなくいくつかの観点から総合的に把握する工夫をする。そうして得られる貧困の度合いは、「地域レベルの剝奪」(area-level deprivation) と呼ばれることが多い。市町村レベルでこの剝奪の度合いを推計したうえで、個人レベルの健康がそれとどの程度関係するかを調べる。

これら三つのアプローチは、いずれも貧困を健康という観点から再検討することを目指すものである。第一、第二のアプローチは貧困の定義そのものを健康面から見直すことを、第三のアプローチは地域レベルの貧困の捉え方を個人レベルの健康との関係から考えることを主な目的としている。

第1節　貧困率を健康面から再定義する

相対的貧困率の考え方

貧困率はその文字の通り、世の中に貧困な人(世帯)がどれくらいいるかを示した比率である。しかし、その比率を計算するためには、貧困を定義する必要がある。例えば、年収が一二〇万円を一つの境界線——それを「貧困線」という——として、年収がそれを下回れば貧困とする。そして、そのような形で貧困だとみなされた人が世の中にどれだけいるかを示したものが貧困率である。

話がやや細かくなるが、重要な点なので、貧困率の算出に際して注意するべき点をいくつかまとめておこう。

まず、世の中で一般的に注目されている貧困率のベースになる所得は、世帯所得ではなく、「等価所得」という個人ベースの所得である。世帯所得（稼ぎ手が複数いるなら、その所得の合計）を世帯人員数の平方根で割ったものが、等価所得である。平方根で割るのは、同じ家電製品でも家族が一つずつ所有するのではなく、家族で共有すればその分節約できるという「規模の経済」を考慮に入れるからである。そして、こうして得られる等価所得は、その世帯の構成員に均等に割り振られる。所得を得ていない子供や引退している高齢者も、等価所得分だけの所得を得ているとみなされる。

貧困線は、そうして得られた等価所得の社会全体における中央値（ちょうど真ん中の水準。平均値ではないことに注意）の五〇％あるいは六〇％に等しい水準に設定される。日本では通常五〇％が用いられるが、ヨーロッパでは六〇％が用いられることが多い。

相対的貧困率は、等価所得がこうして得られる貧困線を下回る個人の比率として計算される。

「相対的」という修飾語をつけるのは、計算のベースとなる貧困線があくまでも分析対象となる集団の所得水準に依存するからである。所得水準が高ければ（低ければ）貧困線も高くなる（低くなる）。社会が豊かになり、生活水準が高まれば、同じ所得水準なのに貧困と判断されるケースも出てくる。

相対的貧困率の動き

相対的貧困率の概念について問題になるのは、貧困の線引きのためになぜ五〇％あるいは六〇％という数字が選ばれるのか、である。意外なことに、その根拠はそれほど頑健ではない。あくまでも、「とりあえずこの辺で引いておこう」という判断だと思われる。

本節では、まさしくこの点を問題にするが、本題に入る前に最近における日本の相対的貧困率の動向を見ておこう。図表3－1を見ると、相対的貧困率は一九八〇年代半ばから上昇傾向を見せているが、ここ数年は、上昇ペースがやや鈍化している。具体的に言うと、相対的貧困率は二〇一二年に一六・一％まで上昇した後は若干低下し、二〇一八年には一五・四％となっている。

ただし、相対的貧困率のこうした動きには、慎重な解釈が必要な面がある。というのは、相対的貧困率がまさしく「相対的」な尺度であるからだ。図では、貧困線も併せて示している。貧困線は一九九七年の一四九万円から徐々に低下し、二〇一八年には一二二万円まで低下している。アベノミクスのもとで歯止めがかかった面はあるものの、日本人の平均的な所得水準は総じて低

図表3－1　相対的貧困率と貧困線の推移

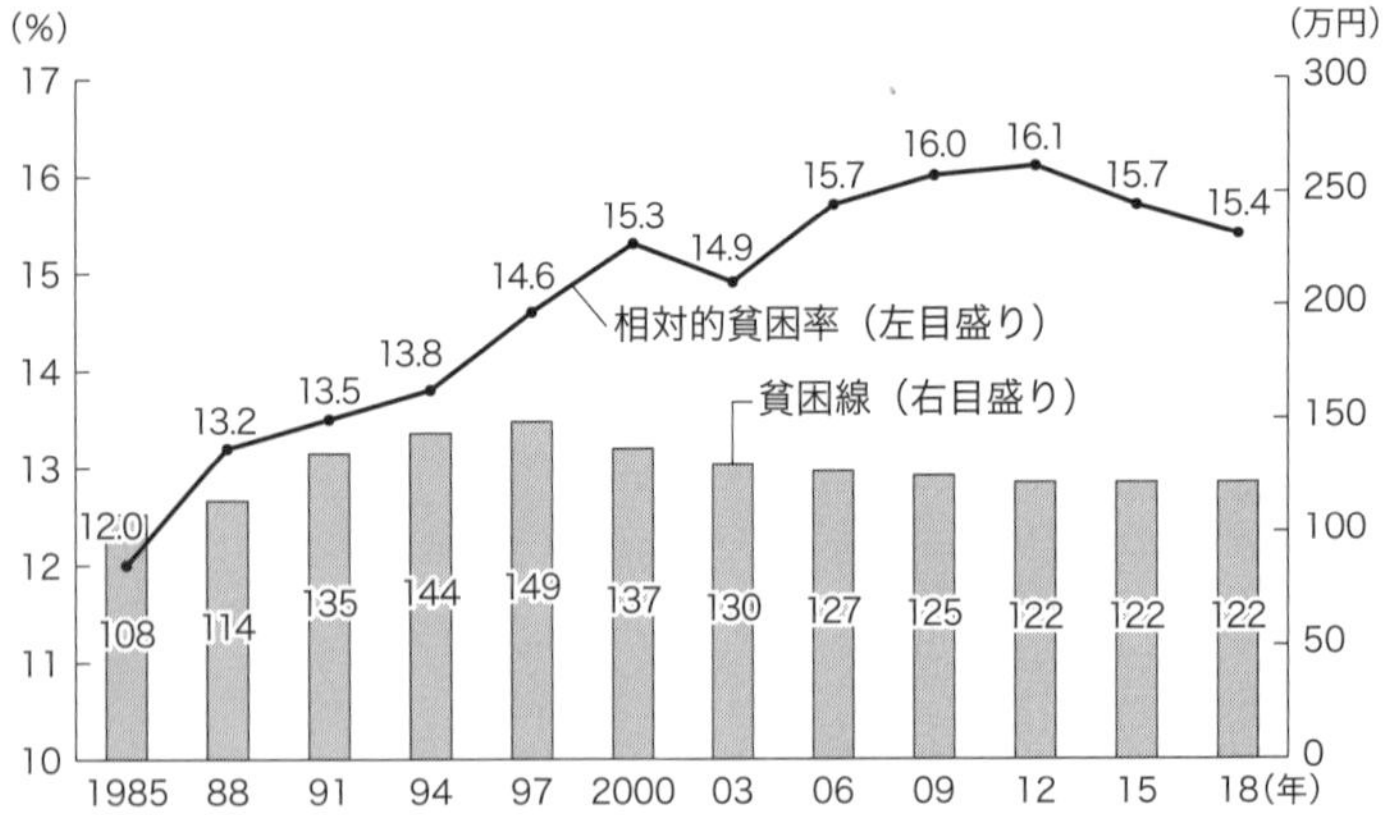

（注）2018年の相対的貧困率は、OECD（経済協力開発機構）が2015年に改訂した所得の新しい定義に基づく計算では15.8%となる。
（出所）厚生労働省「国民生活基礎調査」より筆者作成。

下している。

それに応じて、貧困線も低下している。ところが、相対的貧困率は、その低下した貧困線に基づいて計算されることに改めて注意していただきたい。貧困だと判断される人たちの比率も、その分だけ低めに抑えられたことになる。つまり、相対的貧困率は、貧困の度合いを実勢より低めに見せている。貧困線が一九九七年の一四九万円で固定されていたとすれば、相対的貧困率の値はもっと高いものになっていたはずである。

経済が右肩上がりで人々の所得水準が上昇傾向にある場合は、相対的貧困率はその水準や変化をそのまま受け止めても大きな問題はない。しかし、経済が低迷し、人々の所得水準が低下傾向にある場合は、相対的貧困率は貧困の度合いを実勢より低めに示してしまう可能性がある。

そのほか、相対的貧困率はあくまでも世の中でどれくらいの人たちが貧困なのかという、貧困のいわば「広がり」の程度を測る尺度にすぎない、という点にも注意が必要である。所得が貧困線のちょっと下の人と、かなり下の人も区別なく貧困者としてカウントする。つまり、貧困の「深さ」（深刻さ）は反映されていない。

健康と貧困線を結びつける

このように、相対的貧困率という貧困の尺度には限界がある。本節でとりわけ取り上げたいのは、貧困線の引き方が恣意的である、という点だ。どうして中央値の五〇％（または六〇％）で線を引くのか。なぜ、四〇％や八〇％ではだめなのか。

もちろん、世の中の真ん中の所得の半分しか所得がない人を貧困状態にあるとみなすのは、直感的にも許容できる「割り切り」だという判断は十分あり得る。また、「割り切り」にすぎないとしても、その線に基づいて計算した貧困率が、年によってどう異なるかをチェックするという「定点観測」は重要だろう。そう考えると、今のままで大きな問題はないのかもしれない。

しかし、もう少し意味のある線引きの仕方はないだろうか。そこで、健康という観点から、「この線で貧困線を引くと、それを上回るか下回るかで健康面で大きな差が出てくる」という貧困線を引くことを考えてみる。そうした貧困線が見つかれば、社会を構成する人たちのうちどれだけの人が「貧困」に直面しているのか、健康面から評価することができる。さらに、健康面から考えると、通常の貧困線は低すぎる（高すぎる）ため、貧困率も必要以上に低め（高め）になっている、といった議論もできる。

貧困線をどう引くか①――健康格差最大化アプローチ

それでは、どのように健康版貧困線を引けばよいのだろうか。ここでは、二つのアプローチを考える。

第一は、「健康格差最大化アプローチ」とでも呼べるものである。

所得が高いほど、健康状態もよくなるというプラスの相関関係をとりあえず想定してみよう。そこで、所得が貧困線を下回る人たちの平均的な健康がその社会における平均的な健康をどれだけ下回っているかを計算し、その差（健康格差）を求める。貧困線を低い所得水準で引くほど、この健康格差は大きな値をとるだろう。

貧困線を社会で最も高い所得水準で引くと、社会を構成するすべての人たちの所得が貧困線を下回るので、すべての人が貧困とみなされる。そうなると、貧困と健康との関係を議論できなくなる。貧困線を社会で最も低い所得水準で引いても、同様の問題が起こることは言うまでもない。

次に、右のようにして定義される健康格差を、所得が貧困線を下回る人たちの比率（貧困率）と掛け合わせてみる。貧困率は、当然ながら、貧困線を引き上げるほど高い値をとる。これは、健康格差とは対照的である。そこで、（貧困線を引き上げると低下する）健康格差と（貧困線を引き上げると上昇する）貧困率を掛け合わせた積を「貧困率調整済み健康格差」と定義する。

この貧困率調整済み健康格差の定義を、簡単な数式で示しておこう。まず、貧困線を中央値の x×100% で引いたとき、貧困率がそれに応じて p(x)×100% になったとする。さらに、貧困線以下の人たちのうち健康面で問題のある人たちの比率が m(x)×100%、社会全体において健康面で問題のある人たちの比率が m×100% であったとすると、

$$\text{貧困率調整済み健康格差} = p(x)[m(x) - m]$$

として計算されることになる。

この貧困率調整済み健康格差を最大にする貧困線を、健康面から見て最も意味のある貧困線だと考えてみる。そして、その貧困線に対応した貧困率が、健康面から見て最も意味のある貧困率だと考えられる。なお、こうして得られる貧困率がやはり「相対的」貧困率であることにも注意しておこう。

このアプローチの考え方を理解するために、次のような思考実験を行ってみる。今、貧困線を、例えば、通常の定義のように中央値の五〇％で引いて、そこで健康格差を計算する。次に、貧困線を例えば五％ポイント引き上げて五五％としたとき、健康格差はほとんど変化しなかった

と想定してみる。つまり、所得がこの貧困線を超えても、健康面で問題のある人の比率はほとんど変化しなかったと想定するわけである。

このとき、(あまり変化しない)健康格差と(五%上昇する)貧困率の積である調整済み健康格差は上昇する。これは、五〇%という貧困線が、健康面から見ると低すぎることを意味する。貧困線はもっと引き上げなければならない。「調整済み健康格差が最大になるような貧困線を探し出せ」というのが、このアプローチの発想である。

貧困線をどう引くか②——当てはまり最大化アプローチ

健康版貧困線を探し出すもう一つのアプローチは、「当てはまり最大化アプローチ」とでも呼ぶものである。右に説明した健康格差最大化アプローチでは、貧困線を下回る人たちの平均的な健康状態だけを問題にしていた。それに対して、このアプローチは各個人の健康状態を分析に用いる。

算出方法は、次のように説明される。まず、特定の所得水準で貧困線を引き、所得がそれを下回れば(=貧困であれば)一、上回れば(=貧困でなければ)〇という値をとる二値変数を設定する。また、健康状態についても、悪いなら一、悪くないなら〇という二値変数を設定する。

そして、健康状態をその二値変数で説明する理論モデル(具体的には、ロジスティック回帰モデル)を推計する。簡単に言えば、その個人が貧困かどうかで、健康かどうかをどこまで正確に説明できるかを調べるわけだ。健康面から見て、この貧困線の引き方に意味があるほど、この回帰モデルは健康状態の違いをより正確に予測することができる。

そこで、貧困線の引き方をいろいろ変えて、この回帰モデルの当てはまりの度合い――専門的には「尤度《ゆうど》」（likelihood）という――が最も大きくなるところを探すことにする。ただし、この回帰モデルには、個人の性別や年齢、調査年を説明変数に加える。

貧困線をあまりに低いあるいは高い水準で設定すると、それを超えるどうかで健康面に大きな差が出てこなくなり、回帰モデルの当てはまりも悪くなる。その当てはまりを見ながら健康格差を最大にする貧困線を探し出すというのが、このアプローチの考え方である。

この当てはまり最大化アプローチの考え方は、健康格差最大化アプローチの考え方にかなり近い。どちらも、健康格差を最も浮き彫りにする貧困線を探索する、という点で共通している。

どのような変数を用いるか

それでは、この二つのアプローチで、健康面から見て意味のある貧困線を日本のデータを用いて求めてみよう。

ここでも、厚生労働省の「国民生活基礎調査」のデータを用いる。ただし、貧困と健康との間の関係をできるだけ安定した形で把握したいので、一九八六年から二〇一六年まで三年ごとに行われている合計十一回の調査結果をすべて使う。年齢は一五歳から八九歳とするが、分析に用いるサンプル数は六六万人を超える。

所得としては、すでに定義した等価所得を用いる。中央値は、それぞれの年で計算しておく。健康変数としては、主観的健康感（二種類）、自覚症状、日常生活活動、抑鬱という五種類を用いる。

主観的健康感については、「基礎調査」では、「自分の健康状態をどう評価するか」という問いに対する答えを、「よい」「まあよい」「ふつう」「あまりよくない」「よくない」という五段階の選択肢から選ばせている。ここでは、主観的健康感について二つのタイプの変数を用意する。一つは、「あまりよくない」または「よくない」を選んだかどうかに注目する。もう一つは、「よくない」だけを選んだ場合を考える。当然ながら、後者のほうが、健康状態としてはよくない。

自覚症状については、「あなたはここ数日、病気やけがなどで体の具合の悪いところ（自覚症状）がありますか」という問いがあるので、この問いに「はい」と答えたかどうかに注目する。

日常生活活動については、「あなたは現在、健康上の問題で日常生活に何か影響がありますか」という問いに、「ある」と答えたかどうかを見る。

抑鬱については、K6スコア（第1章末の《テクニカルコラム2》を参照）が一三を上回るかどうかに注目する。

以上のうち、主観的健康感と自覚症状については一九八六―二〇一六年のすべての調査回においてデータが利用できるが、日常生活活動は一九八九年以降、抑鬱は二〇〇七年以降しか調査されていないことに注意されたい。

利用可能なすべてのサンプルのうち、主観的健康感が「あまりよくない」または「よくない」と答えた人は一三・〇%、「よくない」と答えた人は一・五%である。また、自覚症状がある人は三三・六%、日常生活活動に支障のある人は一一・八%、抑鬱とみなされる人は四・〇%となっている。

実際に貧困線を引いてみる①——健康格差最大化アプローチ

ここで対象としているすべてのサンプルを用いて、所得の中央値の五〇%で貧困線を引くという通常の方法では、貧困率は一四・三%となる。厚生労働省が公表している相対的貧困率（貧困線は中央値の五〇%）は、前出・図表3－1で示したように、一九八六年－二〇一八年の間で一二%から一六%の間で推移しているので、ちょうどその中間の値がここでのサンプルから得られていることが確認される。

それでは、一番目の健康格差最大化アプローチに基づいて、実際に貧困線を引いてみよう。図表3－2がそれを探し出す材料を示したものである。この図では、貧困線を中央値の〇%から二〇〇%まで徐々に引き上げていき、貧困率調整済み健康格差がどのように変化するかを、それぞれの健康変数について見ている。

この図から分かるように、貧困率調整済み健康格差をグラフに描くと、健康変数に何を用いて

図表３－２　健康格差最大化アプローチによって最適な貧困線を探す

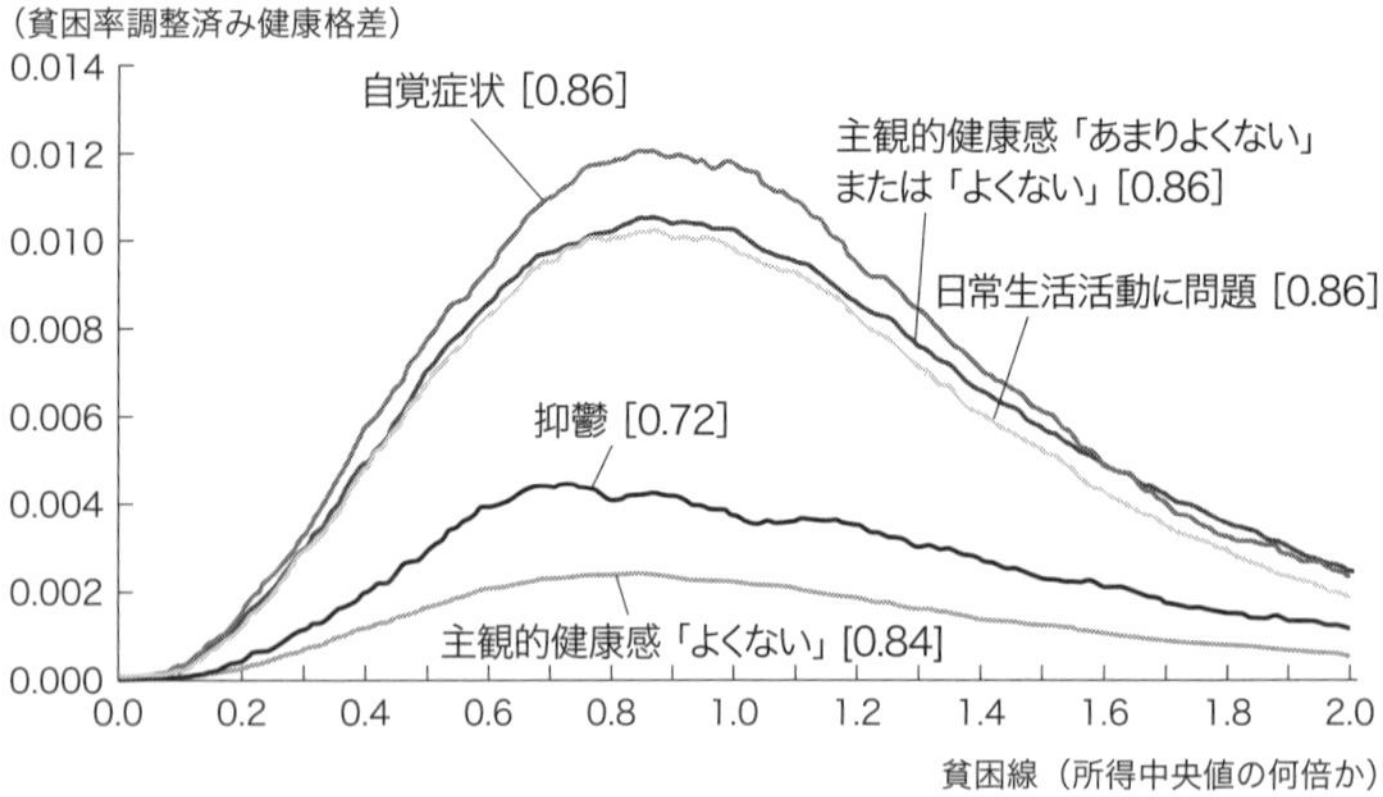

（注）[　　] 内の数字は、貧困率調整済み健康格差を最大にする貧困線を示す。
（出所）厚生労働省「国民生活基礎調査」より筆者作成。

も、ピークを一つだけ持つ山のような曲線になる。ただし、主観的健康感が「よくない」、あるいは抑鬱（K６スコアが一三以上）を健康変数として用いた場合は、ほかの場合に比べて山が平たくなっている。これは、この二つに該当する人たちがほかと比べるとかなりの少数派だからである。

　この図で最も重要なポイントは、山がどこでピークになるかである。山をピークにする貧困線の水準を実際に計算した結果を見ると、抑鬱の場合は七二％だが、それ以外は八四－八六％という、互いにかなり似通った値が得られる。いずれにしても、通常の貧困線を定義する五〇％（または六〇％）をやや上回る結果となっている。

　ここで、貧困線を中央値の五〇％で引いた時点の状況を確認しておこう。図から明らかなように、いずれの場合も曲線は上昇を続ける。その背景には、貧困線を五〇％から少しぐらい引き上げても、貧困線を下回る人たちの健康状態の平均はあまり変化しないという状況がある。だからこそ、貧困線を引き上げることによる貧困率の上昇分のかなりの部分が曲線の高さの上昇に反映されるわけである。

このように、通常の貧困線から算出される相対的貧困率は健康面から見ると低すぎる。それでは、健康面から見て最も意味のある貧困線に基づいて相対的貧困率——それを「健康貧困率」と呼ぶことにしよう——を計算するとどうなるか。

健康変数に抑鬱を選んだ場合は、健康貧困率は二八％程度となる。それ以外の変数の場合は、三六―三八％となる。いずれの場合も、貧困線を五〇％とした場合の相対的貧困率が一〇％半ばになることを考えると、かなり高めになっている（後出・図表3―4参照）。

実際に貧困線を引いてみる②——当てはまり最大化アプローチ

二番目の方法である当てはまり最大化アプローチを用いた場合はどうだろうか。このアプローチでは、貧困線を下回ったら一、上回ったら〇という二値変数によって、健康状態が悪ければ一、よければ〇という二値変数を説明するモデル式を推計する。ただし、性別、年齢、調査年の影響は取り除く。

図表3―3は、図表3―2と同じように、貧困線を中央値の〇％から徐々に引き上げていった

図表3－3　当てはまり最大化アプローチによって最適な貧困線を探す

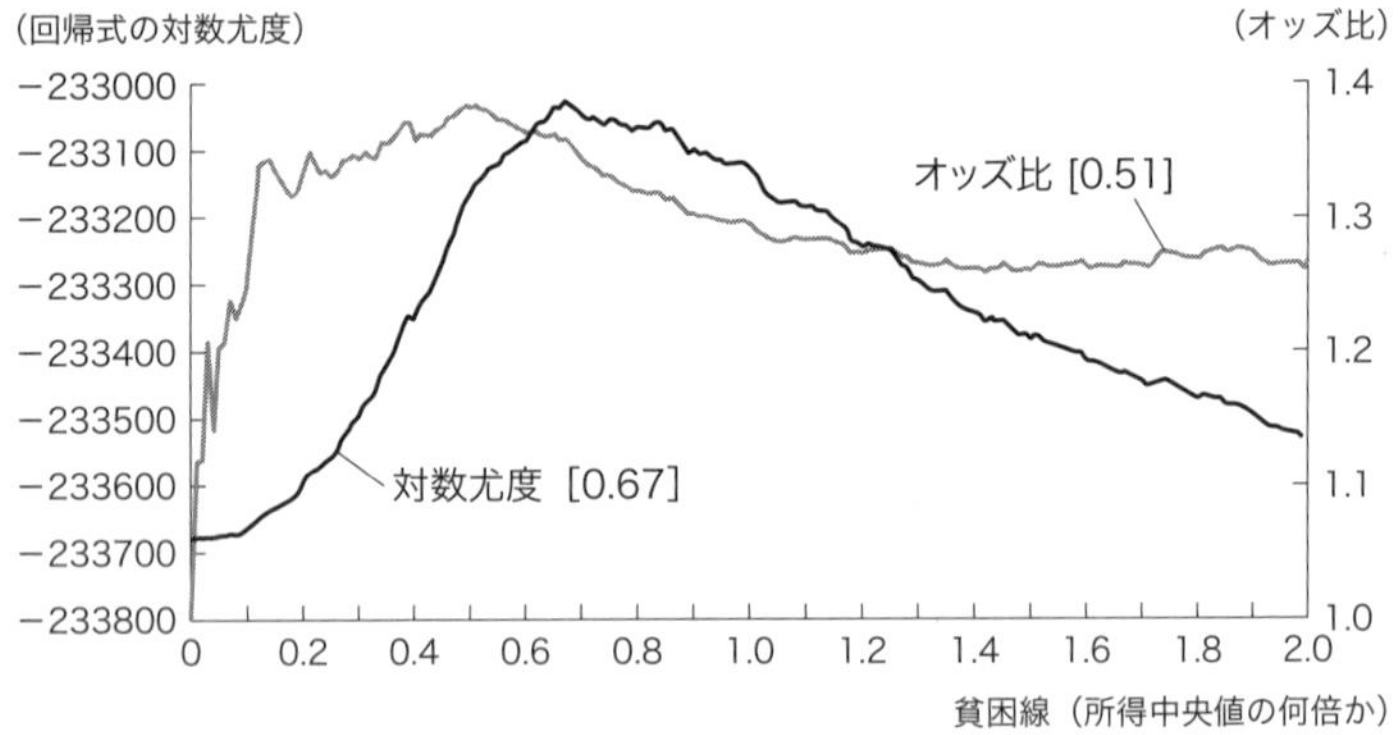

(注) [　　] 内の数字は、それぞれを最大にする貧困線を示す。
(出所) 厚生労働省「国民生活基礎調査」より筆者作成。

ときに、回帰モデルの当てはまり具合を示す尺度である尤度（ここではその対数値をとった対数尤度を用いている）がどのように変化するかを図示している。ただし、健康変数として、健康状態が「よくない」または「あまりよくない」と答えた場合は一、そうでない場合を〇とする、主観的健康感に関する二値変数を採用している。

この図では、対数尤度のほかに、所得貧困線を下回ると健康状態が「よくない」または「あまりよくない」と答える確率（オッズ）が、貧困線を上回る場合に比べて何倍になるかを示したオッズ比も併せて示している（オッズ比については、第1章末の《テクニカルコラム1》参照）。オッズ比が一に近ければ、所得が貧困線を下回っている場合と上回っている場合とで、健康面でほとんど差が出てこないことを意味する。

この図からは、次のような点が分かる。

第一に、オッズ比は貧困線の引き方に大きく左右される。貧困線をあまりに低い水準で引くと、オッズ比が低くなってしまう。これは、所得が貧困線を上回っても健康状態がよくない人がかなりいるからである。このとき、貧困線は健康面から見て意味をなさない。しかし、貧困線を徐々に引き上げていくと、オッズ比もそれに応じて上昇していく。つまり、貧困線を超えるかどうかで健康面に差が出てくる。

貧困線を引き上げ続けていくと、オッズ比はピークを打ち（この図では貧困線が五〇％前後になった場合にそうなる）、徐々に低下していく。さらに貧困線を引き上げていくと、オッズ比は下げ止まり、ほぼ一定の水準にとどまる。オッズ比は一・二を超えているので、所得と健康との間にプラスの相関がある程度あることは確認できる。しかし、所得がある程度以上の水準を超えると、所得が増えても健康状態はそれほどよくならない。むしろ、オッズ比が若干ながら上昇し、健康状態が悪化するようにも見える。

第二に、モデルの当てはまり具合を示す対数尤度の曲線はきれいな山型になる。これは、前出・図表3－2と同じような結果である。当てはまり具合も、その貧困線の上下で健康面にどれだけの差が出てくるのか（それはオッズ比で示される）と、貧困線で決まる貧困率という、二つの要因のせめぎ合いによって決定される。

そのせめぎ合いを同時に反映する回帰モデルを繰り返し計算していった結果、健康状態が「よくない」または「あまりよくない」かどうかに注目した場合にモデルの当てはまり具合が最もよ

図表3－4　健康面から見た最適な貧困線とそこから計算される健康貧困率

貧困線を算出するアプローチ	通常の定義		健康格差最大化		当てはまり最大化	
注目する健康変数	貧困線（×所得中央値）	相対的貧困率（%）	貧困線（×所得中央値）	健康貧困率（%）	貧困線（×所得中央値）	健康貧困率（%）
主観的健康感「あまりよくない」または「よくない」	0.50	14.1	0.86	38.0	0.67	24.4
主観的健康感「よくない」	0.50	14.1	0.84	36.5	0.68	25.1
自覚症状	0.50	14.1	0.86	38.3	0.76	30.9
日常生活活動に問題	0.50	14.1	0.86	38.0	0.68	25.2
抑鬱	0.50	14.1	0.72	28.1	0.69	26.1

（出所）厚生労働省「国民生活基礎調査」より筆者作成。

くなるのは、貧困線を中央値の六七％で引いた場合であることが確認できる。これが、健康面から見た最適な貧困線となる。この場合も、貧困線は通常の場合の五〇％より高い水準で引く必要がありそうだ。

健康変数をその他の変数に置き換えて、同様の計算を行うことができる。得られた結果を、前述の健康格差最大化アプローチの結果と併せてまとめたものが図表3－4である。この表から分かるように、当てはまり最大化アプローチの場合、健康格差最大化アプローチに比べると、最適な貧困線の水準はやや低めになる。しかし、それでも、六七－七六％の値をとっており、通常の貧困線を上回ることには変わりはない。また、健康貧困率の値も二四・四％から三〇・九％という、貧困線を中央値の五〇％

と設定して計算される水準をかなり上回ることが確認できる。

通常の貧困率は低すぎる

このように、健康との関係が最も明確になるような形で貧困線や貧困率を再定義すると、貧困線は五〇%や六〇%をやや上回り、したがって貧困率は通常議論されている水準よりも高めになる。逆に言えば、通常の貧困率は健康面から見ると低すぎるということになる。

どうしてこのような結果になったのだろうか。単純に推察すると、健康格差は所得以外の要因によっても左右されるからだという理由が考えられる。所得面から見れば貧困状況が解消されていても、それ以外の要因が健康を悪化させているとすれば、所得をさらに引き上げなければ健康は改善されないことになる。もっとも、所得以外の要因といっても、所得と密接に関係する要因であれば、所得と独立した形で健康と関係するとは言えないから、貧困線を引き上げる効果は限定的であろう。

この点を念頭に置いて、次節では、健康を左右する所得以外の要因を明示的に取り上げてみる。所得がそれほど低くなくても、健康と関係する要因がほかにあるかもしれない。だとすれば、貧困の定義そのものを見直す必要が出てくる。

なお、本節で紹介したような形で、健康面から見て意味があると考えられる貧困線や貧困率を推計する方法については、次のような批判があり得る。つまり、年齢別や性別にデータを分けた場合、最適な貧困線が大幅に異なってしまえば、社会全体で最適な貧困線を計算したとしてもその意義は大きくないのではないか、と（同様の批判は、一般的に用いられている相対的貧困率についても言えるのだが）。

そこで、筆者は性別・年齢階層別に最適な貧困線を計算してみた。具体的な計算結果は紙幅の制約上ここでは紹介しないが、男女間では最適な貧困線はほとんど違いがないことが確認できる。一方、年齢階層別の結果について言うと、高齢層のほうが最適な貧困線が現役層よりやや高めになる傾向がある（特に、当てはまり最大化アプローチの場合）。高齢層になると、所得以外の要因が健康を左右する面が現役層より強くなるということかもしれない。

第2節　貧困を多次元で捉える

所得以外の要因も考える

所得が一定の水準を下回り、貧困という状態に人々が陥れば、健康状態も悪くなる可能性が高くなる。それは、常識的に考えても明らかであろう。しかし、貧困を所得という一つの次元だけで捉えることには問題がある。

この点をかなり早い段階で指摘した研究例として、タウンゼント〔一九七九〕がある。タウンゼントは、人々が所属する社会で慣習となっているような社会的諸活動への参加が不可能になっている状態、あるいは社会で必要とされる社会的資源において欠乏が生じているような状態を「相対的剥奪」(relative deprivation)の状態と呼び、所得面だけでなく多次元で貧困を捉える重要性を指摘している。

さらに、ノーベル経済学賞を受賞したセンが提唱した、「潜在能力」(capabilities)という考え方(セン〔一九八五〕)からも、同様のアプローチが導かれる。センは、個人が実現できるさまざまな状態を「機能」(functioning)と呼んだ。そして、潜在能力とは、機能の異なる組み合わせの中から、個人が自分で価値を認めたものを選択できる自由や機会として定義される。貧困は、この潜在能力が何らかの理由で剥奪され、自分の思う通りにならない状態を意味し、多次元的な性格を持つことになる。

本節では、こうした貧困の多元性に注目し、多次元的貧困が健康とどのような関係にあるかを検討する。しかし、さまざまな次元の貧困が健康と相関すること自体については、詳細な実証分析を行うまでもなくある程度予想できる。例えば、所得面では貧困でなくても、教育を十分に受けていなければ、それによって健康的な生活を送ろうとする心がけが不十分となり、健康面でも悪い影響が出るという可能性も十分考えられるだろう。

ここではむしろ、多次元的貧困を具体的にどのような形で捉えれば、健康との関係が最も密接になるかを「逆算」してみる。例えば、所得と学歴という二つの次元で貧困を考えたとしよう。

このとき、健康面から見て、所得と学歴の両方で貧困かどうかをチェックするべきなのか、それとも、所得と学歴の少なくともどちらか一方で貧困かどうかをチェックするべきなのか、という問題を考える。

いわば、「狭く深く」か「浅く広く」かの選択である。数学の用語を用いて言えば、貧困の「積集合」と「和集合」のどちらに注目するかという問題である。

二重カットオフ法とその限界

多次元的貧困に関しては、「二重カットオフ法」(dual-cutoff method)と呼ばれる方法が参考になる(アルカー＝フォスター〔二〇一一〕参照)。それほど難しくないので、この方法を説明しておこう。

まず、所得や教育、居住環境などいくつかの次元を用意する。それぞれの次元で、「剝奪」された(deprived)かどうかを決める、区切りの水準を決めてみる。この水準を「閾値《いきち》」、あるいはカットオフと言う。剝奪(deprivation)という言葉はややきつく聞こえるが、ここでは、日常生活を営むうえで必要な条件がある一定の水準に達していないことを意味する。注目する次元が所得であれば、通常の定義のように貧困線がカットオフであり、所得が貧困線を下回れば、所得面で剝奪されたと評価する。

次に、それぞれの次元でどれだけ剝奪されたかを数える。その数があらかじめ決めておいたカットオフを超えれば、多次元的に貧困であると評価する。ここでのポイントは、貧困の評価が二段階のカットオフで下されることである。だから、この方法を「二重カットオフ法」と呼んでいる。

例えば、考察の対象となる次元が所得や教育、居住環境など四つあり、そのうち剥奪されている次元が二つ以上あれば多次元的に貧困だと評価するとしよう。このとき、ある人が四つの次元のうち三つで剥奪されていれば、多次元的に貧困だと評価されるが、剥奪の数が一つだけならそのように評価されない。

このアプローチは、多次元的貧困の考え方を直感的に理解しやすい形で現実の社会の分析に応用する手法である。実際、発展途上国の貧困状況をこの方法で評価する作業は、国連開発計画（UNDP）によっても実際に進められている。

しかし、そこでの問題は、多次元的貧困が健康にとってどのような意味を持っているかが明らかでないという点である。さらに、UNDPが作成している多次元的貧困には、そもそも健康が次元に含まれている――具体的には、栄養不足と子供の死亡率という二つの指標で把握されている――ので、多次元的貧困と健康との関係を議論することが難しい。

多次元的貧困であれば、貧困状態がより深刻だと評価してよいのは当然だが、健康もそれに応じて悪化するのだろうか。また、仮にそうだとしても、そうした多次元的貧困に直面する人たちは世の中で少数派になっているはずだ。そうなると、多次元的貧困に苦しんでいる少数の人たちを重点的に支援するべきなのか、それとも、貧困の次元を広げ、少数の次元でも剝奪されている人たちを広く支援するべきなのか、という政策判断が必要になってくる。

　二重カットオフ法は、そうした問題には直接答えてくれない。そこでここでは、健康面から見て最適と考えられる多次元的貧困を実際のデータから逆算して捉えるという作業を試みる。これは、健康との関係から最適な貧困線を探すという第1節のアプローチに似通っている。要するに、データに当たって最もよい方法を見つけ出すわけだ。

　この多次元的貧困と健康との関係については、先行研究はあまり蓄積されていない。ただし、多次元的貧困状態に陥っている個人ほど、慢性疾患を抱えている割合が高いことを示す報告もある。さらに、多次元的貧困そのものではないが、社会経済的に不利な状況が重なり合うほど健康状態が悪化するという傾向を示す実証研究も見られる。

貧困を四次元で考える

　それでは、厚生労働省が二〇一〇年に実施した「国民生活基礎調査」のデータを用いて、多次元的貧困と貧困との関係を調べることにしよう。どのような次元に注目するべきか、判断基準が固まっているわけではないが、ここではとりあえず、所得、教育、セーフティーネット、居住環境という四つの次元に注目する。

　第一の所得については、当該個人の世帯所得に注目する。具体的には、世帯所得を世帯人員数の違いによる影響を調整した等価所得を計算する。そして、二〇一〇年時点における貧困線として厚生労働省が計算した年収一二五万円を採用する。所得がそれを下回った場合には、所得面で剝奪されていると考える。これは、通常の貧困率の考え方の通りだ。

第二の教育については、最終学歴が中卒（高卒未満）であるかどうかに注目する。容易に予想されることだが、中卒の比率は若い世代ほど低くなる（分析に用いたサンプルでは、五〇歳台が八・三％であるのに対して、二〇歳台は四・二％となる）。分析に当たっては、こうした世代間の違いは特に調整しない。なお、中卒には高校中退を含めている。

第三のセーフティーネット面での剝奪は、公的年金の保険料を拠出していないという意味で公的年金に加入していない状況を指す。すでに述べたように、「基礎調査」では医療保険の加入に関する質問項目は設定されていないが、公的年金については、加入に関する質問項目が設定されている。公的年金に入っていない状況を、セーフティーネット面での剝奪と考える。ただし、公的年金に加入しているといっても、年金を受け取っているか、年金の保険料を支払っているかでは意味が異なってくる。ここでは、後者の意味に限定する。したがって、保険料の拠出義務があり、年金の支給開始年齢を下回る年齢、すなわち二〇歳から五九歳に分析対象を限定する。

第四の居住環境については、「基礎調査」で回答されている居住床面積に注目する。国土交通省は「住生活基本計画」の中で最低居住面積水準を設定している。具体的には、居住地域にかかわらず単身の場合は二五平方メートル、二人以上の場合は、（一〇＋一〇×人数）平方メートルを最低居住面積水準としている。ここでは、回答された床面積がこの水準を下回っていれば、居住環境面で剝奪されていると判断する。

このうち、所得面での貧困は、貧困をいくら多次元で把握しようとしても、おそらく、最も重要な要因として健康に関係するだろう。ここで注目したいのはむしろ、所得以外の次元における貧困を考慮に入れることによって、貧困と健康との関係について追加的にどのような知見が得られるか、という点である。追加的な知見が限定的なものであれば、従来通り所得面の貧困に限定していれば、大きな問題は発生しないことになる。

一方、健康変数としては、これまでもしばしば取り上げてきたように、主観的健康感や抑鬱のほか、喫煙という健康行動を取り上げて分析を行った。しかし、ここでは、紙幅の制約上、主観的健康感に関する結果だけを紹介する。

主観的健康感については、「あなたの現在の健康状態はいかがですか」という質問に、「よい」「まあよい」「ふつう」「あまりよくない」「よくない」という五段階で回答させている。以下では、このうち「あまりよくない」または「よくない」と答えた場合を一、そうでない場合を〇とする二値変数を設定する。

三二通りの多次元的貧困を考える

通常の二重カットオフ法では、右に取り上げた四つの次元のうちいくつ以上で剥奪されているかを数えるという方法をとるが、ここではその方法を一般化してみる。

例えば、四つの次元のうち、所得、教育、セーフティーネットの三つだけに注目し、そのうち、二つ以上の次元で剥奪されていれば貧困と判断してみる。また、三つの次元すべてで剥奪されていなければ貧困ではない、と考えることもできよう。さらに、貧困という一つの次元だけに注目し、そこで剥奪されていれば貧困だ（その他の状況は関係ない）と定義することもできる。これは、通常の定義による貧困率である。

このような組み合わせの仕方は、全部で三二通りある（興味のある読者は、ご自身で確認されたい）。そこでまず、それぞれの場合について、貧困であるとみなされる人の比率、つまり貧困率をまず調べる。この貧困率は多次元的貧困がカバーする範囲と解釈することもできる。

次に、そうして定義される貧困であれば、主観的健康感が「あまりよくない」または「よくない」と答える確率（オッズ）が、貧困と判断されない場合に比べて何倍になるか、つまり、オッズ比を計算することによって健康格差の度合いを調べる（オッズ比については、第1章末の《テクニカルコラム1》参照）。

そして、貧困率とオッズ比をそれぞれ横軸、縦軸にとり、両者の組み合わせを示す、合計三二の点をそのグラフに示す。それらの点のうち、それより右上には別の点が存在しないものだけを選び出す。例えば、点Aの右上に点Bが存在していたとしよう。点Bに移ることによって、貧困率を引き下げないままで健康格差をより明確に把握できることになる。だとすると、点Aに対応する多次元的貧困は健康面から見れば無視してよいと判断できる。点Bだけを残せばよい。

そのようにして選んだ点だけを線で結ぶと、右下がりの曲線（正確には折れ線グラフ）を描くことができる。右下がりの曲線になるのは、多次元的貧困を厳しく定義し、多次元的貧困だと判断される人たちの比率を広げるほど、健康格差は小さくなるからである。この曲線を「多次元的貧困の有効フロンティア」と呼ぶことにしよう。

健康政策という観点からは、この多次元的貧困のうち、どれを選べばよいかが課題となる。健康面の問題が深刻な少数の人たちを政策のターゲットにしようと思えば、フロンティアの左上に位置する点に対応する多次元的貧困の定義を採用するべきである。一方、健康面の問題が少しでもあるような人たちを広く政策のターゲットにする場合は、右下に位置する点に対応する定義を採用すればよい。さらに、前節でも説明したように、モデルの当てはまり具合も同時に考慮に入れるべきだろう。

図表3－5　多次元的貧困の有効フロンティア：主観的健康感（「あまりよくない」または「よくない」）を用いた場合

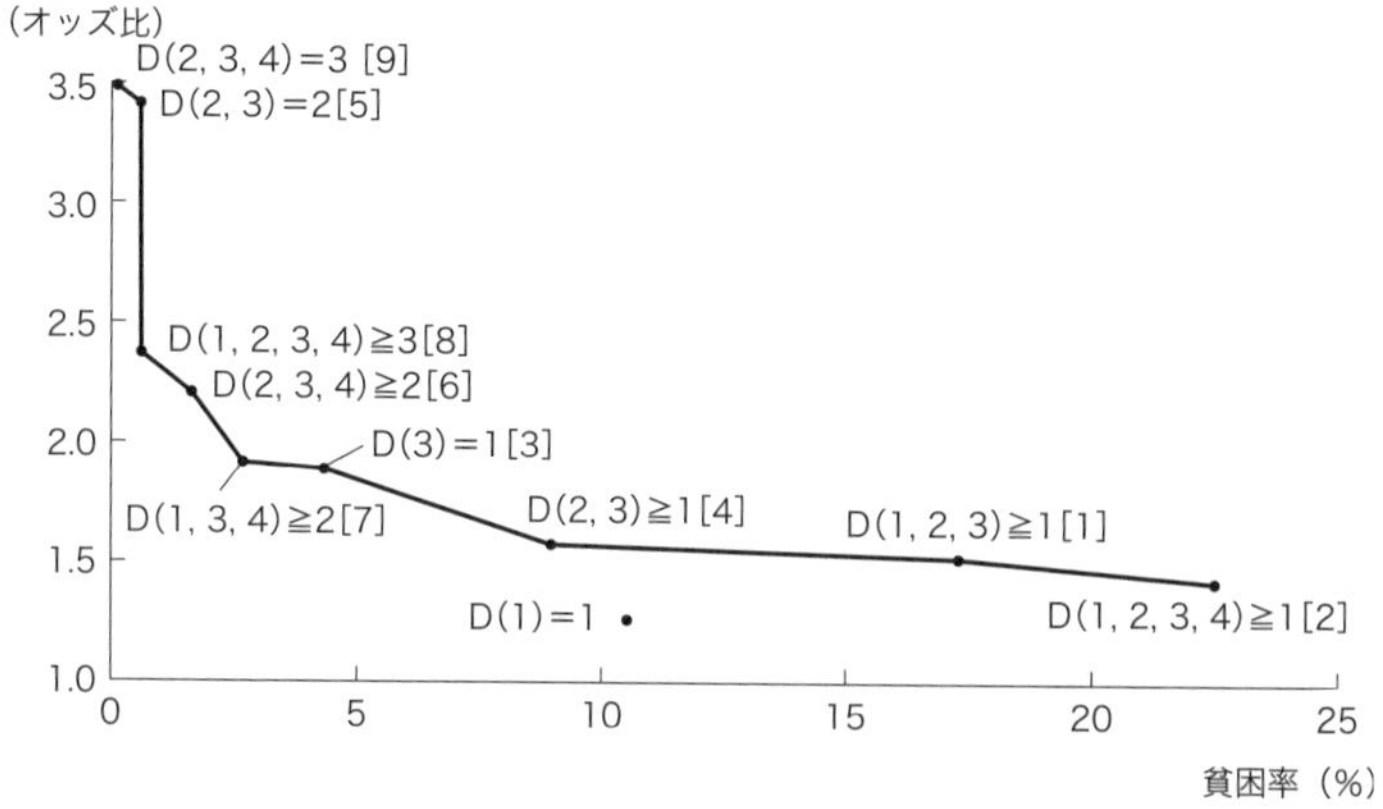

（注）Dは剝奪数を示す。Dの中の数字は、1＝所得、2＝教育、3＝セーフティーネット、4＝居住環境。[　　]内の数字は，モデルの当てはまり具合の順位（値が小さいほど上位）。
（出所）厚生労働省「国民生活基礎調査」より筆者作成。

どのような定義が望ましいか

健康変数として、主観的健康感（「あまりよくない」または「よくない」）を採用した場合の有効フロンティアを、実際のデータに基づいて描いたものが図表3－5である。図の中に、例えば、D (2, 3, 4) ≧ 2といった標記がある。Dは剝奪数を示す。Dの中の数字は、1＝所得、2＝教育、3＝セーフティーネット、4＝居住環境、をそれぞれ意味する。

例えば、D (2, 3, 4) ≧ 2は教育、セーフティーネット、居住環境という三つの次元のうちに二つ以上で剝奪されている場合を貧困と定義することを意味する。D (1) ＝ 1は、所得だけで定義される、通常の貧困に対応する。さらに、［　］の中に示した数字は、モデルの当てはまり具合のランキングを示している（値が小さいほど当てはまりがよい）。

この図で示されているように、有効フロンティアの上には全部で九つの多次元的貧困が示されている。また、有効な多次元的貧困ではないが、所得だけで定義される一次元の貧困、つまり、D（1）＝1に対応する点も参考のために示した。この点が有効フロンティア上にあるどの点から見ても左下に位置していることに、改めて注目していただきたい。

このD（1）＝1に対応する点と、四つの次元のうち一つでも剝奪されれば貧困だと考える、D（1, 2, 3, 4）≧1を比較すると、後者は健康格差を引き下げないまま、貧困率を大幅に高めることが分かる。三つの次元に注目したD（1, 2, 3）≧1との比較でも、（貧困率の上昇はそれほどではないが）同様のことが指摘できる。この点だけでも、多次元的貧困に注目することの意義が確認できるだろう。

「狭く深く」か「広く薄く」か

それでは、この図に基づいて、九つある多次元的貧困のうち、どれが最も望ましいか決めることはできるだろうか。一般的には、それは難しいと言わざるを得ない。しかし、有効フロンティアが比較的フラットな部分にあるものに限定すればどうだろうか。つまり、D（2, 3）≧1、D（1, 2, 3）≧1と、D（1, 2, 3, 4）≧1という三つの多次元的貧困の間で優劣を考えてみる。

このうち、モデルの当てはまり具合が最もよいD(1, 2, 3)≧1を基準に考えよう。まず、居住環境も考慮に入れたD(1, 2, 3, 4)≧1への移行は悪くないと評価されるかもしれない。貧困率が高まる一方、健康格差の低下はかなり限定的だからである。しかし、世帯所得を考慮から外したD(2, 3)≧1への移行はどうか。健康格差は若干上昇するが、貧困率が大幅に低下する。したがって、D(1, 2, 3)≧1やD(1, 2, 3, 4)≧1に比べるとD(2, 3)≧1は選択しにくいと言える。

これに対して、有効フロンティアの左上に位置する多次元的貧困と、右下に位置する多次元的貧困との優劣はつけにくい。次元の重複度を重視するほど、当然ながら貧困格差は高めになるが、貧困率が極端に低くなるからである。さらに、重複度の強い多次元的貧困のほうが、主観的健康感に対する多次元的貧困の説明力が弱くなることも併せて考慮する必要がある。以上の点を総合すると、貧困の次元の重なり具合に注目する(狭く深く)より、剝奪の危険性をより広めにとった(広く浅く)ほうが健康面から見れば望ましいという印象を受ける。

もっとも、この結果は、健康変数として主観的健康感という一般的・抽象的なものを選択したことに依存する面が大きいかもしれない。どのような形で多次元的貧困を定義するかは、結局のところ、どのような形で社会全体の健康を問題にするかという政策判断に帰着する。さらに、特定の疾病や健康リスク行動に注目すると、多次元的貧困を「狭く深く」捉えたほうが望ましくなるケースも十分考えられる。

第3節　地域の貧困と個人の健康

第1節と第2節では、健康面から見て社会全体や個人の貧困の度合いをどのように把握するべきかという問題を取り上げた。本節では、住んでいる地域の貧困が個人の健康にどのような影響を及ぼすかという問題を考える。

地域レベルの剝奪への注目度

実は、住んでいる地域の貧困状態が、個人の貧困とは独立した形で個人の健康に影響することはこれまでの研究でかなり明らかになっている。しかし、そこで議論されている地域レベルの貧困は、基本的には所得だけに注目したものである。例えば、所得に基づいて定義される貧困率が高い地域に住んでいるほど、健康状態が悪いというように。

しかし、前節でも明らかにしたように、健康に影響を及ぼす貧困は所得面での貧困に限定されない。教育やセーフティーネット、居住環境といった、所得と密接に関係するものの、所得とは独立した側面を持つ次元の貧困（剝奪）も健康に無視できない影響を及ぼす。

本節ではその分析結果を念頭に置いて、地域レベルの貧困を所得だけでなくいくつかの観点から総合的に把握し、それが個人の健康とどこまで関係するかを調べてみる。複数の次元で把握される貧困の度合いは、「地域レベルの剝奪」（area-level deprivation）と呼ばれることが多く、それが死亡率や早産、がんなど特定の疾病の発生リスクにどのような影響を及ぼすかという実証研究が内外で蓄積されている。しかし、主観的健康感といった全般的な健康状態への影響は必ずしも明らかになっていない。ここでは、それを取り上げる。

地域レベルの剝奪をどのように把握するか

市町村など地域レベルの剝奪の度合いをどのように把握するか、という問題はかなり前から議論されてきた。代表的なものとして、「タウンゼント剝奪指数」(Townsend deprivation index)と呼ばれるものがある。この指数は、当該地域の失業率、自動車非保有率、非持ち家率、一人当たり居住面積が狭い世帯の比率、という四つの次元に注目する。

まず、いずれの指標も、そのままではお互いに比較できないから、平均や、(平均回りの散らばり具合を示す)標準偏差を用いて標準化する。標準化とは、比喩的に言えば偏差値を計算することである。偏差値の場合は、平均が五〇、かなりの生徒が四〇と六〇の間に収まるようになっている。それと同じように、ここでは平均をゼロ、かなりの確率でプラス・マイナス一の範囲に収まるようにする(ただし、失業率と一人当たり居住面積が狭い世帯の比率は、それぞれ一を加えて対数にしたものを標準化する)。それぞれ標準化した値を z値というが、その z値の合計を計算したものをタウンゼント剝奪指数という。値が大きいほど、剝奪の度合いが大きくなる。

このタウンゼント剝奪指数に類する指数は、ほかにも数多くある。指数のために採用する指標がいろいろ異なる。また、一つの指数に合成する際のウェイトは、タウンゼント剝奪指数の場合はどの指標でも同一だが、ウェイトをいろいろ変える指数も存在する。こうした指数の問題点は、ウェイトに価値判断が入り込むことである。タウンゼント剝奪指数のようにウェイトを同じにするのは一つの便法ではあるが、それでもすべての指標を均等に評価するべきだという価値判断が入り込んでいることになる。

これに対して、主成分分析という手法は、問題にしている次元のウェイト付けをいろいろ変えて、その組み合わせた変数の散らばりが最も大きくなるような、言い換えれば、地域間の違いが最も鮮明になるようなウェイト付けを探すことである。これだとウェイト付けに価値判断は入り込まない。しかし、そうして得られるウェイト付けが、理論的に考えて最適なものだという保証はない。

そのほかにもいろいろな方法があるが、決定打と呼べるようなものはないようだ。また、合成指数を作成するためにどのような指標を選ぶかという点も、結局は分析する者の裁量に委ねられる面が強い。いくつかの方法を採用して結果を見比べるといったアプローチをとるしかない。

ここでは、地域の単位を市町村とするとともに、総務省の「統計で見る市町村のすがた」から入手（またはそれに基づいて加工）できる、七つの指標——すなわち、一人当たり課税対象所得、中卒比率、失業率、高齢者単身世帯比率、単親世帯比率、持ち家世帯比率、最低居住面積水準未満世帯比率——に注目しよう。

この七つの指標から地域レベルの剝奪指数を作成する。第一の指数は、それぞれの指標を標準化して単純合計した指数——ここでは「z値指数」と呼んでおく——である。ただし、一人当たり課税対象所得と持ち家世帯比率は符号を反対にする。このz値指数は、値が大きいほど剝奪の度合いが高くなる。第二の指数は、主成分分析から得られる第一主成分、第二主成分、そしてその合計である。いずれの指数も、得られた指数の値に注目して、剝奪の度合いを「高い」「中くらい」「高い」に三分する。

剝奪の度合いが高い地域に住んでいると……

市町村データは総務省のデータベースから得られるが、個人レベルのデータは別途集めてこなければならない。しかし、個人レベルのデータを収録している政府統計の場合、外部の者にとっては、回答者の居住地は都道府県までしか識別できない。

そこで、個人レベルのデータは、筆者もメンバーとして参加した、内閣府の研究会が独自に実施したインターネット調査(「満足度・生活の質に関する調査」)の結果を用いる。この調査では、調査の回答者がどの市町村に住んでいるかを特定化できる。だから、市町村レベルのデータと個人レベルのデータを突き合わせることができる。一〇人未満しかサンプルがいない市町村のデータを除くと、全部で三六六市町村に住む約一万二〇〇〇人のデータを用いて分析することができる。

図表3－6　剝奪の度合いが高い地域に住んでいると、主観的健康感のスコアはどれだけ悪化するか

地域レベルの剝奪	地域レベルの剝奪の把握の仕方							
	z値指数		主成分分析					
			第1及び第2主成分		第1主成分		第2主成分	
		(標準誤差)		(標準誤差)		(標準誤差)		(標準誤差)
中くらい	0.05*	(0.02)	0.04	(0.02)	0.01	(0.02)	−0.01	(0.03)
高い	0.05*	(0.02)	0.05*	(0.02)	0.06**	(0.02)	−0.01	(0.02)

（注）剝奪の度合いは低い地域に比べた場合。主観的健康感は5段階（1＝よい、2＝まあよい、3＝ふつう、4＝あまりよくない、5＝よくない）であり、平均は2.67、標準偏差は1.04。個人属性の影響は制御済み。
*$p<0.01$, **$p<0.05$
（出所）筆者作成。

この調査結果から得られる健康変数として、主観的健康感を用いる。この調査では、主観的健康感を1＝よい、2＝まあよい、3＝ふつう、4＝あまりよくない、5＝よくないという五段階で尋ねており、その回答をそのまま分析に用いる。

そのほか、回答者の所得（貧困線を下回っているかどうか）や学歴（中学卒かどうか）、就業形態（仕事をしているか、学生か、無業か）、婚姻状態（有配偶かどうか）、年齢など個人の属性も把握し、その影響を取り除く。ここで知りたいのは、そうした個人レベルの属性の影響を取り除いてもなお、地域レベルの剝奪が個人の健康に影響するかどうかである。

分析した結果をまとめたのが、図表3－6である。ここでは、合計で四種類の地域レベルの剝奪指数に基づき、剝奪の度合いが「中くらい」または「高い」の市町村に住んでいると、剝奪の度合いが

「低い」市町村に住んでいる場合に比べて、一から五の五段階で把握される主観的健康感（値が高いほど健康状態はよくない）が平均的にどれだけ悪化するかをまとめたものである。

例えば、地域レベルの剝奪をｚ値指数で把握した場合、剝奪の度合いが「低い」市町村に住んでいる場合に比べて、剝奪の度合いが「高い」または「中くらい」の市町村に住んでいると、主観的健康感のスコアは平均的に〇・〇五だけ悪化する。主成分分析で得られた第一主成分、あるいは第一主成分と第二主成分の合計で地域レベルの剝奪指数を計算しても、ほぼ同様の結果が得られる。主観的健康感のスコアは、サンプル全体で見ると、平均二・六七、標準偏差は一・〇四なので、地域レベルの剝奪が個人の健康に及ぼす影響はそれほど大きなものとは言えない。しかし、だからといって、無視できるほど小さいとも言えない。

やはり気になる周りの環境

このように調べてくると、私たちの健康は住んでいる周りの状況に少しは影響を受けているようだ。この点に関連して筆者らがさらに分析を加え、追加的に明らかになったことをいくつか紹介しておこう。

第一に、右の分析では、地域レベルの剝奪が主観的健康感に及ぼす影響が、主観的健康感がどの水準にあっても同じであることを暗黙のうちに想定していた。しかし、その想定は間違っているかもしれない。実際、詳しく調べてみると、地域レベルの剝奪は、主観的健康感のスコアが高い（＝健康状態がよくない）ところではあまり影響を与えないようだ。影響を与えるのは、どちらかというとスコアが低い（＝健康状態がよい）ところである。

健康状態が悪い人たちは、所得などの面で不利な立場に置かれている人が多いはずである。そうした人たちにとっては、地域の状況はあまり大きな問題にならない。地域の状況に目を向け、剝奪されているかどうかが気になるのは、自分の生活に少し余裕が出てから、ということかもしれない。

第二は、地域レベルの剝奪と個人レベルの健康とを結びつける要因についてである。地域レベルの剝奪が個人レベルの健康に影響するという結果が得られたとしても、両者がどのようなメカニズムで結ばれているかが重要となる。筆者らは、両者を媒介する要因の候補として、健康行動や他人との交流頻度を考えてみた。

剝奪の度合いが高い地域では、生活の中で健康に目を向けるほどの余裕がなく、むしろ、健康にとってよくない行動をとる人が多いかもしれない。そうした人々が周囲にいると、自分も健康に気をつけなくなる可能性がある。また、そうした地域では、人々の交流が低調となり、メンタル面によくない影響が出る可能性もある。

実際に計算をしてみると、地域レベルの剝奪について、個人レベルの健康との関係のうち、この二つの要因で説明できる割合は三割から五割程度であることが分かる（結果は、どの剝奪指数を使うかによって異なる）。この度合いも、大きいと言ってよいかどうか判断に迷うところだが、無視できない大きさであることには間違いない。

第三に、主観的健康感を生活満足度に置き換えても、右に紹介したものと同じような結果が得られた。地域レベルの剥奪が健康に及ぼすこれまでの研究は、死亡率や早産、がんなど特定の疾病の発生リスクに注目したものがほとんどである。

主観的健康感といったやや大まかな形で把握される健康状態、そして、生活満足度といった主観的厚生面でも、地域レベルの剥奪は、深刻とまでは言えないもののある程度の影響を及ぼすことになる。地域レベルの剥奪が健康にどのようなメカニズムで影響するかという点についてはさらなる研究が必要だが、主観的健康感や生活満足度に関する結果は、地域レベルの剥奪そのものを忌避する思いが私たちにあることを示唆しているようだ。

なお、剥奪という言葉は、本節で用いたものとは少し別の意味で分析に用いられる場合も少なくない点に、読者は留意されたい。例えば、「エアコンは、たいがいの家では持っているのにウチにはない」「普通の家庭では子供の誕生日を祝うのに、ウチではそうしたことがない」といった状況を、「相対的剥奪」と呼ぶことがある。この相対的剥奪の度合いが大きいほど、健康面でよくない影響が出ることを示す実証分析もいくつかある。

おわりに――必要になる貧困の再定義

本章では、貧困を健康面から取り上げた。第1節と第2節では、健康面から貧困を定義し直すという作業を試みた。第1節では、健康面から見たら貧困線はどのように引くべきかという問題を検討し、通常の定義よりやや高めのところで引くべきだという結果を得た。

第2節では、貧困を所得だけでなく教育やセーフティーネット、居住環境といったほかの次元にまで広げ、多次元的貧困という概念を紹介した。また、健康面から見てどのような形で多次元的貧困を把握するべきかを模索した。

いずれも、貧困に対する新たな視点を提供するものと言える。貧困が健康に望ましくない影響を及ぼすことは、細かな分析をするまでもなく、誰もが直感的に理解していることである。しかし、健康面から見てどのように貧困を把握するべきかという問題はもう少しきちんと考えておいたほうがよさそうである。第1節と第2節から得られた結果を踏まえると、貧困は所得面に限らず、いろいろな次元に対象範囲を広げ、そこで問題があるかどうかをチェックするという、「広く浅く」把握する姿勢が健康面から見ると望ましいと言えそうだ。その意味で、一般的に注目されている相対的貧困率の評価にも注意が必要となる。

第3節では、個人レベルの貧困だけでなく、地域レベルの貧困も健康面から見て重要になってくることを示した。この場合も、所得面だけでなく地域のさまざまな状況を幅広く見ておく必要がある。その幅広く見る手法が確立していないところが難点なのだが、健康格差の是正という観点から地域政策を考える必要があることは間違いない。

右肩上がりの経済成長が期待できず、人々の生活水準の向上はむしろ停滞気味になっている。非正規雇用の拡大や高齢化の進展がそれに加わり、私たちが貧困に陥るリスクはむしろ高まりつつある。本節では議論しなかったが、「子供の貧困」という差し迫った問題も存在する。経済成長が問題を解決すると期待できる時代は、すでに過去のものになっている。健康面を出発点として貧困問題を捉え直す必要性が高まっている。

第 4 章

社会参加活動を健康面から評価する

●社会参加活動は健康リスクを予測するシグナルになり得る。

●男性では脳卒中、糖尿病のリスク、
　女性では高血圧症のリスクを低下させる可能性がある。

●生活習慣病への心理的な適応ペースも速まる。

●社会的に孤立しがちな人々への対策が重要になる。

●SNSを通じた交流は社会的孤立の解消にとって
　プラスにはたらく可能性がある。

はじめに――なぜ社会参加活動に注目するのか

本章では、社会参加活動と健康との関係を考える。ここで言う社会参加活動とは、仕事や勉強以外に、何らかの形で社会と関わりを持つ活動を意味する。週末に、近所の子供たちが参加しているサッカーチームでコーチをするとか、気の合った仲間で趣味のサークルを組むとか、活動の仕方はさまざまだろう。また、町内会の役員が順番に回ってくるので、町内の仕事を仕方なく(？)行っている人もいると思う。

こうした社会参加活動は、健康にとってどのような意味があるのだろうか。社会と何らかの関わりを持ち、家族以外の人たちと交流することが健康によいということは、細かな分析を行わなくてもなんとなく予想できる。それが、わざわざ取り上げる値打ちのある程度のものなのかが問題だ。

このテーマはむしろ、最近では、「社会関係資本」(ソーシャル・キャピタル)に関わる話題として取り上げられることのほうが多いかもしれない。社会関係資本とは、簡単に言えば、他人に対する信頼感や人的なネットワークなど、社会や地域社会、あるいは職場における人々の相互関係や結びつきを意味する。

この社会関係資本が充実しているほど、健康状態がよく、幸福度や生活満足度も高まることを示した実証研究は、驚くほど数多く蓄積されている。

本章で注目する社会参加活動は、この社会関係資本を構成する重要な要素と考えていただいてよい。ただし、社会関係資本については、議論がやや混乱する面があるので、その点には注意しておいていただきたい。

というのは、社会関係資本については、その地域社会や集団において、人々の間の結びつきや信頼感がどこまで強いかどうかを問題にするのか、それとも、その個人が他人との結びつきや信頼感をどこまで強く持っているのかを問題にするのか、が区別されないで議論されることが少なくないからだ。つまり、社会関係資本を「集団」レベルの概念として捉えるべきなのか、それとも「個人」レベルの概念として捉えるほうがよいのかという問題がある。

例えば、住んでいる地域で町内会活動が活発だとしても、その個人が活動に消極的ならそのメリットはあまり享受していないはずである（実は、「そうでもないよ」と反論する研究もあるのだが）。それとは逆に、住んでいる地域の社会関係資本が貧弱なのに、当該個人に備わっているソーシャル・キャピタルが充実しているとすれば、それはどのように考えるべきだろうか。その個人は、住んでいる地域にはこだわらない、独自の社会関係資本を形成していることになる。本章第3節でも取り上げるように、SNS（ソーシャル・ネットワーキング・サービス〔または、ソーシャル・ネットワーキング・サイト〕の訳語）が普及しているので、異なる地域をまたがった社会関係資本のほうがむしろ普通になりつつあるのかもしれない。

そうした状況を考えると、少なくとも個人の健康や主観的健康との関係を考える場合、社会関係資本は個人レベルで捉えたほうが無難のように思える。本章で扱う社会参加活動も、基本的には個人レベルで捉えたものである。

ただし、社会関係資本であるにせよ、社会参加活動であるにせよ、個人レベルで把握する場合には別の問題が出てくる。いずれも、外から与えられるのではなく、自分からの何らかの働きかけがあるはずだからである。場合によっては、人付き合いが嫌いだという理由で、社会参加活動に消極的な人もいるだろう。

このように、社会関係資本や社会参加活動が健康にプラスの影響を及ぼすとしても、それは社会関係資本や社会参加活動そのものの影響とは言いにくい面が出てくる。経済学で言うところの「内生性」の問題である。

正直なところを言うと、本章で紹介する分析ではこの内生性の問題を十分に処理していない。しかし、だからといって本章の話の進め方が完全に間違っているとは思わない。社会参加活動に参加している・していないという、外から見て分かりやすい違いによって、健康面に問題が発生する可能性が大きいことが分かれば、社会参加活動に注目することには重要な意味があると考えられるからである。

つまり、社会参加活動が健康や健康リスクを推測させる、精度の高い「シグナル」として作用しているかどうかが、本章での注目点となる。もし作用しているのであれば、社会参加活動は公衆衛生や社会政策の観点から見ても重要な注目点となる。とりわけ、以下で具体的に検討するのは次の二点である。

第一は、社会参加活動を行っていると、糖尿病や高血圧など生活習慣病の疾病リスクがどこまで低下するか、という問題である。後述するように、社会参加活動が健康によいことはよく知られている。しかし、そうした分析のほとんどは高齢者を対象としたものだ。中高年にとってはどうなのだろうか。

生活習慣病の発症リスクは、中年から高齢に差しかかる年齢層で高まるとも言われている。若いころからの不摂生の影響が次第に蓄積されているところに、さまざまな面で生活のスタイルに変化が出てくるからだろう。勤め先の健康診断で引っかかったり、近所の医師の診断を受けたりして、通院や服薬を始める中高年も少なくないはずである。

そうした中高年の健康状態の変化を、社会参加活動はどこまで左右しているのだろうか。筆者は、分析を始める前は「おそらく、たいしたことはないだろう」と思っていた。実際のデータに当たってみたところ、その予想は半分外れ、半分当たっていることが分かった。ここでの分析結果は、最近関心を集めている予防医療のあり方にもある程度の示唆を与えるものと思う。

第二に注目したいのは、生活習慣病が発症してからのメンタルヘルスの変化である。医師から生活習慣病に罹っていることを宣告されると、誰もが多かれ少なかれ精神的にショックを受ける。その代表例が、がんの宣告だ。がんの場合は、宣告後の精神的なショックが大きいことが十分予想されるから、その宣告は非常に深刻な問題になりがちである。

しかし、がんの場合は別として、病気の診断から受けるショックは、時間が経つにつれて和らいでいく。そうした状況を、ショックへの「適応」(adaptation)が進むという。「仕方がない。病気とともに生きていこう」という諦めと呼んでもいいかもしれない。

ここでは、こうした健康ショックへの適応のペースが、ショックが起こる前に社会参加活動を行っていたかどうかでどこまで違ってくるかを調べる。生活習慣病に罹っていることが分かってからのメンタルヘルスの変化に、社会参加活動を行っていたかどうかがどのように影響するかがここでの関心事項である。

第一の分析が生活習慣病に罹る「前」の状況に注目するのに対して、この第二の分析は生活習慣病に罹った「後」の状況に注目するという違いがある。どちらにしても、生活習慣病の種類によっても結果は異なってくるだろう。

以上が本章の中心的な内容だが、第3節ではそれと関連して、社会に広く普及しているSNSが健康面とどのような関係があるかを、追加的に調べることにする。

SNSは、人と人とのつながりを促進・支援するコミュニティー型の会員制サービスのことである。したがって、通常の意味での社会参加活動とかなり重なる面がある。社会参加活動が健康面にプラスの影響を及ぼすとすれば、SNSへの参加についても同じようなことが言えそうである。それを確認することが、第3節の第一の目的である。

しかし、社会参加活動が多くの場合、対面で行う「リアル」なつながりであるのに対して、SNS上のつながりは「バーチャル」である。その違いは、健康面との関係にも反映されることが十分予想されるところである。やはり、健康面へのインパクトはリアルのほうが大きいのではないか。その点をチェックすることが、第3節の第二の目的である。

第1節　社会参加活動で生活習慣病の発症を遅らせられるか

広く知られるようになった社会参加活動のメリット

社会と何らかのつながりを持つことは、健康面でもよいことはすでに多くの研究者によって明らかになっている。

本章の冒頭でも書いたように、町内会の役員や児童会の世話、ボランティア活動に参加するといった本格的なものだけでなく、定期的に行われている町内のお茶飲み会に出かけて、お年寄りどうしでおしゃべりするのも、社会参加活動である。筆者の家の近くの公園では、お年寄りがラジオ体操を毎朝行っている。

こうした社会参加活動を行っていると、抑鬱の度合いが軽く、認知能力の低下も遅く、足腰が弱まって「フレイル」（虚弱）状態になるリスクも低下し、平均寿命にも差が出てくるという。

いいこと尽くめで、文句のつけようがない。社会参加活動のどこがよいのかを具体的に調べる研究もあって、要するに他人とのふれあいがポイントであることも分かっている。

しかし、筆者はこうしたタイプの分析にいまひとつ納得できないところがある。分析対象者が、高齢者であることが多いからだ。お年寄りの中で社会参加活動を行っている人たちは、もともと健康ではないのだろうか。足腰が弱くなれば外に出るのも億劫《おっくう》になり、社会参加活動なんて面倒だという人も少なくないだろう。そうなると、因果関係はむしろ逆で、「健康な人ほど社会参加活動を行っている」という、はなはだつまらない話になってしまう。

これとよく似た話は、ほかにもある。ジョギングが身体にいいという話はおそらく正しいだろうが、太りすぎの人がジョギングをしている姿はあまり見かけない。健康そうな人ほどジョギングをしている。不健康な人がジョギングをしたら健康になったことが確かめられれば、一番いいのだが。

もちろん、研究者もプロだから、研究論文を書く場合は因果関係に関する疑問を払拭できるような工夫を行っている。同じ個人の行動や健康を追跡する縦断調査の実施や、問題にする行動のうち外生的に決まっている部分を取り出す操作変数法などがそれである。しかし、ちょっと首をかしげてしまうような議論もしばしば耳にするので、注意が必要だ。

中高年の生活習慣病に注目する理由

ただし、筆者は社会参加活動が健康によいことを否定したいわけではけっしてない。気になっているのはむしろ、高齢者のように健康面ですでに大きな差がついている年齢層ではなく、もう少し若い層、具体的には五〇歳台を分析対象としても、社会参加活動が健康によいと言えるのかという点だ。

このくらいの年齢層であれば、健康面がネックになって社会参加活動がなかなか行えないという人はそれほどいないだろう。だとすれば、社会参加活動を行っている人とそうでない人との間で、健康面でどこまで差が出てくるのか、調べてみる価値はある。

もちろん、それも健康の中身次第のところがある。メンタルヘルスだと、原因と結果の見極めがつかない可能性がある。もともと抑鬱を抱えている人は、社会参加活動を億劫だと思うかもしれない。話がややこしくなる。

そこでここでは、中高年になると発症リスクが高くなる、糖尿病や高血圧など生活習慣病を取り上げてみる。もちろん、生活習慣病の場合でも因果関係が逆転する可能性はないとは言えないが、その度合いはメンタルヘルスの場合より低いと思われる。

ただし、医療の専門家から見れば、社会参加活動が生活習慣病の発症リスクを左右するというのは、あまり聞いたことがない話のはずである。それぞれの生活習慣病について、食生活やストレス、運動、あるいは遺伝子に至るまで発症リスクを左右するさまざまな因子が研究されている。社会参加活動は、重要な因子としては医学的にそれほど重視されていないと思われる。

しかし、である。社会参加活動が生活習慣病の発症を少しでも抑えることができるのであれば、社会にとって「もうけもの」である。医師の世話になるのでもなく、薬を飲むのでもなく、何らかの社会参加活動を行っているだけで健康にプラスになるのなら、予防医療としてのコスト・パフォーマンスは悪くない。実際、高血圧など一部の生活習慣病については、社会参加活動が発症リスクを抑制する効果を持っていることを示す疫学研究が出始めている。

いつ発症したかを確認する

ここで紹介する分析は、第1章第3節でも用いた、厚生労働省による「中高年者縦断調査」のデータを用いるものである。この調査は、五〇歳台の男女三万人以上を対象にして二〇〇五年に始まり、その男女の生活や健康状態を翌年以降繰り返し調査している。ここでは、この調査に参加した人たちのその後の九年間における様子を調べる。

調査開始時点が五〇歳台なので、一〇年経って要介護状態になってしまう人たちはかなり限られている。就業生活の総仕上げにかかっている人、就業生活から引退し、年金生活を始めた人などが大多数を占める。この調査を用いる最大のメリットは、どの時点で生活習慣病に罹った、その年齢（時点）を確認できることである。

生活習慣病については、糖尿病、心臓病（狭心症、心筋梗塞など）、脳卒中（脳梗塞、脳出血、くも膜下出血など）、高血圧、高脂血症、悪性新生物（がん）という六種類の病気を挙げている（ただし、高脂血症については、第一〇回調査から、脂質異常症〔高脂血症など〕という病名に変更されている）。そして、この六つの病気それぞれについて、医師の診断について、「あり」か「なし」かを回答者に答えさせている。

注目点は、それぞれの病気について、第一回調査からずっと「なし」と答えていた人が、どの時点で「あり」と答えるようになるかだ。当然ながら、「あり」と答えた時点で、その病気になってしまったことになる。ある人は、第三回調査で回答が「なし」から「あり」に変わったかもしれない。幸運なことに、最後まで「なし」で通せた人も多いはずである。

一方、第一回調査ですでにその病気になっている人もいる。そうした人は、どの時点でその病気が発症したか分からないから分析対象から外すことにする。健康な状態で調査に参加し始めた人だけに注目するわけである。もちろん、第一回調査ではその病気に罹っていなくても、それまでに罹っていて、第一回調査時点までに完治しているケースも考えられる。しかし、年齢層が高すぎないこともあり、ここではそうしたケースの存在は無視する。

分析を行う前に、第二回調査から第一〇回調査にかけての九年間に、どれくらいの人がそれぞれの生活習慣病に罹るかを大まかに確認しておこう。最も罹りやすいのが、高血圧や高脂血症であり、男女ともに三割から四割の人が発症する。糖尿病や心臓病がそれに続き、一割前後となる。脳卒中やがんはあまり多くない。この調査は第一一回以降も続いているので、この数字はこれからさらに高くなるだろう。

社会参加活動をどう捉えるか

次に、どのような社会参加活動に注目するかを説明しておこう。「中高年者縦断調査」では、趣味・教養（囲碁、料理、旅行など）、スポーツ・健康（ウォーキング・球技など）、地域行事（町内会の催しなど）、子育て支援・教育・文化（子供会の役員など）、高齢者支援（家事支援・移送など）、その他の社会参加活動、という六つの活動に過去一年間、参加したかどうかを訊いている。

社会参加活動といっても、かなり広めにその定義づけを行っているのが、この調査の特徴と言えるだろう。例えば、近所を一人だけでウォーキングするのも、社会参加活動に含まれる。ここでは、右に掲げた六つのタイプの活動のうちいずれか一つでも行っていれば、社会参加活動を行っているとやや広めに考えよう。

そのように定義すると、第一回調査では男女ともにほぼ七割の人たちが何らかの形で社会参加活動を行っていることが分かる。なかでも、趣味・教養、スポーツ・健康、地域行事の人気が高い。このように、大多数の人たちが社会参加活動を行っているということになると、むしろ、何の活動もしていない人のことが気になってしまう。

もっとも、ここで定義した社会参加活動については、その定義が広すぎないかという批判は十分にある。右に挙げた、一人だけでウォーキングするのもそうだし、仕事から帰って一人でプラモデルを作ることを楽しみにしている人も、社会参加活動をしていると回答しているかもしれないからだ。

実は、この調査ではどのような人と社会参加活動を行ったかも尋ねている。「家族や友人と」「勤め先の同僚と」など選択肢がいくつかあるが、「ひとりで」という選択肢もある。そこで、何らかの社会参加活動を行っているとしても、「ひとりで」行っているか、それともほかの人(家族を含む)といっしょに行っているのか、を区別した場合に結果にどのような違いが出てくるかもついでに調べておきたい。

というのも、社会参加活動が健康にとって重要かどうかを考える場合、他人(社会)とのつながりがポイントになると思われるからである。実際のデータに当たってみると、男女ともに、サンプル全体の一割強の人は、「ひとりで」社会参加活動を行っていることが分かる。ただし、「ひとりで」といっても、社会で幅広い活動を行っている非営利団体の活動に、近所の人や知人は誰も誘わずに「ひとりで」参加している、というケースもあると考えられるので、区別には微妙なところがあることには留意されたい。

「階段の降り方」を比較する

調べることは、非常に単純である。第一回調査（二〇〇五年）時点において何らかの社会参加活動に参加していたかどうかで、その後、それぞれの生活習慣病に罹るリスクがどのように違ってくるかを調べる。ただし、すでに述べたように、第一回調査の時点でその生活習慣病に罹っている人は分析対象から外す。

ここでは、話を簡単にするために、第二回以降において社会参加活動を行っているかどうかはチェックしない。人によっては、途中で活動をやめることもあるだろうし、逆のケースもあり得る。さらに言えば、病気になったから活動を控えるようになったという人も出てくるだろう。そうした変化を一切考慮せず、第一回における参加の有無だけに注目する。

もちろん、分析としては乱暴である。しかし、第一回における参加の有無だけで病気の発症リスクに統計的に意味のある違いが出てきたとすれば、それはそれで面白い発見だと割り切ろう。実際、統計を見れば簡単に確認できることなのだが、社会参加活動には連続性がかなりある。これまで行っていたら今年も続けて行う、逆に、これまで行っていなければ今年も行わないという傾向が強い。

出発点で社会参加活動を行っていたかどうかで、生活習慣病の発症リスクがどのように違ってくるかを調べる、このような分析を「生存分析」という。病気が発症しないことを「生存」する

図表４－１　社会参加活動を行っていると、糖尿病の発症リスクが低下する（カプラン＝マイヤー生存曲線）

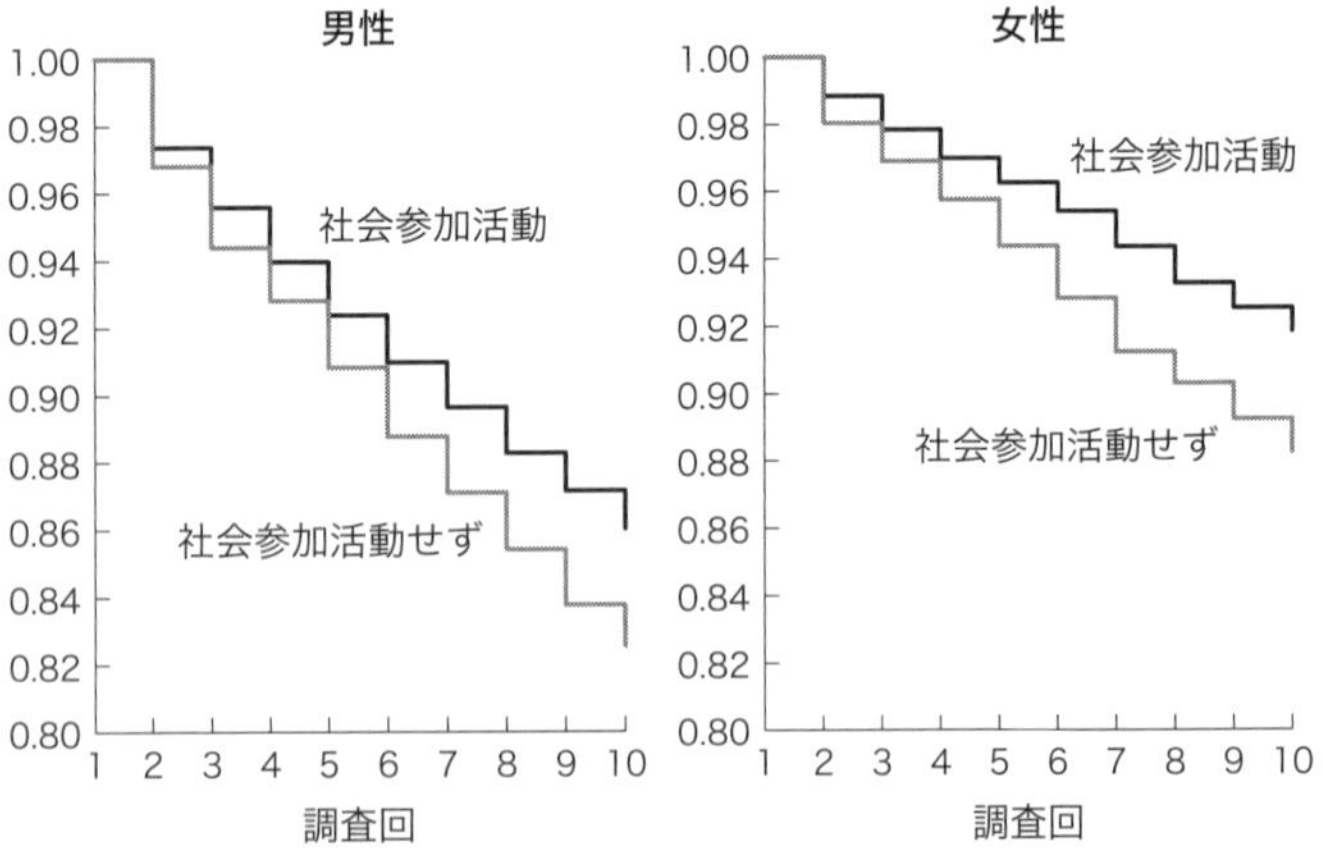

（出所）厚生労働省「中高年者縦断調査」より筆者作成。

とみなし、その生存確率が出発点の違いでどのように違うかを調べるわけだ。

細かい分析をする前に、糖尿病を例にとって説明してみよう。図表４－１は、第一回調査時点で社会参加活動を行っていたかどうかで、糖尿病が発症しない状態が続く、つまり「生存」する確率（累積確率）がどのように違ってくるかを男女別に図示したものである。こうしたタイプの図を「カプラン＝マイヤー生存曲線」という。横軸は、第一回調査からの時間的な経過を示している。

第一回調査の時点では、全員が糖尿病に罹っていなかったのだから（というか、糖尿病にかかっていた人は分析から排除しているので）、「生存確率」は一〇〇％である。ところが、第二回以降の様子を見ると

「階段の降り方」に違いが出てくる。第一回に社会参加活動を行っていた人に比べると、行っていなかった人のほうが、階段の降り方が急になっている。それだけ、糖尿病が発症する確率が高いことになることが分かる。

二つのグループの間の違いが、本当に大きいと判断してよいかどうかという点についてはもう少し詳しく調べる必要がある。また、この図はこの調査に参加している人たちの違い（年齢や学歴など）の影響を取り除いていない、あくまでも平均的な姿を比較したものであることに注意しておく必要がある。

しかし、九年後の第一〇回調査までに糖尿病になってしまう人が男女ともに十数％出てくるなかで、第一回調査の時点で社会参加活動に参加していたかどうかで三―四％ポイントもの違いが出てくるという結果はけっして無視できない。

効果があるのはどの病気か

それでは、もう少し厳密な比較をしておこう。ここで注目するのは、「ハザード比」と言われる値である。その時点に至るまではその病気に罹っていなかったのに、その時点になって病気になってしまう確率を「ハザード」という。そして、第一回調査の時点で社会参加活動を行っていると、行っていなかった場合に比べて、そのハザードが平均的に見て何倍になるかを、「ハザード比」として計算する。社会参加活動が発症を遅らせる効果があるのなら、このハザード比は一

図表4－2　社会参加活動を行っていると、生活習慣病の発症リスクは低下するか

生活習慣病	男性		女性	
	ハザード比	95%信頼区間	ハザード比	95%信頼区間
糖尿病	0.86	(0.77, 0.95)	0.75	(0.66, 0.85)
心臓病	0.93	(0.82, 1.05)	0.92	(0.79, 1.07)
脳卒中	0.83	(0.70, 0.99)	0.78	(0.64, 0.97)
高血圧	0.95	(0.88, 1.02)	0.91	(0.84, 0.99)
高脂血症	1.07	(0.98, 1.16)	1.27	(1.17, 1.38)
がん	0.96	(0.84, 1.10)	0.96	(0.83, 1.11)

（注）ハザード比が1を有意に下回っていれば、発症リスクが低いことを意味する。
（出所）厚生労働省「中高年者縦断調査」より筆者作成。

を下回るはずである。

ただし、社会参加活動についてこうしたハザード比を計算する場合、社会参加活動以外の影響を取り除いておく必要がある。社会参加活動については、所得や学歴などの面で、社会経済的にある程度恵まれていないと、活動が消極的になることが知られている。したがって、そうした影響を取り除いておかなければ、社会参加活動の効果が過大評価されてしまうことになる。右に紹介した「階段の降り方」の比較はそのような処理を行う前のものなので、注意が必要である。

図表4－2は、そうした個人の社会経済的な属性の影響を取り除いたうえで、分析結果を男女別にまとめたものである。まず、男性のほうから見てみよう。ハザード比が一を統計的に有意な形で下回る病気としては、糖尿病と脳卒中の二つが挙げられる。例えば、糖尿病のハザード比は〇・八三なので、社

会参加活動を行っていた人は、糖尿病が発症するリスク（ハザード）が一七％ほど低下することが分かる。

女性の場合はどうだろうか。男性と同様、糖尿病と脳卒中は社会参加活動にとって発症リスクが引き下げられる。そのほかに、高血圧にも効果が認められるが、ハザード比の値を比較すると男性よりやや低めになっており、社会参加活動の効果は女性のほうがやや大きいように推察される。

このように、男女ともに、一部の生活習慣病については、社会参加活動が発症リスクを抑制する効果を持っていることが分かる。そのほか、次の二つの点を注意しておこう。

まず、がんのハザード比は男女ともに〇・九六と一に最も近く、社会参加活動の効果が限定的であることが分かる。やはり、がんについては社会経済的な因子より生物学的な因子が重要な役割を果たしているようだ。

もう一つは、高脂血症について意外な結果が得られていることだ。ハザード比を見ると、男性では有意ではないものの、一を上回っている。女性の結果を見ると、ハザード比は一・二七もあり、統計的にも有意である。筆者はこの結果を得たとき、厚生労働省からもらったデータを、筆者が分析用のデータベースに変換する際に何かミスをしたのではないかと思い、何度もチェックしてみた。しかし、ミスは見当たらなかった。この結果については、のちほど議論する。

なお、ここには示していないが、所得や学歴など個人の社会経済的な属性の影響を除かないと、ハザード比はやや低下することが確認できる（例えば、男性の糖尿病の場合は〇・八三から〇・七九へ）。社会参加活動を行うかどうかは、個人の社会経済的な属性の影響を受ける。そして、その社会経済的な属性は、個人の健康に影響する。したがって、その影響を取り除かないと、社会参加活動の健康への影響は過大評価されることになる。

なぜ社会参加活動に効果があるのか

これまでの分析の結果、社会参加活動が一部の生活習慣病に関して、その発症リスクの抑制に効果があることが分かった。しかし、前述のように、分析のベースになる「中高年者縦断調査」から得られる社会参加活動の定義はやや広い。一人だけでウォーキングやプラモデル作りを楽しんでいる人も、社会参加活動を行っているとみなされるからだ。

そこで、社会参加活動を「ひとりで」行っている場合と、「他人といっしょに」行っている場合とに分けて、発症リスク抑制効果がどこまで異なってくるかを調べることにする。ただし、ここでは、社会参加活動が全体として発症リスク抑制効果を持っていることが確認された、糖尿病と脳卒中、高血圧についてのみ調べておこう（高血圧は女性のみ）。ここでも、ハザード比を計算する。

図表4－3がそれを示したものだが、「他人といっしょに」行っている場合は、どの病気においても、ハザード比は統計的に有意な形で一を下回っている。それに対して、「ひとりで」行っ

図表4－3　社会参加活動の仕方で、生活習慣病の発症リスクは違ってくるか

生活習慣病	社会参加活動	男性		女性	
		ハザード比	95%信頼区間	ハザード比	95%信頼区間
糖尿病	他人といっしょに	0.87	(0.78, 0.97)	0.73	(0.64, 0.83)
	ひとりで	0.81	(0.70, 0.94)	0.85	(0.71, 1.03)
脳卒中	他人といっしょに	0.79	(0.66, 0.94)	0.77	(0.62, 0.95)
	ひとりで	0.99	(0.78, 1.25)	0.87	(0.63, 1.19)
高血圧	他人といっしょに	0.96	(0.84, 1.04)	0.91	(0.83, 0.99)
	ひとりで	0.93	(0.85, 1.04)	0.94	(0.83, 1.06)

（注）ハザード比が1を有意に下回っていれば、発症リスクが低いことを意味する。
（出所）厚生労働省「中高年者縦断調査」より筆者作成。

ている場合にハザード比が有意な形で一を下回るのは、男性の糖尿病の場合だけである。やはり、社会参加活動は「他人といっしょに」行わなければ健康面にプラスの効果を発揮しにくいようだ。社会参加というくらいだから、その定義から考えても、他人とのかかわりあいが重要になる。

さらに、ここで問題になるのは、社会参加活動が糖尿病と脳卒中、高血圧の発症リスクを抑制するとしても、それはどういう理由によるものなのかという点である。筆者はそれを詳細に分析しているわけではないが、まったく根拠がない話でもなさそうである。

というのは、これまでの研究によると、糖尿病や脳卒中、高血圧の発症には、心理的なディストレス（ストレスを上手に処理できず、心理的に不調に陥る状態）がよくない影響を及ぼすことが報告されている。その一方で、社会参加活動を行っていると、おそらく他人とのふれあいを通じて、メンタルヘルスにプラスの効果が出てくることを示す研究も少なくない。

したがって、社会参加活動がメンタルヘルスにプラスの効果を及ぼし、それが一部の生活習慣病における発症リスクの軽減につながる、という経路が存在するようである。この経路ははなはだ間接的であり、「この薬を飲んだら、この病気が治る」といった直接的なものではない。しかし、間接的なものであるにもかかわらず、無視できない効果があるということであれば、それはそれなりに意味のあることと言えよう。

社会参加活動は悪玉コレステロールを高める？

医学や社会学の先生たちにここで紹介した結果を報告したところ、次のようなコメントをいただいた。

まず、健康への影響という点を考えると、どのような社会参加活動なのか、その中身も重要になるはずだという指摘があった。確かに、スポーツのように身体を動かす活動とそうでない活動とでは、健康への影響はかなり異なってくるだろう。やはり、そこはきちんと区別しておく必要がある。

また、社会参加活動といっても、自分から進んで行い、満足感を得ている場合と、いやいや参加させられている場合では、結果が異なってくる可能性もあるとの指摘もあった。さらに、ソーシャル・キャピタルに詳しい方ならご存じのように、他人との関わりあいには、町内会のように同質な人たちが集まるタイプ（ボンディング）と、ボランティア活動のように異質な人たちが集まるタイプ（ブリッジング）がある。社会参加活動についても、タイプを分けて議論したほうがよさそうだ。

なお、社会参加活動によって、高脂血症（脂質異常症）の発症リスクが高まる結果はやや意外だった。前述のように、データ処理上でのミスかなと思って何度もチェックしたが、ミスはなかった。社会参加活動によって悪玉（ＬＤＬ）コレステロールが高まるという因果関係は、医学の専門知識がない筆者では説明が難しい。

ところが、「それはありそうな話だ」というコメントをしばしばいただく。社会参加活動とは、要するに付き合いのことだ。付き合いだと、外食の機会が増える。レストランでおいしい食事を楽しめば、コレステロールが高まる可能性も出てくる、という理屈である。実際、社用で高級レストランや料亭を使う機会が多いエリート・サラリーマンほど、コレステロールが高めになるという研究もある。お母さんたちの集まりの後は、おしゃれなレストランでランチを、というＰＴＡの役員さんの話も聞いたことがある。そうした点を考えると、ここで得られた結果はあながち間違っていないのかもしれない。

第2節　社会参加活動で健康ショックを軽減できるか

健康ショックへの適応

勤め先の定期健診で問題が見つかり、医師の専門的な診断をすすめられることがある。診断を受けると何らかの病気が見つかり、投薬治療が始まるケースも少なくないだろう。定期健診がきっかけにならなくても、からだの調子がどうも悪く、医師の診断で病気が明らかになることが、中高年になると結構多くなる。

自分は健康だと信じていたのに、診断の結果、問題が見つかったときに嬉しくなる人はまずいないだろう。少なからずショックを受ける。毎日、医師から指示された薬を飲まなければならない。食事にも気をつけなければならない。酒やたばこも控えめに、と言われる。憂鬱な気分になるのが普通である。

しかし、そのショックは時間とともに和らいでいく。薬を飲みながら、また、定期的に診断を受けながら、病気とともに暮らしていくしかない。要するに、病気に慣れていくわけである。こうした病気への適応、平たく言えば「慣れ」の様相が、社会参加活動を行っているかどうかでどこまで違ってくるかが、本節で議論しようと考えている点である。

健康ショックへの適応に関しては、看護学などの分野ですでに多くの研究が蓄積されている。

病気を抱えた、あるいは大きな怪我をした人たちのケアを行う場合、時間とともにそうした人たちの心理がどのように変化するかは、チェックしておくべき重要なポイントとなるのだろう。

健康ショックへの対応については、ショックの中身は言うまでもなく、その個人の属性によってもかなり左右されることが分かっている。パーソナリティーや個人の心理的特性のほか、子供時代の経験やこれまでの健康状態などが、適応の度合いやペースを決定する重要な要因となる。

■「ヘドニック・キャピタル」という考え方

こうした点に関連して、グラハム教授とオズワルド教授は、その共同論文（グラハム＝オズワルド〔二〇一〇〕）の中で、「ヘドニック・キャピタル」という興味深い概念を登場させている。このヘドニック（hedonic）という用語は、アカデミックな世界でしばしば耳にする言葉だが、翻訳することがほとんど不可能のように思う。辞書では「快楽主義的な」と訳されているが、首をかしげてしまう訳語だ。

経済学の価格理論の中に、ヘドニック・アプローチという考え方がある。これは、その財の価格は、その財が持っているさまざまな機能や特性（に対する人々の評価）によって決定されるという考え方である。価格は材料費や人件費の積み上げで決まる、という考え方とは対照的である。

それと同じように、両教授は、個人が持っているさまざまな心理的資源を総合したものがヘドニック・キャピタルだと説明している。平たく言えば、人生においていろいろな問題が発生しても、めげずに対応できるメンタル面の強さ、といったところだろう。パートナーや友人・知人との社会的な関係のほか、自尊心や地位、意味のある仕事に従事していることなどが挙げられる。

人々の幸福感は、ショックを受けると低下する。しかし、時間とともに回復していき、元の水準に回帰していく。これが適応と呼ばれるプロセスだが、ショックの大きさや適応のスピードはヘドニック・キャピタルの大きさに左右される。それが十分にある個人は短期的なショックも小さく、適応も早い。要するに、ショックに対して強靭である。ヘドニック・キャピタルが十分にない人は、その逆である。

社会参加活動を行っていることは、このヘドニック・キャピタルを構成する重要な要素だと考えられる。社会参加活動を通じて、親しい友人がいれば、発症を打ち明ければ慰めてもらい、場合によっては、「実は私も……」と打ち明けてもらって病気との孤独な戦いが軽減されるかもしれない(中高年になると、持病の話がよく話題に上る)。よい医師や病院を紹介してもらえるという、実利的なメリットもあり得る。近所の人たちと仲良く暮らしていれば、それだけでも心理的に楽になる。

両教授はその論文の中で、人々(の幸福感)が外的なショックを受けたときにどのように反応するか、また、そのダイナミズムに対して、人々に備わっているヘドニック・キャピタルがどのように影響するかを、数値モデルを用いて例示している。実際のデータを用いてそれを調べてみようというのが、本節の議論である。

発症してからのメンタルヘルスの変化

前節と同じように、ここでも厚生労働省の「中高年者縦断調査」の第一回調査から第一二回調査までの一二回分のデータを用いることにしよう。病気としては、前節で分析した六つのタイプの生活習慣病のうち、罹る頻度の高い高血圧と高脂血症（脂質異常症）は除き、より深刻な残りの四つ、すなわち、がん、脳卒中、心臓病、糖尿病に注目する。

こうした四つの生活習慣病がそれぞれ発症した時点を確定し、その後のメンタルヘルスの変化を調べるわけだ。そして、その病気が発症した時点の一つ前の時点で、何らかの形で社会参加活動を行っていたかどうかで、そのメンタルヘルスの変化に違いが出てくるかに注目する。社会参加活動は、前節で紹介したものと同じである。メンタルヘルスは、これまでの章でも何度も顔を出しているK６スコア（第1章末の《テクニカルコラム２》を参照）を用いる。同スコアはゼロから二四までの値をとり、値が高いほど抑鬱の状態が深刻になっていることを示す。

分析はそれぞれの病気について行うが、分析対象者は次のように絞り込む。まず、一二回の調査において、その病気に一度も罹らなかった人は分析対象から外す。次に、第一回調査の時点でその病気にすでに罹っていた人も外す。どの時点で病気になったかを特定化できないからである。さらに、この調査では毎回、その病気に罹っているという医師の診断の有無を尋ねているが、診断がなくなった、つまり、病気が治った人もその時点以降は分析対象から外す。

このように、それぞれの病気が第二回調査以降に発生した人に限定し、しかも、そうした人それぞれについて、その病気が発生する一年前を出発点として、病気が発生し、その病気が続いている期間のメンタルヘルスの変化に注目するわけである。社会参加活動の有無は、病気が発生する一年前で評価していることに注目されたい。また、発症後の活動の有無は問わない。病気から活動へという、ここで分析したいものとは逆方向の因果関係を取り除くためである。

分析対象になるサンプルは、がん、脳卒中、心臓病、糖尿病それぞれについて一三七八、七九三、一五五八、一九九八人に絞られる。それぞれの病気について、病気に罹ってから平均して三―四年程度の期間のメンタルヘルスの変化が観測できる。

適応には社会参加活動が不可欠

医師から病気が診断されたときに、人々はショックを受けるだろう。そのとき、Ｋ６スコアはジャンプする。その後、病気に慣れてくれば、同スコアは次第に低下し、うまく行けば、発症前の水準近くまで改善していくことが予想される。Ｋ６スコアが見せる、このようなジャンプとその後の低下ペースに、発症前における社会参加活動の経験がどのように影響するかを統計的に男女別に調べる。

その場合、ほかの要因の影響をできるだけ取り除いておく必要がある。年齢、学歴、所得のほか、発症前のK6スコアの水準も考慮に入れておく。K6スコアがもともと高い人は、病気の診断があってもショックは小さめになると考えられる。

分析手法に関する詳細な説明は省くが、男性の場合について主要な結果をまとめると次のようになる。まず、医師によって病気の診断を受けたときのショックについてはどうか。がんと糖尿病を診断されたときには、社会参加活動を行っていると、そのショックは統計的に有意な形で小さくなる。しかし、それ以外の場合は大きな差は認められない。

一方、それ以降におけるショックの低下ペースについてはどうか。社会参加活動を行っていた人は、どの病気の場合でもK6スコアが統計的に有意な形で低下していくことが確認される。つまり、適応が進むことが確認される。これに対して、社会参加活動を行っていない場合は、K6スコアは低下するものの、統計的に有意な形で低下するのは脳卒中の場合に限られる。

このように男性の場合に限って言うと、社会参加活動には、医師に病気を診断された直後のショックをやや和らげる効果がありそうだ。しかし、それ以上に重要なのは、社会参加活動を行っていれば、病気への適応が順調に進む、という結果である。

女性の場合は、男性に比べると社会参加活動の影響はそれほど明確ではない。まず、社会参加活動は当初のショックの大きさに影響しない。男性に比べると個人差が大きい。また、社会参加活動を行っていると、がんと心臓病では適応が確認されるが、脳卒中と糖尿病はK6スコアがほぼ横ばいとなる。ただし、脳卒中の場合は、社会参加活動を行っていないとK6スコアが当初の

図表4－4　社会参加活動をしていると、健康ショックへの適応も加速する（男性の場合）

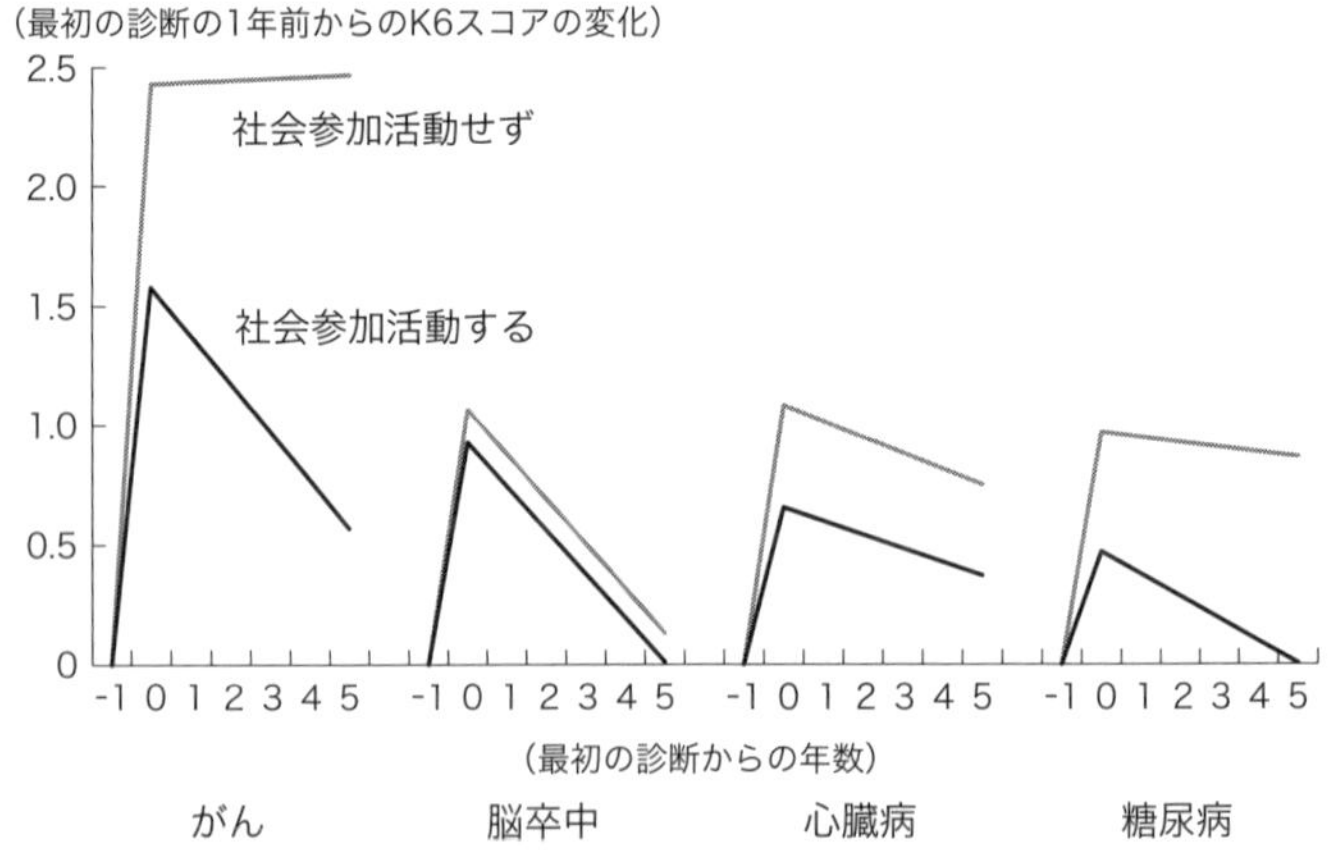

（出所）厚生労働省「中高年者縦断調査」より筆者作成。

ジャンプ後も上昇を続ける。したがって、社会参加活動が同スコアの上昇を阻止していると解釈できる。

図表4－4は、男性の場合についての分析結果を例示したものである。横軸に病気が発症した一年前からの時間的な経過、縦軸にその時点からのK６スコアの変化をとっている。それぞれ二本の折れ線が描かれているが、太い線は診断前に社会参加活動を行っていた場合、細い線は行っていなかった場合を示している。いずれも、回帰分析から得られた結果に基づく平均的な姿を描いたものである。

四つの病気の中では、がんによるショックが一番大きい。それは当然だろう。しかし、そのショックは、社会参加活動を行っていればやや抑えられる。その後の変化を見ると、社会参加活動を行っていたらK6スコアは低下していくが、行っていない場合は横ばいとなる。脳卒中の場合は、あまり違いはなさそうである。心臓病と糖尿病はよく似たパターンとなっているが、当初のショックの緩和度合いやその後のペースへの影響を考えると、糖尿病のほうが社会参加活動の影響はやや大きいように見受けられる。

以上の分析のほかに、筆者は二つの追加的な分析も行った。いずれも、社会参加活動の定義を修正して、結果にどのような違いが出てくるかをチェックすることを目的としている。結果だけを簡単に紹介しよう。

第一に、これまでのように一つ以上の活動を行っているかどうかに注目するのではなく、二つ以上の活動を行っているかどうかに注目してみる。こうすると、社会参加活動の有無でショックの経時的な変化に違いが出てこなくなる。つまり、健康ショックへの適応という観点から言えば、社会参加活動は少なくとも何か一つ行っているかどうかが重要であって、手広くやっているかどうかは問題ではない。

第二に、社会参加活動の定義を、「他人といっしょに」行う活動に絞り、「ひとりで」行っている場合は社会参加活動とみなさないと、結果がどのように異なってくるかを調べてみた。得られた結果は、ショックの軽減や適応の加速化がより明確になるというものである。社会参加活動が健康にプラスの影響を及ぼすとしても、他人との関わり合いが重要であることがここでも確認された形になっている。第1節の結果とも整合的だ。

第3節　SNSで健康になれるか

他人とのつながりが重要だとすれば……

第1節、第2節では、社会参加活動が健康面にプラスの影響を及ぼすということを確認した。もっとも、社会参加活動、あるいはソーシャル・キャピタルが健康に対して望ましい効果を持っていることはよく知られている。前二節では、一部の生活習慣病の発症リスクを遅らせ、また、発症後の心理的な適応にとっても社会参加活動が無視できない影響を及ぼしていることを新たな知見として加えたことになる。

そこで重要なポイントとなるのは、他人とのつながりである。これまでも何度か指摘したように、社会参加活動も、「ひとりで」行っても健康面でプラスの効果はあまり出てこない。「他人といっしょに」行ってこそ、メリットが生まれる。LINEやフェースブックなど、SNSは、人と人とのつながりを促進・支援する、コミュニティ型の会員制サービスである。したがって、三段論法からすると、SNSによる他人とのつながりが健康にプラスの影響を与えてもおかしくない。

そこで本節では、SNSが健康とどのような関係にあるかという問題を取り上げてみる。SNSに関しては、広い意味での健康ではなく、心理面への影響に関する研究がかなり進んでいる。結果は一様ではない。SNSを頻繁に使いすぎたり、つながる友達の数が多くなりすぎたりすると、ストレスを感じるという研究例は結構多い。

その一方で、SNSによって心理的な満足度が高まることを示す研究も少なくない。SNSに参加することに、他人とのつながりが強く感じられ、それが満足度を高めるという経路が存在すると指摘する研究もある。

SNSによって多くの人とつながっていると、他人によって支えられながら生きているという思いが強まる。専門用語では、そうした思いを「認識された社会的サポート」(perceived social support)という。SNSがこの認識された社会的サポートを媒介として心理的な満足度を高めるという仕組みは、あってもおかしくはないだろう。

しかし、この仕組みについても、その存在を肯定する論文もあれば、否定する論文もある。要するに、よく分かっていないというわけだ。その理由としては、いろいろなことが挙げられる。分析に用いるサンプルに問題があるかもしれない。これまでの研究を見ると、研究者が所属する大学の学生など数百人規模のグループを対象にしたものが結構ある。分析対象のサンプルが小さいので、そのサンプルの属性が結果を大きく左右する面があるように思える。

また、生活におけるSNSの位置づけは、年齢層によっても大きく異なるだろう。若者の間では、SNSは生活の一部としてすでに定着している。最近では、高齢者でもスマートフォンを使いこなす人も増えているようだが、SNSの意味合いは若者とはかなり違うように思う。

SNS上の友人は多いほどいいいか

国内では、SNS利用が健康に及ぼす影響を分析した研究はこれからのようである。ここでは、第2章第3節で紹介した、内閣府の研究会が独自に実施したインターネット調査（「満足度・生活の質に関する調査」）の結果を用いて、簡単な分析を行ってみよう。この調査は生活満足度や幸福感を調べる調査だが、質問項目の中でSNSの利用状況も尋ねている。健康については、主観的健康感を五段階で尋ねているが、ここでは、5＝よい、4＝まあよい、3＝ふつう、2＝あまりよくない、1＝よくない、という形で順序付け、値が大きいほど健康状態がよいと感じていると評価する。

まず、SNSでの友人は多いほどいいかを調べてみる。この調査では、SNS上の友人数をいくつかの選択肢から選ばせている。ここでは、〇人（SNSを使っていない人を含む）、一－九人、一〇－九九人、一〇〇人以上、という四段階に分けてみる。

図表4－5は、年齢階級を二九歳以下、三〇－五九歳、六〇歳以上に三分したうえで、SNS上の友人の数ごとに主観的健康感の平均値を比較したものである（健康感は値が大きいほど良好）。これから分かるように、SNS上の友人が多いほど主観的健康感は総じて良好である。やはり、SNS上であっても友人は多いほどよいようだ。ただし、これは因果関係を示すものではない。同じ時点で調べたSNS上の友人数と主観的健康感との相関関係だけしか分からない。

図表4－5　SNS上の友人が多いほど健康か

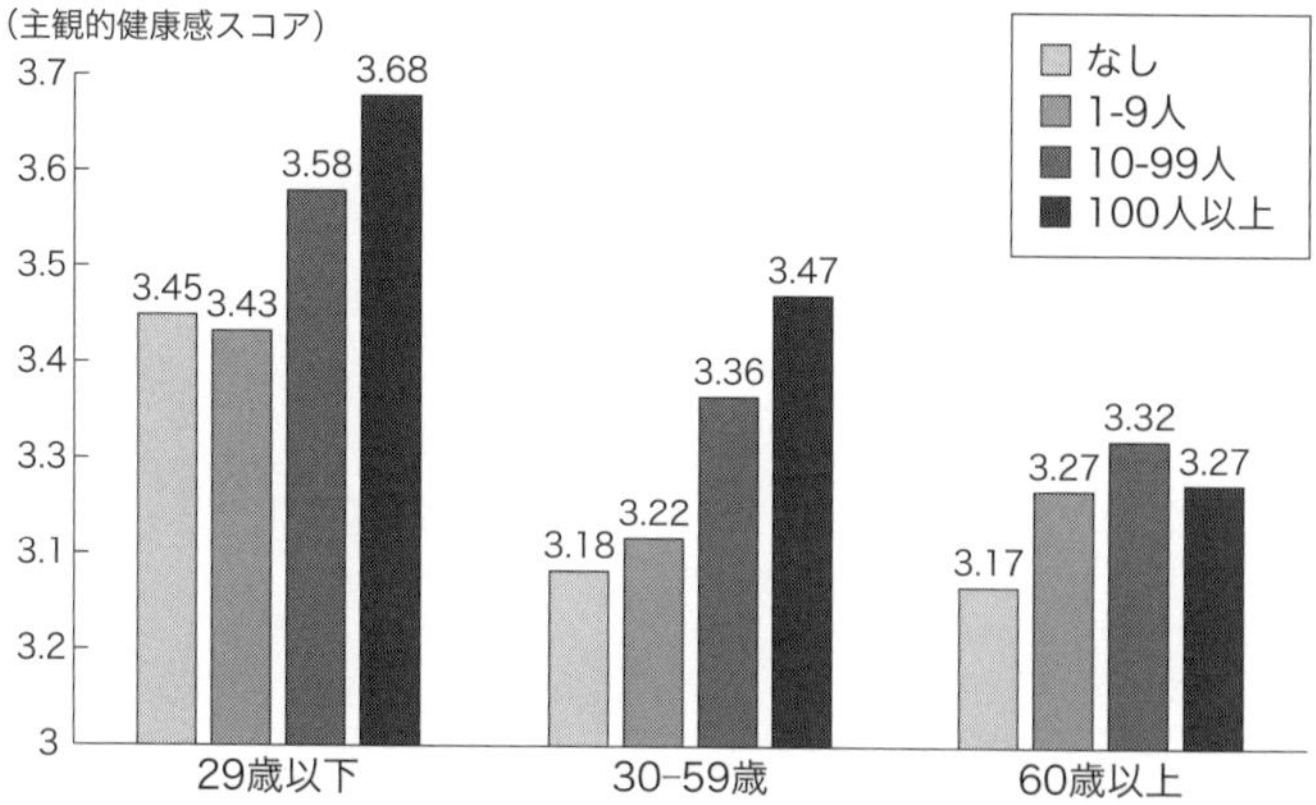

（注）主観的健康感は、5＝よい、4＝まあよい、3＝ふつう、2＝あまりよくない、1＝よくない。
（出所）筆者作成。

なお、図を注意深く見ると次の二点に気づく。第一は、二九歳以下の若年層に限って言うと、SNS上の友人が一桁と少なければ、友人がまったくいない場合と比べて健康状態はほとんど変化なく、むしろ若干ながら悪化しているくらいである（統計的な差は認められない）。若者にとっては、SNS上でつながっている友人が少数の場合であれば、SNSを行っていない状況とあまり変わりはないということらしい。

第二の、より注目してよい点は、六〇歳以上の場合、SNS上の友人が一〇〇人を超えると健康状態がむしろ悪化していることである。SNSによる他人とのつながりの拡大については、心理面にプラス・マイナス両方の効果が働くことが知られている。ここで用いたサンプルでは、高齢者の場合、SNS上の友人数がかなり大きくなると、そのマイナスの効果のほうが大きくなる場合がありそうだ。

筆者らは、主観的満足度の代わりに生活満足度についても調べてみたが、ほとんど同じような傾向が見られる。つまり、SNS上の知人の数が多いほど生活満足度も高くなる。しかし、その度合いは次第に頭打ちとなり、高齢層の場合はむしろ低下してしまう。

バーチャルなつながりとリアルな社会参加活動

次に、SNSを通じた、いわばバーチャルな他人とのつながりと、リアルな、つまり対面で行う社会参加活動との関係を比較してみよう。もっとも、二つのタイプのつながりは明確に区別できるわけではなく、重なり合っている場合も少なくないだろう。

この調査では、SNSを通じたバーチャルなつながりについては、過去一年間におけるSNSの利用頻度を尋ねている。「ほぼ毎日」から「週に三、四回」「週に一回」、……、「年に一回」「利用していない」という八つの選択肢から選ばせるわけだが、ここでは、「週に一回」を一とし、それを基準にして「週に何回」といった形に変換する。「ほぼ毎日」なら七、「月に一回」なら四分の一、「利用していない」場合は〇というように。

同様に、リアルな社会参加活動については、この一年間におけるボランティア活動（PTA活動などを含む）、自治会・町内会などの地域コミュニティの活動（趣味やスポーツを含む）などへの参加頻度を、SNSの利用頻度と同じように尋ねている。その回数についても、SNSの利用頻度と同じように数値化する。

このように、他人との結びつきの度合いをバーチャルとリアルについてそれぞれ数値化すると、バーチャルなつながりの頻度は、若年層で週当たり五・八回とほぼ毎日に近い頻度だが、中年層では四・四回、中年層であれば二・五回とかなり低くなる。これに対して、リアルなつながりの頻度は、仕事などで忙しい中年層では〇・一回とかなり限定的である。これに対して、若年層や高齢層では〇・三回弱となっている。

このような他人とつながりと健康との関係を調べるわけだが、その前に、リアルなつながりとバーチャルなつながりとの間の関係を簡単に見ておこう。両者の関係を性別や年齢、学歴、所得や就業形態などの影響を取り除いて調べると、年齢層によってかなり異なっているようだ。

具体的に言うと、高齢層の間では両者の間にプラスの相関がある。つまり、高齢層では、社会参加活動を行っている人ほど、SNSを通じた他人との結びつきも強い傾向がある。これに対して、若年層の間の相関はマイナスである。つまり、若者は、リアルとバーチャルのつながりのうちどちらかを選ぶ傾向がある。これに対して、中年層は、両者の間に明確な相関が見られない。仕事などで時間的な余裕がなく、リアルな結びつきを進める余裕がそもそもあまりないことがその一因になっているかもしれない。

インパクトが大きいのは、やはりリアル

それでは、健康との相関が強いのは、他人とのバーチャルなつながりとリアルな社会参加活動のどちらだろうか。電車に乗っても、ほとんどすべての人がスマートフォンをいじっている。ＬＩＮＥやフェースブックをやっていない人ももちろん大勢いるだろうが、ＳＮＳは他人との結びつきを促す仕組みとしては重要である。しかし、それが直ちに健康にとってプラスかどうかは分からない。

一方、リアルな社会参加活動、とりわけ、この調査が例として挙げているボランティア活動や地域コミュニティという活動は、生身の人間との対面を伴うのが普通である。健康に影響するといっても、スマホの画面を経由するものとは違っていておかしくない。

実際にはどうなのだろう。ここでは、主観的健康感のスコア（一から五の値をとる。大きな値ほどよい）を、ＳＮＳを通じたバーチャルなつながりとリアルな社会参加活動、そして、年齢や性別所得や学歴、就業形態といった個人属性で説明するモデル式を年齢階層別に推計してみる。ここで注目する、ＳＮＳを通じたバーチャルなつながりとリアルな社会参加活動は、いずれも週当たりの回数で示されたものである。そして、それぞれの頻度を週当たり一回引き上げたら、主観的健康感のスコアがどこまで上昇（改善）するかを推計して比べてみる。

その結果を示したものが図表４－６である。この図から分かるように、どの世代においても、

図表4－6　他人とつながる頻度を週に1回高めると、主観的健康感はどれだけ改善するか

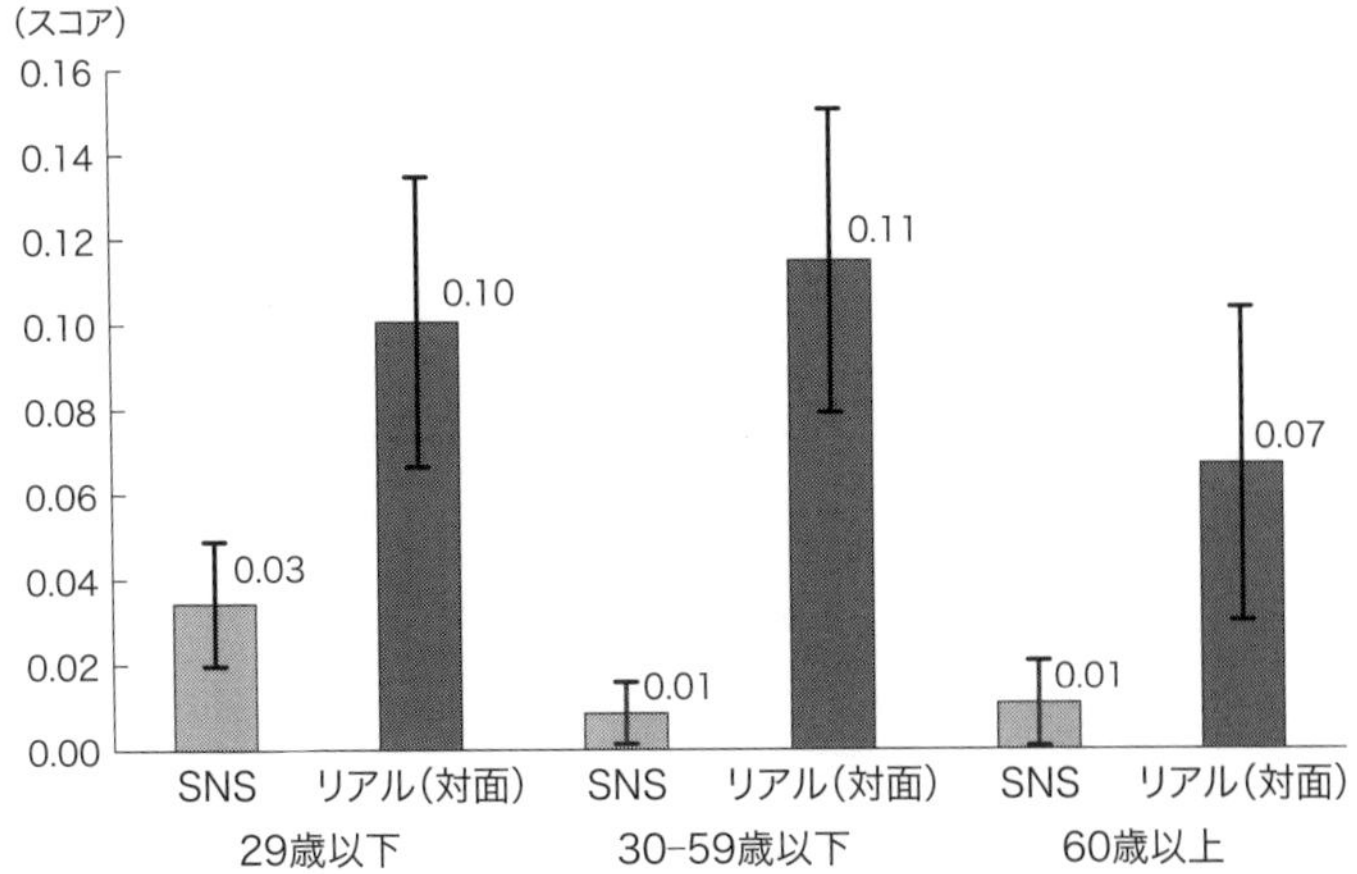

(注) 主観的健康感は、5＝よい、4＝まあよい、3＝ふつう、2＝あまりよくない、1＝よくない。
(出所) 筆者作成。

ＳＮＳを通じたバーチャルなつながりとリアルな社会参加活動はいずれも主観的健康感とプラスの相関を示す。しかし、その度合いは両者の間でかなり異なる。例えば、若年層の場合、ＳＮＳを通じたバーチャルなつながりの頻度が週当たり一回増えれば、主観的健康感のスコアは〇・〇三改善するのに対して、リアルな社会参加活動の頻度が週当たり一回増えればスコアの改善幅は〇・一〇とかなり大きめとなる。つまり、リアルな社会参加活動はバーチャルなつながりの場合に比べると三倍強のインパクトがある。

リアルな社会参加活動のインパクトの相対的な大きさは、若年層より中年層・高齢層になるともっと大きくなる。さらに、ＳＮＳを通じたバーチャルなつながりと健康との関係は、中年層・高齢層に比べて若年層のほうが大きくなっていることも指摘できる。これらとほとんど同様の結果は、主観的健康感を生活満足度に置き換えても得られる。

期待されるSNSの社会的有用性

本節のタイトルは、「SNSで健康になれるか」というはなはだ挑戦的なものであった。全体の議論を振り返ってみると、あまり期待しないほうがいい、という消極的な答えのほうが前面に出てきそうである。もっとも、本節では、主観的健康感という大まかな形でしか健康を捉えていないという点には、注意が必要だが。

また、分析結果を見ても、SNS上の知人の数が増えても、それが比例的に健康状態をよくしていくわけではなさそうである。さらに、SNS上におけるバーチャルな形での他人との結びつきが健康にプラスだったとしても、リアルな社会参加活動に比べると、その相関の度合いはかなり見劣りがする。直感的にも、もっともらしい結果と言えよう。

しかし、こうした評価には少し控えめすぎる面もある。SNSには、健康面に限定しても社会にメリットをもたらす可能性がある。ここで紹介した調査が実施された時点では、高齢層におけるSNSの普及率は若年層に比べるとかなり低い。したがって、その潜在的なメリットが潜在的なままになっている面もあろう。

SNS利用の心理的な効果に関して、高齢者に対象を絞った研究も海外で少しずつ蓄積されている。それによると、とりわけ世代をまたがるコミュニケーションの拡大が歓迎されているとの報告もある。そのほか、地理的・時間的な制限で不可能だった人と人とのつながりがＳＮＳによって可能になれば、そのメリットは健康面にも及ぶことになろう。

新型コロナウイルスの感染拡大は、ＳＮＳによる人と人とのつながりを大きく加速するきっかけになっているかもしれない。リアルな交流が物理的に難しくなっている分、バーチャルな交流の頻度が高まっている。また、ビジネスや教育の場で急速に広まっているＺｏｏｍなど、お互いの顔が見えるオンラインによるコミュニケーションは、リアルな結びつきとバーチャルな結びつきとの違いを曖昧なものにしている。その健康への影響も、なかなか興味深いテーマだと言えよう。

おわりに――社会参加活動に注目する理由を改めて考える

本章では、社会参加活動が健康に対してどのような影響を及ぼすかを調べてきた。社会参加活動を行っていると、生活習慣病の中には糖尿病や脳卒中、さらに女性の場合は高血圧の発症リスクが抑制されるものがある。また、生活習慣病が発症した場合の心理的な適応のペースも、社会参加活動によって加速されることが確認された。

こうした分析結果は、中高年の予防医療や公衆衛生政策の面で重要な意味合いを持っている。

医療行為や投薬なしで疾病リスクを軽減でき、発症によるショックを緩和することができるからである。政策介入のコスト・パフォーマンスは悪くない。自治体は住民の健康増進という意味でも、社会参加活動の促進策に取り組むべきである。

ただし、こうした議論の進め方については、社会参加活動を行うかどうかは、個人の属性にかなり左右されるはずであり、社会参加活動で健康がよくなると主張するのは行きすぎだという批判が当然ながらあり得る。

筆者もその点は意識しており、学歴や所得、就業形態の違いによる影響をできるだけ取り除く工夫を行った。それによって、社会参加活動と健康との間の相関関係が弱まることも確認した。しかし、パーソナリティーや中高年に至るまでのさまざまな経験など、観測していない要因の影響までは除去していない。その意味で、本章で紹介した結果の解釈には十分注意しなければならない。

しかし、その人が社会参加活動を行っているかどうかという、観測できるデータによって、その人の健康リスクがかなり把握できるということであればどうか。厳密な因果関係かどうかは別として、社会参加活動は健康リスクを予測する重要なシグナルとして機能する。これは、政策担当者から見ると無視できない点である。

実際には、かなりの人が何らかの社会参加活動に参加している。問題はむしろ、何の活動もしていない人たちだろう。仕事などで時間的余裕のある人たちはともかく、他人との付き合いがなく、社会的に孤立しがちな人たちが要注意、ということになる。

第3節で議論したSNSは、こうした問題を解決する糸口になるかもしれない。リアルな社会参加活動に比べると、SNSを通じた他人とのバーチャルなつながりは、主観的健康感や生活満足度との相関関係も限定的である。しかし、他人とのつながりがそれによって少しでも可能になるのであれば、社会的孤立の解消にとっては大きなプラスである。

ひと昔前であれば、住んでいる地域や職場などで、集団の構成員の間でふれあいを高める仕組みがあった。町内会の行事、社内旅行、運動会、飲み会など、その形態はさまざまである。場合によっては強制的な面もあったであろうが、社会的に孤立する人たちを生み出さないようにする仕組みでもあった。その点は、評価しなければならない。

しかし、そうした仕組みが次第に弱まっているのも現実だ。少子化の進行によって、子供を中心とした地域（学区）の活動は弱まりつつある。非正規雇用のウェイトの高まりを受けて、職場は社会参加活動とは切り離された場になってきた。私たちはますます、社会的に孤立する危険性に晒されているのかもしれない。SNSを通じた人との結びつきは、そうした閉塞感を打ち破る突破口になるかもしれないが、これまでのリアルな社会参加活動とは性格を異にするものになるだろう。新型コロナウイルス感染症の拡大に対する人々の反応には、それを示唆するものも少なくない。

社会参加活動は、人々の健康を大きく規定するようなものではない。しかし、社会参加活動は経済社会の変化を反映しながら、社会の構成員全体の健康に無視できない影響を及ぼしていく。新型コロナウイルスの感染拡大は、ＳＮＳによる人と人とのつながりを大きく加速し、社会参加活動の性質そのものを変えていくかもしれない。社会参加活動と健康との関係については、さらなる研究が必要になるだろう。

第 5 章

中高年の健康は学歴にどこまで左右されるか

●日本における教育の健康格差は高卒かどうかで
大きな分かれ目がある。

●男女ともに、学歴が低いほど発症リスクが高くなるものとして、
糖尿病と脳卒中の二つが挙げられる。

●中高年の健康格差のかなりの部分は、若いころの学歴を決定する
個人の生来の属性や生まれ育った家庭の社会経済的要因で決まる。

●学歴はその後の健康状態の変化をかなり正確に予測できる、
信頼性の高いシグナルとして機能する。

●夫婦それぞれのライフスタイルに大きく左右されるものの、
夫の引退によって妻のストレスは高まるという
「引退夫症候群」説は総じて成り立つ。

はじめに　中高年で拡大する健康格差

いつまでも健康だと思っていたのに、中高年になるとからだのどこかに変調が出てくる。勤め先の定期健診でも、血圧や血糖値、コレステロールなどが正常値の範囲を超えてしまい、再検査をすすめられる。それが気になって、健診前になると急にお酒を控えたり、納豆を食べて血液サラサラを目指したりする（が、健診後は元に戻る）人も少なくないのではないか。

筆者も、健診の結果を気にする一人なので、どうすれば健診の結果をよくできるか統計を使って調べたことがある。その結果、やはり、運動が効果的であることが分かった。しかし、ジョギングや水泳などをすでに行っている人が、運動の強度を高めてもあまり効果は上がらない。効果があるのは、運動を何もしていない人がそれを始めたときだ。おそらく運動を始めることだけが効果的なのではなく、それと同時に食事などライフスタイルが健康的になるからではないかと思う。

しかし、生活を健康的なものに変えようとする努力は「無駄な抵抗」に終わることも多い。中高年になると、幼いころからのさまざまな要因が積み重なって健康や疾病リスクを大きく左右する。幼いころに身につけた食習慣は、大人になってからなかなか変わらない。そもそも、休日にジムに通うなど、健康に気をつけた生活を送ろうという心がけが生まれてくるかどうかも、これまでの生活の過ごし方に大きく左右されるのではないか。

この点に関しては、疫学の分野で「ライフコース・アプローチ」という確立した考え方がある（クー＝ベン・シュロモ〔一九九七〕）。これは、成人期における疾病の原因を、胎児期や幼少期、さらにその後の人生をどのような環境で過ごし、どのような軌跡を辿ってきたかに注目して説明しようとする考え方である。このライフコース・アプローチから見ると、教育や学歴はきわめて重要な要因となる。そう考えられる理由は三つある。

第一に、どのような教育を受けたかによって、その後の人生が大きく左右され、それによって健康にも大きな影響が出てくると考えられる。学歴によって就業形態や所得などが左右されると、それを経由して健康にも影響が出てくるというのが普通の考えだろう。

第二に、教育そのものによって健康に関する知識（健康リテラシー）が高まり、健康によい生活を送るよう心がけるようになるかもしれない。

そして、第三に、教育は幼少期における社会経済的要因によって左右されるから、学歴はそうした要因の「代理指標」として受け止めてもよさそうである。

中高年になると、社会人として大学や大学院などに通っている人は別として、学歴はほぼ確定している。その確定した学歴によって、中高年の健康格差はどこまで決定されているのだろうか。第1節ではその問題を扱うが、そこでの注目点は学歴による健康格差が加齢によって「拡大」するかどうかである。

学歴による健康格差が存在することについては、細かな分析をするまでもなくある程度の察しがつく。問題は、健康格差が中高年において拡大傾向を示すかどうかだ。高齢層では健康格差が大きいことが知られているので、おそらく答えはイエスであろう。それをまず確認する。

さらに、仮に格差が拡大するとすれば、それはどのような要因を経由してもたらされるのかという問題を考える。学歴が高くないと、所得面や雇用形態面で不利な立場に立たされる。それが健康にマイナスの影響を及ぼすことは容易に推察される。喫煙や運動不足など、健康行動にも差が出てくるかもしれない。また、前章で取り上げた社会参加活動も、学歴に左右される可能性もある。

教育は、そうしたさまざまな経路を経由して、いわば間接的な形で健康格差を広げるのだろうか。もしそうであれば、政策介入という観点から見れば、教育による健康格差には「救いようがある」面が残っていることになる。学歴と教育をつなげる要因を狙って政策介入を行えば、格差縮小を目指せるからである。実際はどうなっているのだろうか。第1節では、こうした問題も考える。

第2節では、話をさらに具体的にする。学歴の違いによって、日常生活活動での支障が発生し、生活習慣病を発症するリスクがどこまで異なってくるかを調べる。第4章第1節では社会参加活動を行っているかどうかで生活習慣病の発症リスクがどこまで異なるかを調べた。ここでは、学歴の違いがもたらす帰結について考える。学歴で生活習慣病の発症リスクまで違ってくるとすれば、深刻な話である。

一般的に言うと、健康の社会経済的な決定要因に関する分析に際しては、さまざまな決定要因が健康をどこまで左右するかを知りたいのに、健康がその決定要因に影響するという逆の因果関係を取り除くことが難しい。しかし、分析対象を中高年に限定し、その健康への影響を考える場合は、話がずいぶん容易となる。すでに述べたように、学歴はすでにほぼ決定されているので、こうした逆の因果関係を考える必要がなくなるからだ。

その一方で、面倒な問題が起こる。つまり、学歴によって健康面で格差が生じるとしても、それは教育そのものに原因を求めてよいのか、という問題である。読者の皆さんもご記憶のように、学校では保健体育という授業はあるにはあるが、健康になるにはどうすればよいか、それほど体系的に教えているとは思えない。また、数学や英語など、普通の科目の授業を長い年数受けたとしても、その分だけ健康になるわけではないだろう。学歴は、実は教育とは別のものを示しているように思う。もしそうなら、政策介入のあり方もずいぶん異なってくる。

最後の第3節は、いわば「おまけ」だ。第1節、第2節とは話をガラっと変えて、夫が引退したときの妻のメンタルヘルスについて考える。中高年の健康問題に関する話題として、気楽に——人によってはそうも言っていられないかもしれないが——読んでいただきたい。夫が定年を迎え、仕事を辞めると、家でブラブラする。夫はそれでよいかもしれないが、妻はイライラする。これを「引退夫症候群」(retired husband syndrome)と言う。おもわずニヤリとしてしまうような話題だが、女性にとっては深刻なテーマかもしれない。しかし、妻がそうなってしまうと困るので、夫もけっして無視できない。

引退が健康面に及ぼす影響については、すでに多くの研究が蓄積されており、筆者も別のところで報告したことがある。こちらのほうが、高齢者の健康問題という観点から言えば、重要なテーマだと言える。しかし、配偶者の引退が健康に及ぼす影響についても、最近いくつかの研究が発表されている。ここでは、夫が引退した後の妻のメンタルヘルスの変化に注目し、その変化を左右する要因について議論する。

第1節　学歴が決める中高年の健康格差

「健康資本モデル」の考え方

教育と健康との関係は、医療経済学においてきわめて重要な研究テーマとして位置づけられてきた。教育が健康に及ぼす影響に関しては、グロスマンによる「健康資本モデル」（health capital model：グロスマン〔一九七二〕）が代表的である。まず、このモデルの考え方を簡単に紹介しておこう。

健康資本モデルは、健康を一種の「資本」として捉える。工場の機械装置、銀行に預けている金融資産のように健康を扱うわけだ。経済学に親しんでいれば「なるほど」と思うかもしれないが、そうでなければちょっと引っかかる発想ではある。

それはともかく、この健康資本が豊かであれば、仕事をして高い賃金を得て消費に回すこともできるし、余暇を楽しむこともできる。健康であることそれ自体から喜びを得ることもできよう。つまり、健康資本が豊かであるほど、人々の効用が高まることになる。効用も経済学の言葉だが、要するに幸せのことだと思っていただいてよい。

健康資本モデルによると、教育が健康にプラスの影響を及ぼすのは、教育によって「生産的効率性」(productive efficiency)と「配分的効率性」(allocative efficiency)が高まり、健康資本の蓄積がより効率的に進むためだと説明される。

このうち、前者の生産的効率性は、教育を受けるほど、同じだけ健康に投資しても、より健康になる——経済学の用語で言うと、「限界生産力」が高まる——ことを意味する。健康に「投資」するという意味は分かりにくいが、同じ治療を受け、同じ薬を飲んでも、医師の説明をよく理解して正しく対応する、ということらしい。

一方、後者の配分的効率性とは、教育を受けるほど、使えるお金が同じであっても、健康によい投資を行うことによって、より健康になることを意味する。説明としては、こちらのほうが分かりやすい。同じ食品を購入するにしても、教育を受けるほど、健康によいものを選ぶといったことを意味すると考えてよい。

筆者は、健康資本という考え方を理解できないわけではないが、教育と健康との関係に関するこうした説明――それを実証的に確認する研究も数多くあるのだが――にいまひとつ納得できないところがある。教育を受けるほど、生産的効率性や配分的効率性が高まるという傾向はあるかもしれないが、それは教育を受けたことの結果と解釈できるのだろうか。

シグナルとしての学歴

これと同じような話は、学歴の経済学的な意義づけに関しても昔から耳にする。この点については、二つの考え方がある。まず、教育を受けるほど高い技能が身につき、生産性が高くなるという、ベッカー流のいわゆる「人的資本モデル」がある。ここでは、教育を受けることは、生産要素である人的資本の蓄積を意味する。このとき、学歴は人的資本の蓄積レベルを示すことになる。この発想は、グロスマンの健康資本モデルとよく似ている。もっとも、グロスマンのモデルはこの人的資本モデルに依拠しているから、当然のことかもしれない。

もう一つの考え方は、学歴が高いことは、その人にもともと備わっている能力を示すものだという、M・スペンス流の「シグナリング・モデル」である。教育に生産性を高める効果があるとしても、それは副次的なものだとみなす。人々は、自分の能力の高さを他人に知らしめるためにこそ、高い授業料を払って教育を受け続け、学歴の高さを示そうとすると考えるわけだ。

これは、一方だけが正しく、他方が間違っているといった話ではなく、どちらも一面の真理を突いているということだろう。また、もともと能力の高い者が、教育を受けることによってさらに能力を高めるという、両モデルの考え方が重なり合う状況も考えられる。

しかし、どちらのモデルが成り立つとしても、学歴が高いほど生産性も高いという関係は統計的に残る。したがって、他人がその人の生産性を知ろうとするとき、当たり外れはもちろんあるだろうが、学歴は重要な判断材料となる。学歴は、説明の仕方はどのようなものであれ、その人の生産性を反映する精度の高いシグナルとなり得る。だからこそ、人々は学歴に注目するのである。

本節で問題とするのも、学歴が健康格差を決定づけるものとして、どれだけ精度の高いシグナルと言えるか、という点である。筆者は、健康への影響という点に関して言えば、グロスマンの健康資本モデルの考え方には納得できない面がある。生産的効率性にせよ、配分的効率性にせよ、理屈は分かるが、教育そのものに大きな健康増進効果があるとは筆者には思えない。

学歴による教育格差は拡大するか

学歴による健康格差の存在は、すでに多くの研究によって明らかにされている。学歴は、それが大きく左右する所得と並んで、健康に大きな影響を及ぼす重要な社会経済的要因の一つであることはほぼ常識と考えてよいだろう。

問題はむしろ、学歴による健康格差が加齢とともに拡大するかどうかである。これは、ただでさえ疾病リスクに晒されやすくなる高齢層の格差是正を目指す政策介入のあり方を考えるうえできわめて重要である。その場合、健康の水準だけでなく、健康の変化の方向やその度合いが注目されることになる。

この点に関する先行研究を見ると、健康の教育格差は加齢によって拡大するという「累積的不利仮説」(cumulative disadvantage hypothesis) を支持する実証分析が少なくない。しかし、健康格差は加齢によってむしろ縮小していくという「年齢平準化要因仮説」(age-as-leveler hypothesis) もあり、国全体の平均値など集計データのレベルではこの仮説を支持する傾向が見られることもある。

世代が若くなるにつれて高学歴化が進むので、学歴の意味は世代によって異なる。また、健康状態がよくない人は平均寿命も短いはずなので、同一時点のデータを用いて教育による健康格差を分析する場合には、注意が必要である。

しかし、直感的には、累積的不利仮説のほうが当てはまりやすいように思える。それを確かめるためには、同一個人の健康状態をできるだけ長期にわたって追跡できるデータが必要となる。そのため、ここでもほかの章で利用している、厚生労働省の「中高年者縦断調査」の調査結果に基づいて分析を進める。

格差拡大の直接要因と間接要因

統計を調べてみた結果、仮に加齢によって教育による健康格差が拡大することが確認されたとしても、それが何によってもたらされたのかを明らかにしておく必要がある。

まず、常識的に考えると、学歴の違いが成人になってからの社会経済的要因や健康行動などに影響し、それがさまざまな健康変数やその変化のペースに影響するという、媒介経路の存在が十分推察される。

つまり、学歴が低ければ、所得や雇用面で不利な立場に立たされ、健康資本モデル風に言えば、健康への投資を効率的に進めることが難しくなる。その結果、健康資本の蓄積ペースが学歴によって大きく乖離し、それが健康格差につながっていく。以下では、このようにさまざまな媒介経路を経て学歴が健康に及ぼす効果を、学歴の「間接効果」と呼ぶことにする。

その一方で、学歴の健康に及ぼす効果の中には、そうした間接的な経路を経ずに、健康に直接影響するものもあるかもしれない。ここでは、そうした効果を学歴の「直接効果」と呼ぶことにする。この直接効果のウェイトは、分析対象に加える媒介要因の種類を増やせば増やすほど低下するだろう。

しかし、学歴の影響を受けやすいと考えられる、あるいは政策介入の対象としやすい社会経済的要因や健康行動をできるだけ幅広く把握し、それらの媒介効果を総計しても説明しきれない影響が存在する可能性がある。あるいは、学歴は何らかの個人属性、あるいは親や家庭環境要因によってかなり左右され、そうした要因が直接的に個人の健康を直接決定してしまうという側面もあるだろう。

このように把握される学歴の直接効果は、学歴が健康に及ぼす影響のうち間接効果では説明できない残余としての性格を持ち、その意味では積極的に意味づけることは難しい。しかし、媒介要因の候補として常識的に考えられるものを幅広くカバーするほど、そこから得られる間接効果と直接効果の比重は、人々の健康に関する政策介入のあり方に大きな意味を持ってくる。

というのは、間接効果の比重が大きいほど、成人期において、媒介経路をいわば「狙い撃ち」にするタイプの政策介入が効果を上げる可能性が出てくるからである。逆に、間接効果が限定的で直接効果の比重が大きければ、学歴による健康格差の拡大効果を成人期になってから抑制することは難しくなる。教育格差の是正に力を入れるか、あるいは家庭環境など教育格差を生む要因への介入が必要だ、という結論が導かれるかもしれない。

学歴・健康・媒介要因

本節および第2節において最も重要な変数は、学歴を示す変数である。分析に用いる厚生労働省の「中高年者縦断調査」では、最後に卒業した学校として、中学校、高校、専門学校、短大・高専、大学、大学院、その他、という七つに分けている。本稿では、学歴を「中卒」「高卒」（高校、専門学校、その他）「大卒」（短大・高専、大学、大学院）という名称で三つの段階に分類する（短大・高専を「大卒」ではなく、「高卒」のほうに含めても、結果に大きな違いはない）。

なお、このように学歴をいくつかの段階に分けるのは、もちろん普通のやり方ではあるが、統計的に扱いにくいという問題がある。例えば、中卒＝1、高卒＝2、大卒＝3、と順序付けをしたとしても、大卒が中卒の三倍の価値があるというわけではない。学歴を、所得や体重のように、値の大きさをそのまま比較できる数（それを「基数」という）として扱うことができれば、ありがたいのだが。

そういう要望に応えたのかもしれないが、「リジット・スコア」という尺度がある（リジットは、ridit と書くが、この言葉の意味を筆者は知らない。辞書にも見当たらない。ご存じの読者がいれば、教えていただきたい）。例えば、人口に占める中卒、高卒、大卒のウェイトがそれぞれ一〇％、五〇％、四〇％であるとしよう。そして、学歴が低いほどスコアが高くなるようにすると、学歴のリジット・スコアは、

大卒：〇・四／二＝〇・二
高卒：〇・四＋〇・五／二＝〇・六五
中卒：〇・四＋〇・五＋〇・一／二＝〇・九五

としてそれぞれ計算される。つまり、各学歴のウェイトを反映して、その学歴が社会全体から見て相対的にどのような位置にあるかを大まかに示したものが、学歴のリジット・スコアである。このリジット・スコアは、概念的には〇から一の間の値をとる。ここでは、学歴が最も高い場合が〇、最も低い場合が一となる。

このリジット・スコアを使うと、学歴を所得や体重のような基数として扱うことができる。本

節の分析対象となるサンプルの場合、学歴リジット・スコアは、男女ともに中卒、高卒、大卒でそれぞれ約〇・九、約〇・五、約〇・一となっている。ただし、このリジット・スコアは順序を示す変数を基数に変換する方法なので、学歴の区切り方によって値が変わってくることには注意が必要である。

一方、健康変数としては、これまで何度も使ってきた主観的健康感とK6スコア（第1章末の《テクニカルコラム2》参照）に注目する。主観的健康感は、「あなたの現在の健康状態はいかがですか」という質問に対して、「大変良い」「良い」「どちらかといえば良い」「どちらかといえば悪い」「悪い」「大変悪い」という六段階で答えさせている。ここでは、「大変良い」から「大変悪い」に一から六の値を割り当てる。値が大きくなるほど、健康状態は悪くなる。K6スコアはメンタルヘルスを示す尺度であり、〇から二四までの値をとる。値が大きいほど、抑鬱の状態が深刻になる。

さらに本節では、学歴と健康を結びつける媒介要因となる候補として、所得水準、就業形態、健康行動、婚姻形態、社会参加活動を取り上げる。いずれも、第一回調査時点で観測された状況に注目する。

より具体的に言うと、所得水準に関しては、家計規模で調整した家計支出額を三分位に分け、最下位の第一分位に属する場合を「低所得」とする。就業形態に関しては、仕事をしていない者を「無就業」、会社・団体などの役員や正規の職員・従業員、自営業主を「安定就業」、それ以外のパート・アルバイトなどを「不安定な就業」とする。健康行動としては、喫煙、飲酒、運動、食生活の様子を取り上げる。婚姻状態に関しては、配偶者の有無に注目する。さらに、社会参加活動については、第4章で説明した調査項目に基づき、いずれの活動にも参加していない場合を「参加活動不参加」とする。

以上の設定に基づき、「低所得」「不安定な就業」「無就業」「喫煙」「過度の飲酒」「運動せず」「不適切な食生活」「配偶者なし」「社会参加活動せず」という九つの変数を、学歴が健康に及ぼす影響を媒介する可能性のある要因と考えよう。

学歴による健康格差は加齢によって拡大するか

それでは、実際にデータに当たってみよう。図表5－1は、主観的健康感とK6スコアの平均値が第一回調査（二〇〇五年）から第一二回調査（二〇一六年）にかけてどのように変化したかを、男女別に簡単に比較してみたものである。主観的健康感のスコアは一から六までの値をとり、値が大きいほど自分の健康をよくないと感じている。また、K6スコアは〇から二四の値をとり、値が大きいほど抑鬱の度合が高いことを示す。

この表からは、次のような点が分かる。まず、主観的健康感について、第一回調査の結果を見ると、男女ともに学歴が高くなるほどスコアが高くなる、つまり、自分の健康に対する評価が低くなることが確認される。例えば、男性の場合、中卒と大卒の平均はそれぞれ二・八二と二・五

図表5－1　学歴による健康格差は拡大するか：2005年に50歳台だった人の健康を追跡する

	第1回調査（2005年）		第12回調査（2016年）		
	平均	中卒・大卒間格差	平均	中卒・大卒間格差	*N*
主観的健康感（1-6, 値が高いほど悪い）					
男性					
中卒	2.82		3.08		1,620
高卒	2.72	0.23	2.93	0.33	5,181
大卒	2.59		2.76		2,875
女性					
中卒	2.89		3.08		1,825
高卒	2.69	0.29	2.89	0.30	7,164
大卒	2.60		2.78		2,150
K6スコア（0-24, 値が高いほど悪い）					
男性					
中卒	2.68		3.14		1,426
高卒	2.69	0.03	2.89	0.56	4,862
大卒	2.65		2.57		2,813
女性					
中卒	3.09		3.78		1,597
高卒	3.03	0.01	3.47	0.40	6,784
大卒	3.09		3.38		2,102

（出所）厚生労働省「中高年者縦断調査」より筆者作成。

九だから〇・二三の違いがある。

ところが、一一年後の第一二回調査ではどうなっているだろうか。男性の場合、中卒と大卒の平均はそれぞれ三・〇八と二・七六になっている。学歴に関係なく、スコアは上昇、つまり、健康状態は悪化している。しかし、第一回調査の時点で〇・二三だった中卒と大卒の差は、第一二回調査の時点では〇・三三へと拡大している。つまり、学歴による健康格差は、この一〇年あまりの間に拡大しているわけである。一方、女性の場合は、加齢による格差拡大は男性と比べると限定的なものにとどまっている。

同様の比較は、K6スコアについても行うことができる。図表5－1の下段がその結果を示しているが、次のような点が指摘できる。まず、男女ともに、第一回調査の時点では、学歴によるスコアの違いはあまり明確ではない。しかし、その後のスコアの変化には顕著な差が出てくる。男女ともに、学歴が低いほどスコアの上昇幅が大きくなり、第一二回調査の時点では、学歴による明確な格差が確認される。

学歴による教育格差拡大の「勾配」を調べる

学歴による健康格差拡大効果を、もう少し詳しく調べておこう。具体的には、第一回調査から第一二回調査までの主観的健康感スコアの変化を、学歴のリジット・スコアによって説明することを考える。ここでいう学歴のリジット・スコアとは、すでに説明したように、理論的には○から一の間の値をとり、学歴が低いほど高い値をとるように設定している。

図表5－1で示されたように、学歴による健康格差が加齢によって拡大するのであれば、学歴のリジット・スコアが高いほど、主観的健康感スコアの上昇（悪化）幅は大きくなるという関係が得られなければならない。もしそうなら、それはどの程度か。それらを具体的にチェックしておくわけだ。

得られた結果を紹介すると、次のようになる。男性の場合、学歴リジット・スコアが〇から一に上昇すると、主観的健康感スコアの上昇幅は〇・三ほど高まることが分かる。こうした値は、学歴に対するスコア上昇幅の勾配（傾き）を示すので、「格差勾配指数」(slope index of inequality：SII）と呼ばれる。

男性の場合、主観的健康感スコアの平均は二・七、標準偏差は〇・九なので、格差勾配指数の値は無視できない大きさだと言える。一方、女性の格差勾配指数は、男性よりやや小さく〇・二前後である。平均や標準偏差は男性とだいたい同じなので、女性の場合も無視できない。

主観的健康感スコアの上昇幅の代わりに、K6スコアの上昇幅を用いても、同じような結果が得られる。学歴リジット・スコアが〇から一に上昇すると、K6スコアの上昇幅は、男性は〇・七、女性は〇・五ほど大きくなる。K6スコアの標準偏差は男女ともに三・九ぐらいなので、ここでも学歴による違いは無視できない。

このように、少なくとも中高年に関する限り、学歴による健康格差は、男女ともに加齢によって拡大傾向を示すこと、すなわち、累積的不利仮説が成り立つことが確認される（以上の結果は、統計的にも有意)。この調査の対象サンプルは、第一回調査では五〇歳台だったので、第一二回調査では定年を迎え、年金生活に入った人たちがかなりいる。このように人々が高齢層入りする段階で、学歴による健康格差はある程度拡大していることになる。

学歴による格差拡大をもたらす要因は何か

それでは、こうした健康格差の拡大をもたらす要因は何なのだろうか。

それを調べるために、複数の方程式を同時に推計する、「構造方程式モデリング」(structural equation modeling) という手法を用いる。この手法の説明はやや技術的になるので、面倒な話はごめんだという読者は、「この手法によって、学歴による健康格差拡大の要因を分解できるらしい」と取りあえず想定していただき、以下の説明は読み飛ばして次項に進んでいただきたい。

この構造方程式モデリングでは、まず、前項で説明した方法と同じように、第一回調査から第一二回調査までの主観的健康感スコアの変化を、学歴のリジット・スコアによって説明する方程式を推計する。ただし、この方程式には、学歴のリジット・スコアや第一回調査時点における主観的健康感だけでなく、学歴が健康に及ぼす影響を媒介すると考えられる、九つの変数も説明変数として加える。さらに、第一回調査時点における主観的健康感や年齢、居住地域の影響も取り除いておく。これも、先ほどの方法と同じだ。

次に、その九つの変数それぞれについて、学歴のリジット・スコアで説明する合計九本の方程式を推計する(ただし、ここでも個人属性の影響を取り除く)。

例えば、「低所得」という要因を例として、このモデルがどのようにその働きを反映させるかを説明しよう。学歴が低いと、低所得の確率が高まる。そして、低所得だと、それによって健康に対する投資が抑制されるはずなので、その結果、主観的健康感は悪化するだろう。そのような形で、低学歴→低所得→主観的健康感の悪化、という媒介経路が考えられる。この経路が実際に存在すれば、（1）低所得を学歴リジット・スコアで説明する方程式において、同スコアの係数がプラスに、そして、（2）主観的健康感スコアの変化を説明する方程式において、低所得の係数がプラスになっているはずである。こうした経路を、低所得以外の八つの変数についてすべて方程式に組み込んでおくわけだ。

さらに、そうして得られた係数に基づいて、学歴が健康に及ぼす影響を、所得水準などそれぞれの媒介要因がかかわる間接効果と、そうでない直接効果に分ける。間接効果と直接効果のウェイトを比較することもできる。

間接効果は意外と限定的

図表5－2は、右に紹介した構造方程式モデリングの推計結果に基づいて、健康格差の拡大をもたらした要因を整理したものである。ここから次のような点が指摘できる。

主観的健康感の場合、教育の影響が、所得や雇用状態などその他の社会経済的要因を媒介して間接的にその格差拡大につながる割合は、男性で三割弱、女性では二割弱と意外と限定的である。一方、K6スコアの場合は、主観的健康感に比べると、媒介効果のウェイトは男女ともに四割前後とやや高めになっている。しかし、どちらにしても、学歴による健康格差拡大の効果は、

図表5－2　学歴による健康格差は何を経由して拡大するのか：2005年に50歳台だった人を追跡する

	主観的健康感		K6 スコア	
	男性	女性	男性	女性
				（比率、%）
直接効果	72.9***	82.9***	57.6***	61.8***
間接効果	27.1***	17.1***	42.4***	38.2**
低所得	2.7	3.1	1.2	10.7*
不安定な就業	0.8	2.2	3.7*	12.6*
無就業	0.8	−3.9**	3.2*	−8.3*
喫煙	7.5***	2.7**	11.5***	3.1
過度の飲酒	0.2	0.2	0.0	0.2
運動せず	9.8***	6.7**	9.8*	13.0*
不適切な食事	−0.8	0.3	−0.7	−1.6
配偶者なし	2.5*	0.6	6.8**	1.6
社会参加活動せず	3.6**	5.2*	6.9**	6.8
合　計	100.0	100.0	100.0	100.0

（注）学歴による健康格差拡大（2005–16年）の要因分解の結果をまとめたもの。
***p<0.001, **p<0.01, *p<0.05
（出所）厚生労働省「中高年者縦断調査」より筆者作成。

間接効果より直接効果のほうが大きいという結果になっている。

個別の媒介要因について見ると、運動せず、喫煙、社会参加活動せず、といった要因が学歴の効果を男女ともに媒介していることが分かる。しかし、いずれも、それほど大きなウェイトを占めているわけではない。その中では、運動せずという要因を媒介する効果が男女ともにやや大きめになっているぐらいだ。

また、低所得という所得水準を経由した間接効果が、女性のK6スコアを別にすると、全体に占める比重も低く、統計的に有意でないことも注目される。学歴が所得水準を引き下げるという効果はもちろん確認できるのだが、所得水準が学歴とは独立した形で健康に及ぼす効果は限定的である。したがって、所得水準を経由した間接効果も限定的になるという形になっている。

なお、就業形態を経由した間接効果については、結果はやや複雑である。主観的健康感に対しては、男性の場合、不安定な就業、無就業は効果も小さく、統計的に有意でもない。女性も、不安定な就業の効果が限定的であることは男性の場合と同じだが、無就業はマイナスの媒介効果をもたらしている。

このように、主観的健康感への影響に関する限り、就業形態の違いによる効果は、学歴とは独立した形では健康に効果を及ぼしていない。また、女性の場合は、無就業がマイナスの間接効果を生んでいる。これは、高学歴であれば、高所得の男性と結婚し、専業主婦になることが健康面でプラスになるという経路の存在を示唆していると考えられる。

しかし、K6スコアについては、就業形態を経由した間接効果は有意な形で存在する（ただし、女性の無就業は、主観的健康感の場合と同様にマイナスの間接効果を生んでいる）。非正規雇用など不安定な就業形態や無就業といった就業形態は、将来の先行き不安につながり、学歴とは独立した形で中高年のメンタルヘルスに影響を及ぼすものと考えられる。

教育の「直接効果」が意味するもの

ここでの分析は、教育が健康格差拡大に及ぼす影響は、さまざまな媒介要因を通じた間接的なものよりも、直接効果のほうが大きいことを示している。

しかし、こうした分析に対しては批判があり得る。つまり、ほかにも検討していない媒介要因が無数にあるはずであり、それを分析に含めたら間接効果のウェイトはもっと高まるはずだ、と。

この批判は、もちろん間違っていない。確かに、ここで定義している直接効果は、教育と健康格差との関係のうち、間接効果では分析できない残余にすぎず、直接効果という名前もミスリーディングであるかもしれない。しかし、ここで取り上げた媒介要因は、教育と健康を結びつけていると思われる主要な変数をかなり網羅している。したがって、仮にほかの要因を分析に付加しても、間接効果のウェイトはそれほど高まらないと思う。

筆者のこうした考え方が正しいとすれば、人々が教育を一通り完了し、学歴が確定した時点で、その後の健康状態やその変化のペースはかなりの程度決まってしまうことになる。学歴が低いと健康状態は相対的に優れず、しかも、学歴が高い人たちとの健康格差は加齢とともに拡大していく。しかも、媒介要因の果たす役割が限定的であるということは、媒介要因による健康へのマイナス効果を軽減する形で政策介入を行ったとしても、その介入の効果は学歴による健康格差から見ると限定的であることを意味する。

これは、非常に悲しい話である。しかし、教育は本当にそこまで健康格差を生み出してしまうものなのだろうか。

筆者は、教育そのものには将来の健康をそれほど規定する力は備わっていないと思う。読者の皆さんの記憶の中で、学校で受けた教育の中に健康に直結するようなものはあっただろうか。確かに、学校の先生から、給食の時間には「食べ物の好き嫌いはしないように」と教わり、「おうちに帰ったら手を洗いましょう」「天気のよい日は、できるだけ元気に外で遊ぶように」と言われる。しかし、これは誰もが小さいころに受ける指導であり、学歴とは無関係であろう。高校、大学へと進むにしたがって、学校で教わる内容はむしろ、健康な生活うんぬんとは無関係になっていく。

学歴はむしろ、その人が生まれ育った家庭や地域の社会経済的な要因を包括的に反映したものと受け止めたほうがよさそうである。学歴が高いほど、生まれ育った環境が健康面から望ましかったことを意味する、と解釈するわけである。本節の分析における教育の直接効果は、そうした生まれ育った環境の効果と考えられる。しかも、その直接効果のウェイトが大きいということは、人々の健康はどのような家庭や地域で生まれ育ったかでかなり決定されてしまう、ということを意味する。

第2節　学歴は健康リスクの発生をどこまで左右するか

日常生活活動と生活習慣病への注目

第1節では、学歴が中高年の健康格差をどこまで説明するかという問題を扱ったが、そこで注目したのは、主観的健康感やK6スコアで把握されるメンタルヘルスといった、人々の全般的な健康状態を把握する指標だった。

本節では、議論をもう少し具体的にしたい。日常生活活動における問題発生や生活習慣病の発症が、学歴によってどこまで左右されるかを検討する。つまり、第1節で確認した、学歴による健康格差の加齢による拡大の裏側で何が起こっているかを調べるわけである。

このうち、日常生活活動については、「中高年者縦断調査」は、「歩く」「ベッドや床から起き上がれる」といった一〇種類の活動について、困難に感じるかどうかを尋ねている。ここでは、これら一〇種類の活動について、一つでも「独立ではできないので介助が必要」と回答していれば、「日常生活活動に問題あり」と定義する。

生活習慣病については、第4章第1節ですでに取り上げた。「調査」では、「糖尿病」「心臓病」「脳卒中」「高血圧」「高脂血症」(第一〇回調査からは「脂質異常症」としている)「悪性新生物(がん)」という六つの病気について、医師による診断の有無を尋ねている。それぞれに関して、「あり」と回答していれば有症とみなす。

この日常生活活動と生活習慣病について、第4章第1節と同じように「生存分析」を適用してみよう。例えば、日常生活活動については、第一回調査で日常生活活動に問題がなかった人だけに注目し、学歴によってどの時点で日常生活活動の問題が発生するかを比較する。

なお、第4章第1節では、ハザード比という尺度を用いて、社会参加活動を行っている場合、行っていない場合に比べて、生活習慣病の発症リスク（ハザード）がどれだけ抑制されるかを計算した。ここでも、同じような分析ができる。

つまり、生活習慣病の発症リスクを、すでに紹介した学歴のリジット・スコアで説明する式を推計する。そして、その結果に基づき、学歴が最も低くなった場合（リジット・スコア＝一）の発症リスク（ハザード）が、学歴が最も高くなった場合（リジット・スコア＝〇）の何倍になるかを計算する。こうして得られる比率を、「格差相対指数」（relative index of inequality：ＲＩＩ）と呼ぶ。前節で紹介した格差勾配指数（ＳＩＩ）の親戚みたいな指数である。

高卒未満だと日常生活活動での支障が早く出る

まず、日常生活活動上の問題発生リスクが学歴によってどこまで差が出てくるかを調べておこう。このサンプルは五〇歳台からスタートし、その後の一一年間の様子を追跡しているが、日常生活活動上の問題が発生する確率はそれほど高くなく、全体では五％を割り込む。しかし、学歴によって違いが若干ながら出てくるようだ。

その様子を視覚的に把握するために、第4章第1節でも描いた、カプラン＝マイヤー生存曲線をここでも描いてみる。図表5－3が、それである。スタート時点では健康で、日常生活にまったく問題はなかったのに、時間が経つとともに日常生活活動上の問題が発生していく様子がここに描かれている。

図表5－3　学歴が低いと日常生活活動上の問題の発生リスクが高くなる（カプラン＝マイヤー生存曲線）

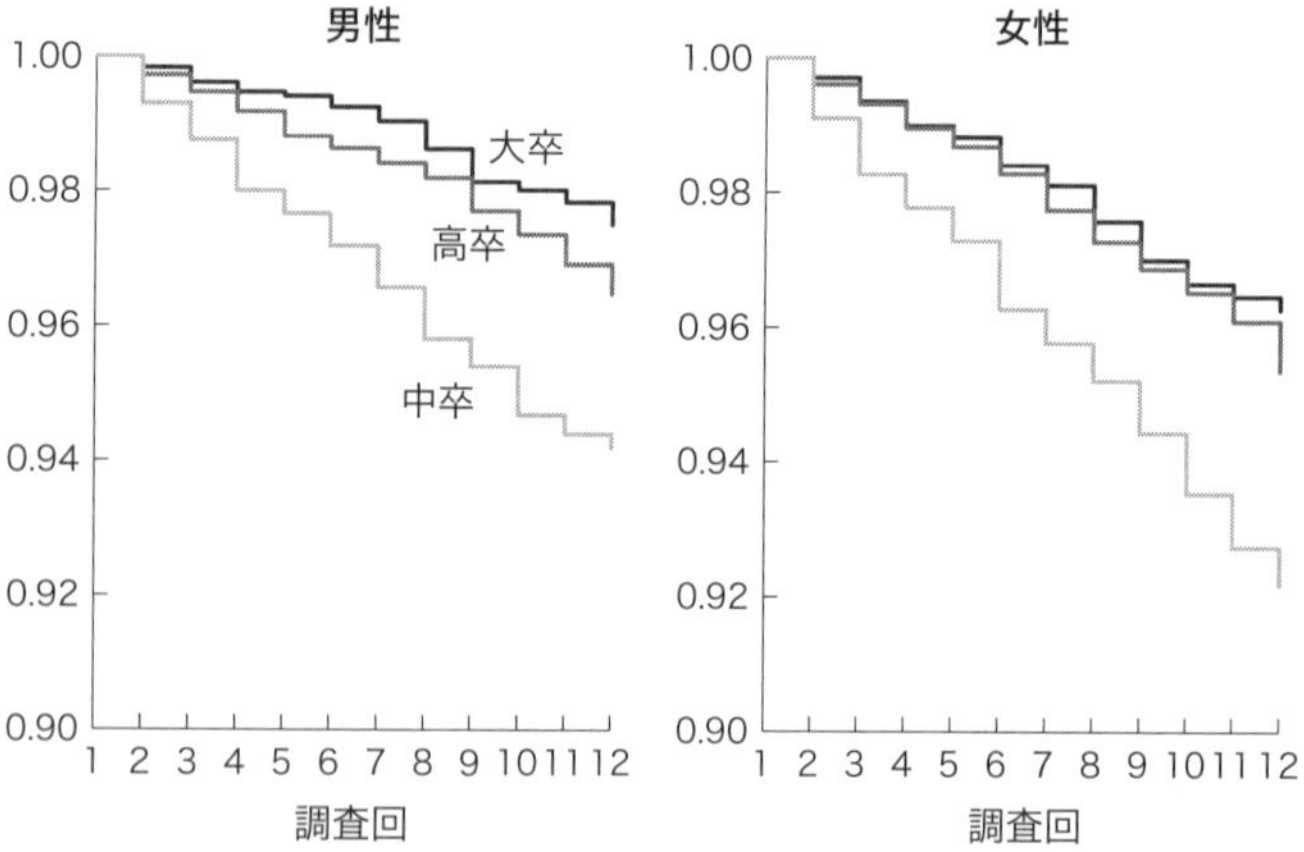

（出所）厚生労働省「中高年者縦断調査」より筆者作成。

この図からも明らかなように、男女ともに、日常生活活動上の問題が発生する確率は学歴が低くなるほど高くなる。なお、この図からは、中卒と高卒以上との間に大きな段差があることも確認される。ここでいう「中卒」は、高校や専門学校に入学したものの卒業に至らず、中退した者も含んでいる。この図が示唆するように、日本における教育の健康格差については高卒かどうかで大きな分かれ目があるようだ。

現在では、ほとんどの人たちが中学校を卒業後、高校や専門学校に進学し、そこを卒業している。にもかかわらず卒業しなかった人たちの多くは、健康面で差が出てくるような社会経済環境に置かれていたのではないかと推察される（もちろん、中学校を卒業してすぐに伝統的な職業や家業に就くといったケースも少なくないだろうが）。ただし、この図では学歴以外の要因の影響は制御していない点に注意する必要がある。

学歴は発症リスク格差をどこまで広げるか

それでは、学歴の違いは日常生活活動面の問題発生リスクや生活習慣病の発症リスクを、どの程度拡大させているのだろうか。ここでは、すでに定義した格差相対指数でその度合いを調べる。つまり、学歴が最も低い場合（学歴リジットスコア＝一）における問題発生・発症リスク（ハザード）が、学歴が最も高い場合（学歴リジットスコア＝〇）に比べて何倍になるかを調べるわけだ。

ただし、第1節でも用いたように、学歴の影響を受けそうな社会経済的要因——所得水準や就業形態など九つの変数で把握する——の影響を取り除かない場合（モデル1）と取り除いた場合（モデル2）とで、格差相対指数がどれくらい違ってくるかを見る。学歴の違いが、さまざまな要因を媒介して健康リスクに影響を及ぼすのであれば、モデル2で得られる格差相対指数はモデル1に比べて大きく低下するはずである。

結果は、図表5－4にまとめてある。例えば、日常生活活動上の問題が発生するリスクの場合、男性では、モデル1の格差相対指数は二・九七となっている。学歴が最も低い場合は最も高い場合に比べて、リスクはほぼ三倍になっている。これは、かなり高い値である。

図表5－4　学歴差は、日常生活活動上の問題が発生する確率を最大で何倍高めるか

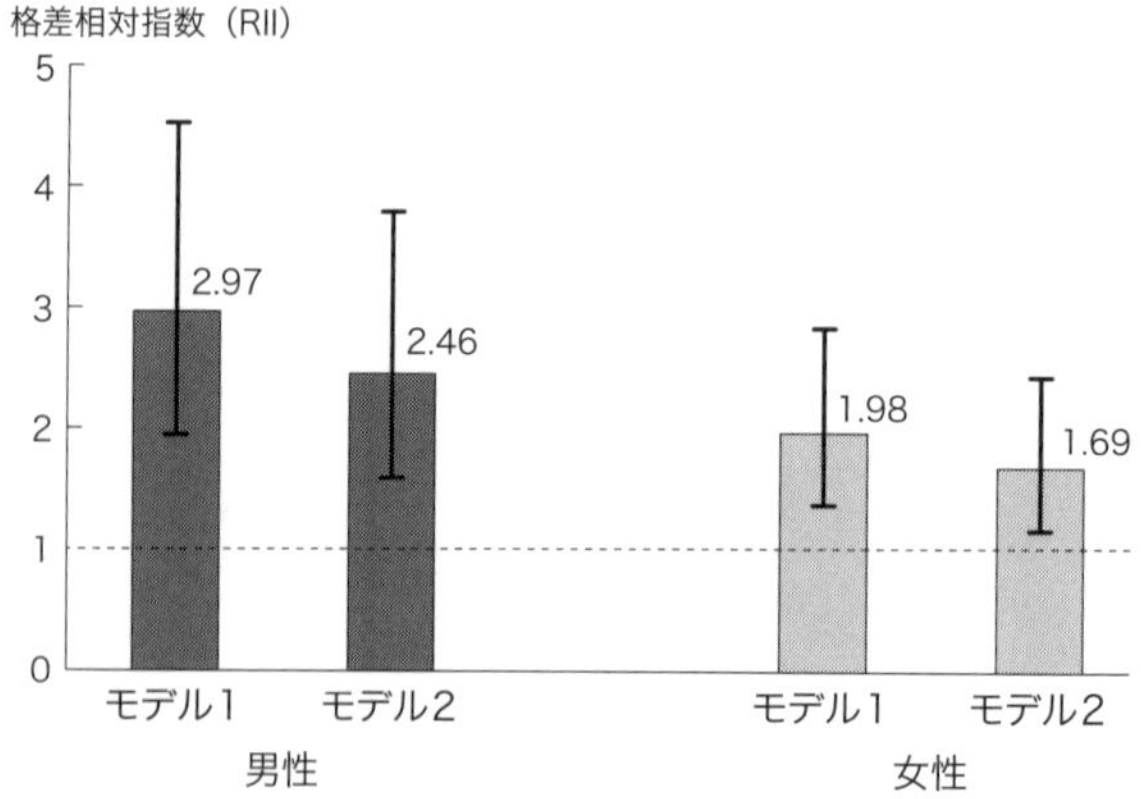

（注）モデル1：社会経済的要因の影響を制御せず。モデル2：社会経済的要因の影響を制御。エラーバーは95%信頼区間を示す。
（出所）厚生労働省「中高年者縦断調査」より筆者作成。

一方、社会経済的要因の影響を取り除いたモデル2では、格差相対指数は二・四六に低下している。モデル1と比較すると、この値は二割弱小さくなっている。この違いは、どのように評価するべきだろうか。学歴が日常生活活動上の問題発生に及ぼす影響はかなりの程度、ほかの要因を媒介せずに、直接的に及ぶ性格のものだと評価してよいだろう。

同様の結果は、女性についても指摘できる。女性の場合、格差相対指数はモデル1で一・九八、モデル2で一・六九だから、学歴の影響は男性に比べると一回り小さい。しかし、それでも、モデル2の値の落ち込み具合は二割弱であり、その程度は男性とあまり変わらない。

図表5－5は、同様の計算を六つの生

図表5－5　学歴差は、生活習慣病が発症する確率を最大で何倍高めるか

	モデル1		モデル2	
	格差相対指数(RII)	95%信頼区間	格差相対指数(RII)	95%信頼区間
男性				
糖尿病	1.49***	(1.25, 1.79)	1.41***	(1.18, 1.70)
心臓病	0.97	(0.79, 1.19)	0.94	(0.76, 1.16)
脳卒中	1.55**	(1.17, 2.07)	1.37*	(1.02, 1.85)
高血圧	1.00	(0.89, 1.13)	1.04	(0.91, 1.17)
高脂血症	0.55***	(0.48, 0.63)	0.61***	(0.53, 0.71)
がん	1.14	(0.92, 1.42)	1.14	(0.92, 1.43)
女性				
糖尿病	2.65***	(2.09, 3.36)	2.56***	(2.01, 3.26)
心臓病	1.12	(0.83, 1.50)	1.10	(0.82, 1.48)
脳卒中	1.97***	(1.33, 2.91)	1.84**	(1.24, 2.75)
高血圧	1.48***	(1.26, 1.73)	1.48***	(1.26, 1.74)
高脂血症	0.59***	(0.51, 0.69)	0.64***	(0.55, 0.75)
がん	1.05	(0.80, 1.37)	1.07	(0.81, 1.40)

（注）モデル1：社会経済的要因の影響を制御せず。モデル2：社会経済的要因の影響を制御。
***$p<0.001$, **$p<0.01$, *$p<0.05$
（出所）厚生労働省「中高年者縦断調査」より筆者作成。

活習慣病についても行い、学歴に関する格差相対指数の値をモデル1とモデル2について比較してみたものである。男女ともに、学歴が低いほど発症リスクが高くなるものとして、糖尿病と脳卒中の二つが挙げられる。女性の場合は、それに高血圧が加わる。

一方、高脂血症は男女ともに、学歴が高いほど発症リスクはかえって高くなる。第4章第1節では、社会参加活動を行っている場合、行っていない場合に比べて高脂血症の発症リスクが高くなる結果を紹介したが、それとよく似た、やや意外な結果がここでも示されている。なお、がんは、男女ともに学歴とは無関係である。これも、社会参加活動の場合の結果と同じである。

ここでも大きなウェイトを占める直接効果

さらに、糖尿病や脳卒中、女性の高血圧について、モデル1とモデル2の結果を比較すると、格差相対指数はモデル2のほうが小さくなるが、その差はあまり大きくなく、媒介要因の影響が限定的であることが示唆される。また、高脂血症の場合は格差相対指数が一を下回り、モデル2のほうが一に近づくが、ここでもモデル間の差は小さく、媒介要因を経由した間接効果が限定的であることが分かる。

いずれの結果も、学歴が健康リスクの発生に及ぼす影響がかなり直接的であることを示唆している。そこで、モデル2から得られた推計結果に基づき、学歴が健康リスクに及ぼす影響を直接効果と間接効果に分けて、そのウェイトを計算することもできる。表では報告していないが、日常生活活動や糖尿病、脳卒中、高血圧（女性のみ）について計算してみると、いずれの場合においても、直接効果のウェイトが八割前後とかなり高くなっていることが確認できる。

また、個別の媒介要因のウェイトも計算できる。具体的な計算結果の紹介は省略するが、次のような点が指摘できる。つまり、病気の種類によって結果は一様ではないものの、糖尿病、脳卒中、高脂血症については、男女ともに、喫煙が有意な媒介効果を発揮している。しかし、その喫煙の場合でも、媒介効果のウェイトは、男性の脳卒中の場合の一五・九％が最も高く、総じて限定的である。

どうやら、中高年の健康格差やその拡大ペースは、若いころの学歴でそのかなりの部分が決定してしまうようだ。あまり楽しい話ではない。

第3節 ―― 夫が引退すると高まる妻のストレス

夫が引退すると、妻は……

本節では、閑話休題的に、学歴とはあまり関係のない話をしよう。

「全世代型社会保障」をめぐる議論の中では、高齢者就業をどこまで高めるかが重要な論点となっている。できるだけ多くの人々に働き続けていただき、社会保障や経済全体の「支え手」を増やそうという発想で、年金をはじめとするさまざまな制度改革が検討されている。この問題は、第7章で改めて取り上げる。

高齢者就業の裏側は「引退」だ。引退は高齢者の生活に大きな影響を及ぼすが、ここではこの引退をめぐる、思わずニヤリとしてしまう、あるいは人によっては身につまされるテーマを取り上げる。

それは、「引退夫症候群」である。これは、“retired husband syndrome”の筆者による直訳である。もう少しましな訳し方はないのかとお叱りを受けるかもしれないが、何を意味するのか、読者の方々もだいたい推察していただけると思う。簡単に言えば、旦那さんが定年を迎え、毎日家にいるようになると、奥さんのストレスがたまる——これが引退夫症候群の意味するところだ。

筆者も勤務先の大学の定年が視野に入る年齢になっているが、妻は今から恐れている——「大学を辞めたらどうするの？」「一日中、家に居られるのは困ります」と。筆者は、大学を辞めたら家のパソコンでもできる仕事があればと思っているのだが、「それはだめ。家にいるんだから問題の解決にならない」と妻に一蹴されている。

引退が中高年の健康や喫煙や飲酒などの健康行動にどのような影響を及ぼすかについては、医療経済学や社会疫学の分野で多くの実証分析が進んでいる。引退すれば自由な時間が増えて健康も改善するとか、逆に日々の生活に張り合いがなくなってストレスがむしろ高まるとか、結果は引退までの仕事内容に左右されるとか、もっともらしい結果がいろいろ示されている。それはそれで重要なテーマなのだが、正直言って面白くない。

そうした点に加えて、最近では、本人だけでなく配偶者の健康、とりわけメンタルヘルスに及ぼす影響についても注目が高まっている。日本については、大阪大学のデータを用いたベルトーニ、ブルネッロ両教授による分析が有名である（ベルトーニ＝ブルネッロ〔二〇一七〕）。両教授によると、夫の引退後、妻は精神的なストレス、抑鬱、不眠などメンタルヘルス面の問題を抱える傾向が統計的に確認されるという。同様の傾向をヨーロッパ各国で確認した国際比較研究もある。

状況は、国によってかなり異なるようだ。中国では夫の引退後、妻の健康がかえって改善するという研究もあって面白い。夫の引退を契機にして、時間的に自由になった妻が社会参加活動を行ったり、運動したりする機会が増えるためらしい。ゼミに参加している中国の留学生にこの話をしても、実感に近いという声が返ってきた。

筆者は、個人的経験から考えても、引退夫症候群は十分ありそうな話だと思っている。しかし、中国の研究が示唆するように、社会的・文化的な背景も影響しそうだ。時代によっても異なるだろう。女性の社会進出の度合いや、家庭内における男女の役割分担をめぐる社会的規範で左右される面も大きいはずである。

夫が引退した妻に分析対象を絞る

本節の分析でも、厚生労働省の「中高年者縦断調査」の結果を用いる。配偶者（夫）が仕事を辞め、引退した時点が分かる女性（妻）に分析対象を絞る。ここで言う引退とは、いわゆる定年ではなく、何の仕事もしない――つまり、家でゴロゴロしている（?）――状態に入ったことを意味する。分析対象となるのは約三八〇〇人の既婚女性だ。

こうした妻たちのメンタルヘルスの変化を、夫が引退してからの最大五年間にわたって追跡してみる。五年を過ぎると、場合によっては夫が要介護状態になるなど、別の要因が入り込む可能性があるからだ。メンタルヘルスは、これまで何度も分析に用いてきたK6スコア（第1章末の《テクニカルコラム2》を参照）を用いる。〇から二四までの値をとり、高いほど抑鬱の度合いが高い。

夫の引退は妻のメンタルヘルスにとって、プラスのショックなのか、それともマイナスのショックなのか、それ自体、データに当たってみないと分からない。さらに、メンタルヘルスの変化に与える要因として、ここでは次の三つを考える。

第一は、これまでもしばしば取り上げてきた社会参加活動である。「中高年者縦断調査」では六種類の活動への参加の有無を尋ねている。女性の場合、かなりの人が何らかの活動を行っているので、ここでは、三種類以上の活動を行っているかどうかに注目する。

第二は、夫との過ごし方である。「縦断調査」では、配偶者といっしょに過ごすとき、何をしているかを尋ねている。「会話」「趣味・娯楽」「買物」など全部で八項目から選択させているが、ここでは、五種類以上の活動を行っているかどうかで線引きを行う。

第三は、妻が働いているかどうかである。フルタイム・パートタイムを問わず、収入を得る仕事をしているかどうかに注目する。

要するに、妻（および夫）のライフスタイルの違いに注目するわけだが、ここでは、夫が引退する一年前の状況に注目する。いずれも、夫が引退してから変化する可能性が高いが、引退後の変化は見ない。夫が引退を迎えるに際して、妻がどのような状態であったかだけに注目する。引

図表5－6　夫が引退すると、妻のメンタルヘルスは悪化するか

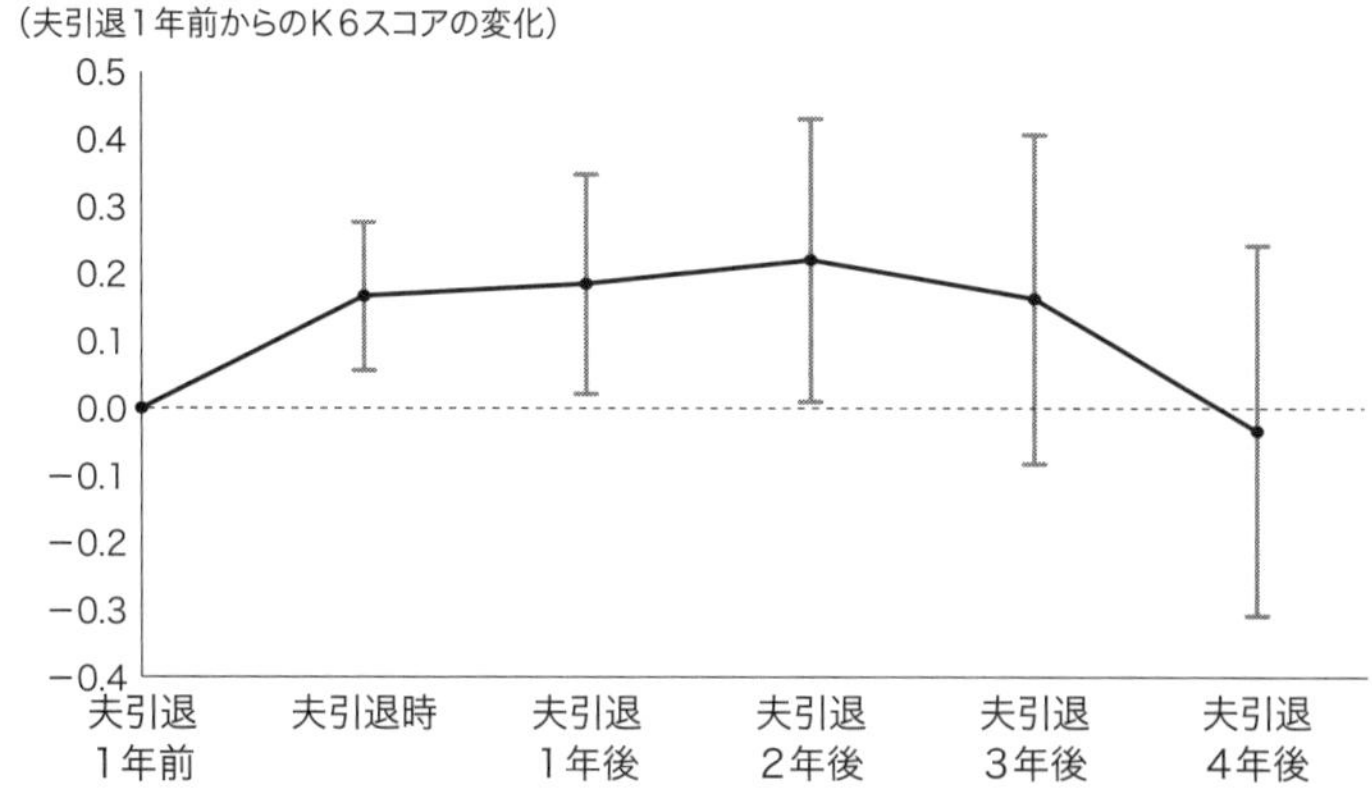

（注）エラーバーは95%信頼区間を示す。
（出所）厚生労働省「中高年者縦断調査」より筆者作成。

退後の変化は、妻のメンタルヘルスの変化の影響を受ける。そこまでは追わない。

注目するのは、妻のK６スコアが夫の引退する一年前の水準を基準としてどのように変化するかである。分析に当たっては、妻の学歴や夫の年齢・学歴、夫が引退する一年前の妻のK６スコアの影響を取り除く。

妻にとって夫の引退はストレスか——答えは「イエス」

最初に、全体として、夫の引退は妻にとってストレスかどうかを確認しておこう。前述のように、関連するいくつかの要因の影響を取り除いて、妻のK６スコアが夫の引退後、どのように変化していくかを簡単に示したものが図表５－６である。折れ線グラフがそれを示しているが、それぞれの点から上下に出ているバーは九五％信頼区間を示している。

この信頼区間が示唆するように、この問題は個人差がかなり大きい。しかし、全体の平均をとると、夫が引退した初年度から二年後までは、妻のK6スコアは夫が引退する前の水準を統計的に見て有意な形で上回って推移している。このサンプルにおける妻のK6スコアの平均は三・四、標準偏差は四・一である。したがって、夫の引退後に〇・二前後上昇するという同スコアの変化は、深刻なショックとまでは言えない。しかし、無視できるほどでもない。

以上の結果を踏まえると、「夫の引退は妻にとってストレスか」という問いに対しては、「イエス」と答えておいていいだろう。つまり、引退夫症候群は成立する。ただし、前述のように個人差がかなり大きく、また、夫の引退後五年も経つと妻のストレスも次第に弱まっていく。第4章第2節の言葉を用いれば、引退した夫と過ごすことに対する「適応」が進んでいく。要するに、慣れてくる（諦める？）。

結果は妻（および夫）のライフスタイル次第

しかし、この問題は結論の一般化を急がないほうがよい。図表5－5に示された、K6スコアの九五％信頼区間が示唆するように、個人差が大きい。そこで、前述のように、夫が引退する直前において、妻が、（1）社会参加活動を活発に行っているかどうか、（2）夫と緊密に過ごしているか、（3）仕事をしているか、という三つの点に注目し、それぞれがどの程度、結果を左右するかを調べてみよう。
具体的な分析方法としては、まず、それぞれの要因を加味して、夫の引退後における妻のK6スコアの変化を説明するモデル式を推計する。次に、その推計結果に基づいて、妻のK6スコアの変化が、妻のライフスタイルの想定によってどのように違ってくるかを推計する。推計結果は、図表5―7にまとめてある。

図表5－7　夫が引退したときの妻の行動が左右される妻のメンタルヘルスの変化

夫引退1年前からのK6スコアの変化		
社会参加活動	不活発	活発
引退時	0.22***	0.07
1年後	0.24*	0.04
2年後	0.28*	−0.04
3年後	0.19	−0.11
4年後	0.00	−0.30
夫との過ごし方	緊密でない	緊密
引退時	0.22***	0.10
1年後	0.30**	0.04
2年後	0.20	0.16
3年後	0.08	0.16
4年後	0.15	−0.31
仕事	なし	あり
引退時	0.16	0.20**
1年後	0.02	0.34**
2年後	0.11	0.26
3年後	−0.20	0.51**
4年後	−0.33	0.26

***$p<0.001$, **$p<0.01$, *$p<0.05$

（出所）厚生労働省「中高年者縦断調査」より筆者作成。

例えば、社会参加活動に関する想定についての結果を見てみると、活動を活発に行っていると、K6スコアは、夫の引退前からほとんど変化しない。これに対して、不活発であれば、K6スコアは二年後まで夫の引退前の水準を統計的に有意な形で上回り続ける。

夫が引退前に夫と緊密に過ごしていた妻の場合も、K6スコアは悪化していない。悪化するのは、緊密に過ごしていない場合である。以上の結果は、ある程度予想されたことかもしれない。社会参加活動に生きがいを感じていれば、夫が家でゴロゴロしていてもそれほど気にならない。夫と仲良く過ごしていれば、夫といっしょに過ごす時間が増えることは歓迎されるのだろう。

しかし、妻が仕事を抱えているかどうかで結果がどうなるかは、なかなか予想しにくい。妻が仕事を抱えている場合、夫が引退すれば、これまで以上に家事を手伝ってくれるようになるので助かる、ということであれば、妻はむしろそれを心から歓迎するだろう。それとは逆に、夫が何も手伝ってくれなかったら、期待が外れて妻は頭に来るかもしれない。実際はどちらか。統計を見て判断するしかないということだろうが、図表5－7が示すように、世の中の平均的な状況は「期待が外れて、妻の不満が高まる」仮説に軍配を上げている。女性の読者の皆さん、いかがでしょうか。

おわりに――明らかになった学歴の重要性

本章では、中高年になってからの健康が学歴によってどこまで左右されるか、という問題を取り上げた。

分析の結果から得られた主要な知見は、次のように整理できる。

第一に、学歴が低いほど中高年の健康状態の悪化するペースが速まるだけでなく、日常生活活動面で問題が発生し、特定の生活習慣病を発症するリスクが高くなる傾向も認められる。学歴による健康格差が加齢によって拡大するかどうかは、先行する実証研究でも大きな注目点となってきた。ここでの分析結果は、加齢による健康格差の拡大を確認するものとなっている。

また、学歴による健康格差を格差相対指数という尺度で評価すると、日常生活活動や一部の生活習慣病については問題発生や発症のリスクが二倍を上回るものもある。学歴による健康格差の度合いが、けっして無視できないことが確認された。

第二に、学歴が健康に及ぼす影響のうち、成人期における社会経済的要因やさまざまな健康行動によって媒介される度合いは、メンタルヘルスの場合を除くと総じて限定的である。学歴が健康に影響を及ぼす経路としては、教育を十分受けられないと所得や就業面で不利な立場に立たされ、医療サービスへのアクセスが抑制されたり、望ましくない健康行動をとったりする可能性が高まるために、健康面でも悪い影響が出てくる、という経路も推察される。本稿の分析は、そうした経路の存在を否定するものではない。

しかし、媒介要因の影響の度合いは総じて限定的である。確かに、メンタルヘルスの場合は、喫煙（男性）や就業形態（女性）、運動（男女）などを媒介した間接効果が学歴の効果の四割近くを占めている。しかし、それ以外の健康アウトカムに関しては、媒介要因の重要性はかなり限定的である。

その傾向は、生活習慣病の場合に特に顕著である。生活習慣病は回答の客観性が比較的高く、媒介される効果の中でメンタルな部分が限定的となり、その結果、直接効果が大きめになるのかもしれない。なお、間接効果の大きさを男女別に見ると、女性のほうがやや低めになる傾向が見られる。これは、女性は男性に比べて喫煙率が低く、喫煙という媒介要因の重要性が限定的になることも一因になっているようだ。

もっとも、こうした結果は、学歴が中高年の健康を決定する「原因」であることを必ずしも示唆しない。教育達成の度合いを示す学歴は、その個人に生来備わっている属性や生まれ育った家庭の社会経済的要因によっても大きく左右されると考えられるからである。もしそうだとすれば、学歴そのものが健康を左右するのではなく、学歴を決定する個人の生来の属性や生まれ育った家庭の社会経済的要因こそが、健康の決定要因として重要だということになる。

しかし、仮にそうだとしても、学歴はその後の健康状態の変化をかなり正確に予測できる、信頼性の高いシグナルとして機能することは否定できない。学歴は、中高年の健康リスクを推察する重要な判断材料として重視するべきである。

ただし、本章で分析できなかったことも少なくない。そもそも、なぜ学歴が健康に影響するのかという問題のほか、解決するべき課題として例えば以下のようなものがある。

例えば、第一に、学歴は外生的に与えられた先決変数として扱ってもほとんど問題ないと考えられるが、ここで取り上げた媒介要因は健康の影響を受ける。本稿の分析に際しては、話を簡単にするために、媒介要因はベースラインで観測される値だけに注目しており、健康から影響を受ける経路は捨象している。

しかし、実際には、媒介変数はベースライン以降に変化し、その意味合いも年齢とともに異なってくる。さらに、媒介変数は健康と互いに影響し合うはずであり、そうした関係が捉えられていない点は注意しておく必要がある。

第二に、生活習慣病の種類によって学歴の影響の仕方がなぜ異なるのかという問題も、本章の分析の範囲を超えるものとして残されている。

第三に、統計分析上の問題点がいくつかある。主観的健康感やメンタルヘルスの変化に関する分析に際しては、対象者の一部が調査から脱落していったことによるバイアスを処理していない。実際、学歴が低いほど脱落する傾向が見られ、推計結果はそのバイアスの影響を受けているはずである。したがって、本章の分析から得られた、学歴が健康に及ぼす影響は過小評価されている可能性が高い。

さらに、学歴の健康への影響は三〇－四〇歳台においても生じていたはずだが、ここではその影響を無視している。特に、日常生活活動の問題発生や生活習慣病の発症に関する分析では、ベースラインで問題のないサンプルに分析対象を限定しており、中高年の健康状態の変化の捉え方にバイアスがかかっている。こうした点を考えると、得られた推計結果の解釈には十分留意する必要がある。

最後に、第3節では、引退夫症候群仮説が成り立つかどうかを調べた。仮説は総じて成り立つものの、妻（および夫）のライフスタイルに大きく左右される、という点がここで得られた最大のメッセージである。

しかし、ここで得られた結果はこれから大きく変化していく可能性がある。その最大の原因は、妻もフルタイムで働くケースがますます一般化していくことだ。引退夫症候群仮説には、妻を専業主婦として暗黙のうちに想定する、時代遅れの側面がないとは言えない。いつ引退するかも、二人で相談して決める事項になっていくかもしれない。

そうなると、引退とメンタルヘルス、あるいは全体的な健康との関係も複雑なものになっていくだろう。実際、最近の研究では、夫婦それぞれの引退と健康との絡み合いを分析しようとする試みも見られる。しかし、引退夫症候群もそうだが、この辺になると政策介入のテーマとは次第に言えなくなる。専門家が分析手法の精緻さを競い合う研究課題としては魅力的だが、結局のところは、「夫婦の間で勝手に解決してください」といった話題になりそうな気もする。

第6章

家族は介護に耐えられるか

●家族介護が男女ともに最大のリスク・イベントである。

●要介護状態になった姑と同居し、
その介護に携わることは女性のメンタルヘルスを
大きく悪化させる要因である。

●親が要介護状態になったということ自体が、
女性のメンタルヘルスを悪化させる可能性がある。

●仕事をせず、親を自宅に引き取り、長時間介護する献身的な介護は、
皮肉なことに、介護の長期化に伴うメンタルリスクの悪化につながる。

はじめに——公的介護サービスは家族介護に依存

少子高齢化が進み、きょうだいの数も少なくなると、人々が家族介護、とりわけ親の介護に関与する確率は自然と高くなっていく。さらに、核家族化が進めば配偶者を介護する可能性も高まる。そうなると、中高年にとって家族介護はますます身近なリスク・イベントとなる。少子高齢化が進む時代は、中高年のメンタルリスクが全体的に悪化する時代だと言えるかもしれない。

二〇〇〇年度に介護保険制度が導入され、介護は公的なサービスとして受けることが一般的になっている。特別養護老人ホーム（特養）など介護施設の増設は介護保険導入後も極力抑制されており、公的介護サービスの拡大はそのかなりの部分が居宅サービスという形をとっている。実際、近年の厚生労働省の統計によると、介護サービス受給者のうち居宅、施設、地域密着型サービスを受けている人の比率は、大まかに言えばそれぞれ七割、一割、二割となっている。

要介護者、とりわけ居宅サービスの受給者の増加は、介護への家族の関与が重要な役割を果たし続けることを意味する。後述するように、本章で扱うサンプルでも、男性で八％、女性で一四％、男女計で一一％前後の人が何らかの形で家族介護に関わっている。訪問介護やデイ・サービス、ショートステイなど、居宅サービスの充実化・多様化は進んでいるが、私たちは家族介護に伴う心理的負担から解放されたわけではない。

また、厚生労働省「国民生活基礎調査」（二〇一九年）を見ると、要介護者が介護者と同居している場合、介護者の要介護者との続柄は、配偶者が二三・八％で最も多く、次いで子が約二〇・七％、子の配偶者が七・五％となっている。介護者の比率は、男性三五％、女性六五％であり、女性のほうがかなり高くなっている。

日本の公的介護の仕組みはおそらく、これからも家族介護を前提としたものになろう。しかし、家族機能が脆弱になりつつあるなかで、日本の家族、とりわけ中高年層は介護から受ける心理的な重荷に耐えられるのだろうか。本章では、この問題を取り上げてみる。

そのために、第1節では、人々の状況を、家族介護を行っているかどうかに二分したうえで、家族介護を行っていればメンタルヘルスがどこまで悪化するかを調べる。中高年という年齢層においては、さまざまなライフ・イベントが発生する。ある人は定年を迎え、ある人は配偶者と離婚する。そうしたなかで、家族介護が始まることは相対的にどれだけの重みを持つのだろうか。

ここで成り立ちそうな仮説は、家族介護が始まることは中高年のメンタルヘルスにとって最大のリスク・イベントだというものである。この見方が果たして正しいどうかを、データに基づいて確認する。さらに、介護する相手の属性によって、介護者のメンタルヘルスがどのように左右されるかについても追加的に検討する。

ここで、分析面で少し工夫したいのは、パーソナリティーなど、観測されない個人の固定的な属性の影響を取り除くことである。神経質な性格の人であれば、そうでない人に比べて、家族介護はストレスに感じるかもしれない。そうしたバイアスをできるだけ排除しないと、家族介護に伴う心理的な負担を正確に把握できない。

第二に、家族介護に伴って、女性のライフスタイルにどのような変化が発生するかを確認する。親が要介護状態になると、当然ながら、自分が家族介護に携わる可能性が高まる。それだけでなく、これまで別居していた親を呼び寄せ、同居を始めるケースもあるかもしれない。最近では、「呼び寄せ介護」という言葉もしばしば耳にする。

そして、しばしば問題になるのは、介護によって仕事を辞めることである。「介護離職」は、社会的な問題となっている。実際、公的介護保険が導入されて以降、女性の労働供給がどのような影響を受けるかが、政策的にも研究面でも重要なテーマになっていた。

実際はどうか。これまで数多くの実証分析が進められているが、労働供給への影響は限定的であるとする研究が意外と多い。日本ではどうなのだろうか。また、そうしたライフスタイルの変化にとって、女性のメンタルヘルスはどのような影響を受けるかを調べている。

第三に、家族介護の長期化に伴って介護者のメンタルヘルスがどのように変化するかを調べてみる。介護期間が長期化すれば、メンタルヘルスが悪化することは一般的に予想される。しかし、第4章や第5章でも取り上げたように、一種の「慣れ」が発生して一方的な悪化はないのかもしれない。

さらに、介護の長期化がメンタルヘルスを悪化させたとしても、それは介護の長期化そのものが悪いのではなくて、介護への関与の仕方に左右される面もあるかもしれない。長時間の介護、親と同居しながらの介護、あるいは、仕事をしながらの介護というように、介護の仕方によって、メンタルヘルスの変化にどのような違いが出てくるかを調べることにする。長期間にわたって介護に携わることが余儀なくされるのであれば、介護にどのように向き合うかが重要な問題となってくるはずだ。

さらに、ここでも社会参加活動の重要性を調べる。第4章では、生活習慣病が発生したときのメンタルヘルスの悪化や適応に対して、社会参加活動を行っているかどうかが大きく影響することを指摘した。同じようなことが、介護の長期化に伴うメンタルヘルスの変化にも当てはまるかどうかがここでの注目点となる。

なお、これらいずれの分析に際しても、同一時点におけるデータを見ているだけでは不十分なところがどうしても出てくる。どの時点で家族介護が始まったかを確認したうえで、その後、家族介護者のライフスタイルがどのように変化し、メンタルヘルスが変化したかを追跡して調べる必要がある。そのため、ほかのいくつかの章と同じように、厚生労働省の「中高年者縦断調査」から得られるパネル・データを最大限活用する。

第1節　家族介護はどこまで重荷か

中高年にとっての家族介護

家族介護が中高年のメンタルヘルスと密接に関連していることは、すでに広く知られており、先行研究も少なくない。少子高齢化が進行すると、公的な介護サービスが充実しない限り、自分の親あるいは配偶者の親を介護する可能性は高まっていく。これからの日本は、家族介護によってメンタルヘルス面で問題を抱える中高年の比率が上昇していく可能性が高い。

さらに、家族介護と介護者のメンタルヘルスの関係については、男女間で大きく異なることや、介護者と介護される者との続柄にも左右されることも明らかになっている。こうした知見は直感的にも理解しやすいものであり、日本のデータを用いても同じような結果が得られることは容易に予想できる。

さらに、二〇〇〇年度に公的介護保険が導入されてから、人々による家族介護に関する考え方がどのように変化したかも興味あるところである。実際、介護保険導入の前後で、とりわけ女性の家族介護に関する義務感が大きく変化していることを示す報告もある。公的な介護サービスが充実してきたことによって、家族介護の負担がむしろメンタルヘルスの悪化要因としての側面を強めているかもしれない。

しかし、中高年のメンタルヘルスにおける家族介護の重要性を把握するためには、彼らのメンタルヘルスに影響を及ぼすと考えられる、そのほかの要因についても注目する必要がある。この点に関して言えば、所得や就業状態など社会経済的要因の影響がまず注目される。実際、経済的貧困や失業、日常生活におけるその他の困窮状態がメンタルヘルスを悪化させることは容易に予想されるところである。メンタルヘルスにおける家族介護の重みは、それらと比べてどうなのだろうか。

中高年のメンタルヘルスに関しては、社会経済的要因だけでなく、家族関係も重要な関係にある。例えば、配偶者との離死別はメンタルヘルスの悪化要因となり得る。さらに、日本のように複数の世代が同居する傾向がある社会では、家族関係のメンタルヘルスにおける重要性も高いはずだ。実際、日本では、家族介護が同居する家族によって行われるケースが少なくなく、介護を担当させられる傾向の多い女性のメンタルヘルスに注目した研究もかなり進んでいる。

さらに、最近では、他人との社会的な関係のメンタルヘルスにおける重要性にも関心が集まっている。一般的に言えば、近所の人たちや知人との良好な関係を維持することは、社会的なサポートを受ける可能性を高め、心豊かに歳を重ねることにつながるだろう。ただし、社会的な関係の重要性は、その個人が置かれた社会的な状況に大きく左右される側面も大きいはずである。

ここでは、こうした点を念頭において、中高年のメンタルヘルスにとって家族介護がどのような重みを持つのかを大まかに調べることにする。ただし、家族介護を行っている人とそうでない人との間で、メンタルヘルスがどう違うかを調べるという通常のアプローチはとらない。その代わりに、それぞれの個人にとって、家族介護を行わざるを得なくなったとき、メンタルヘルスがどのように変化するかという点に注目する。

中高年のライフ・イベントを把握する

本節の分析では、厚生労働省の「中高年者縦断調査」の第一回（二〇〇五年）から第六回調査（二〇一〇年）までで得られた合計で約二万六〇〇〇人のデータを用いる。同じ個人を追跡した調査なので、家族介護を含めライフスタイルのさまざまな変化を把握できることが、この調査の最大の強みだ。

この調査は一九四六年─五五年生まれの世代を対象としており、家族介護について、回答者に「あなたは現在、同居している方や同居していない親族に対して、介護をしていますか」と問い、「している」と答えた人に対して、配偶者、子、自分の父、自分の母、配偶者の父、配偶者の母、孫、兄弟姉妹、その他の親族、その他という一〇の選択肢から「あなたとの関係」を当てはまるものすべて答えさせている。少なくとも一人を自ら介護していれば、家族介護を行っていると考える（それ以外の家族構成員に対する介護は無視する）。このように家族介護を定義すると、分析対象となる全サンプルのうち四分一程度が家族介護に携わっていることになる。

さらに、介護の相手を、自分の父、自分の母、配偶者の父、配偶者の母、その他ということで区別しておく。この年齢では、自分の配偶者を介護するケースはまだかなりの少数派である。大部分が、自分または配偶者の親の介護である。

一方、メンタルヘルスについては、これまでの章でも用いたように、この調査から算出できるK6スコア（第1章末の《テクニカルコラム2》参照）を用いる。同スコアは〇から二四の値をとり、その値が一三以上になると、重度の精神障害があるとされているほか、五以上になると、鬱病の発生確率が一段と高まるなど心理的ディストレスが存在しているとみなされている。以下では、このK6スコアを連続変数として用いた分析を中心とする。

中高年のメンタルヘルスにとっての家族介護の重要性を評価するために、以下では、次のような家族介護以外の要因についても注目し、メンタルヘルスとの関係を比較してみよう。

第一は、世帯所得が、貧困線を下回るかどうかである。貧困線は、厚生労働省が「国民生活基礎調査」に基づいて設定している値に準拠する。

第二は、就業状況である。「仕事をしている」「失業」「非労働力」という三つのカテゴリーを想定する。「非労働力」とは、仕事をせず、しかも職探しをしていない状態のことであり、中高年の場合は引退生活に入っていることを意味すると考えてよいだろう。

第三は、家族関係に関する変数である。「配偶者なし」かどうかのほか、自分の父および母、配偶者の父および母、子供、その他と同居しているかどうかを調べる。

第四は、社会参加活動の有無である。社会参加活動については、第3章第2節でも紹介したように、「中高年者縦断調査」は回答者に対して、「趣味・娯楽」「スポーツ・健康」など六種類の活動の過去一年間における有無を尋ねている。ここでは、そのうち一つも参加していなければ、「社会参加活動せず」とする。

こうした状況を、六回にわたる調査回すべてにおいて調べる。例えば、ある人は、第三回までは家族介護を行っていなかったが、第四回の際には家族介護を行っていた、というように。そして、それに応じて、メンタルヘルスがどのように変化したかに注目する。もちろん、二つ以上の変化が同時に起こることもあるだろう。

注目するのは、家族介護をしているときと、そうでないときの違い

家族介護を行っているサンプルの比率を見ると、男性で全体の八・三%、女性で一三・八%となっている。また、自分の親(父親・母親の少なくとも一方)を介護している比率は、男性六・一%、女性七・三%と男女間でそれほど大きな差がないのに対して、配偶者の親(同)を介護している比率は、男性が一・五%にとどまっているのに比べて、女性は五・六%とかなり高めになっていることが注目される。

当然ながら、ここで最も注目したいのは、家族介護を行っているかどうかで、K6スコアで示されるメンタルヘルスがどこまで異なってくるか、という点である。しかし、家族介護を行っているほどメンタルヘルスが悪くなるのは、データに当たらなくてもだいたい予想がつく。せっか

く豊富なデータがあるので、ほかのライフ・イベントの場合と比較し、中高年にとってのリスク・イベントの順位付けを試みる。

ただし、次の点に工夫する。つまり、学歴のように観測できる属性だけでなく、観測できない属性についてもその影響をできるだけ排除する。そのために、ここでは、「固定効果モデル」(fixed-effects model)という手法を用いる。この場合、固定効果とは、それぞれの個人に備わっている、時点が異なっても変化しない属性がもたらす効果のことである。中高年であれば、学歴はほぼ確定しているので、その効果は固定効果に含まれる。そのほか、生来備わっている性格、パーソナリティーなども固定効果に含まれると考えてよいだろう。こうした固定効果の影響を取り除く代表的な方法が、固定効果モデルである。

男女によって異なるリスク・イベントの順位

それでは、この固定効果モデルを用いた、男女別の結果を紹介しよう。図表6－1が、その分析結果をまとめたものである。この図では、それぞれのライフ・イベントが起こったときに、起こっていないときに比べて、K6スコアがどこまで高まるか、つまり、メンタルヘルスがどこまで悪化するかを数字で示している。

要するに、この図は、中高年のメンタルヘルスの観点からリスク・イベントのランキングを行っているわけである。K6スコアの平均は男性で三・〇、女性で三・四、標準偏差は男性で三・

図表6−1　中高年のライフ・イベントとK6スコアの変化

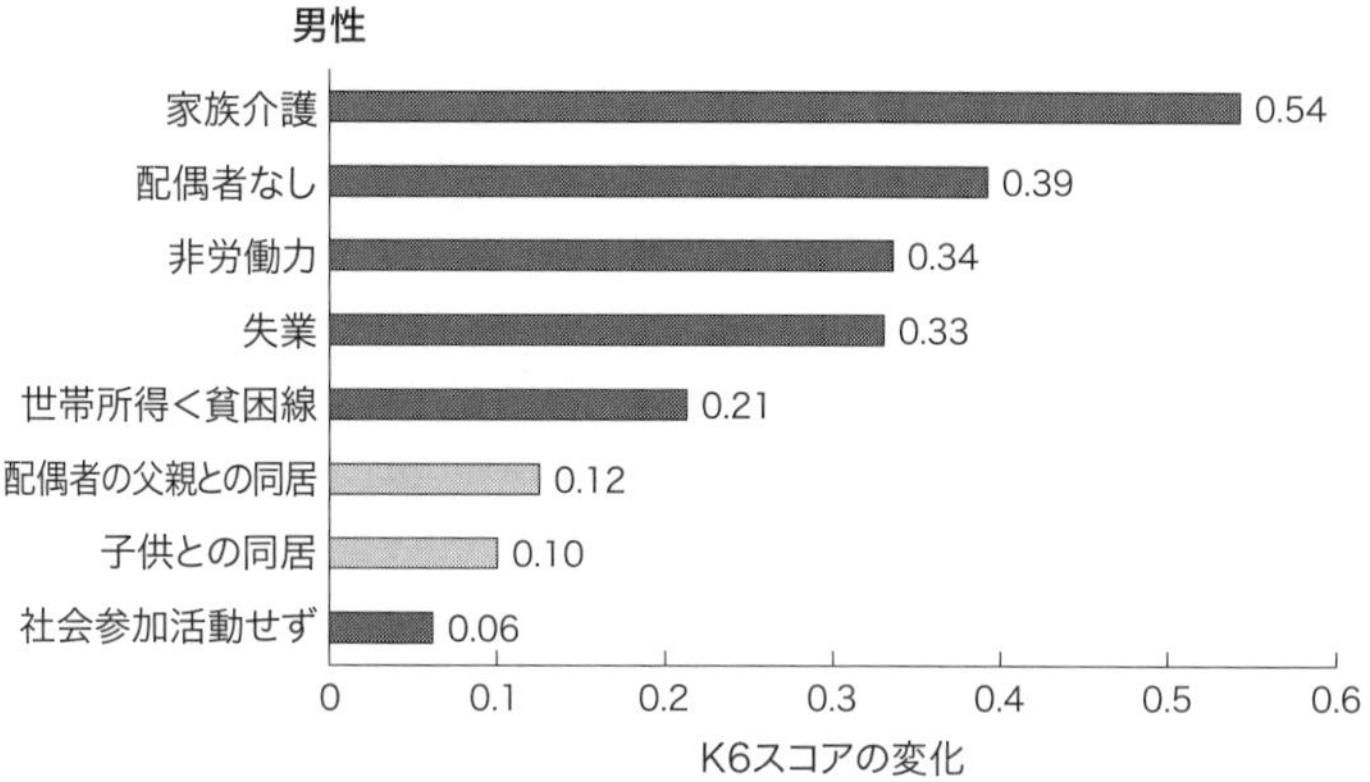

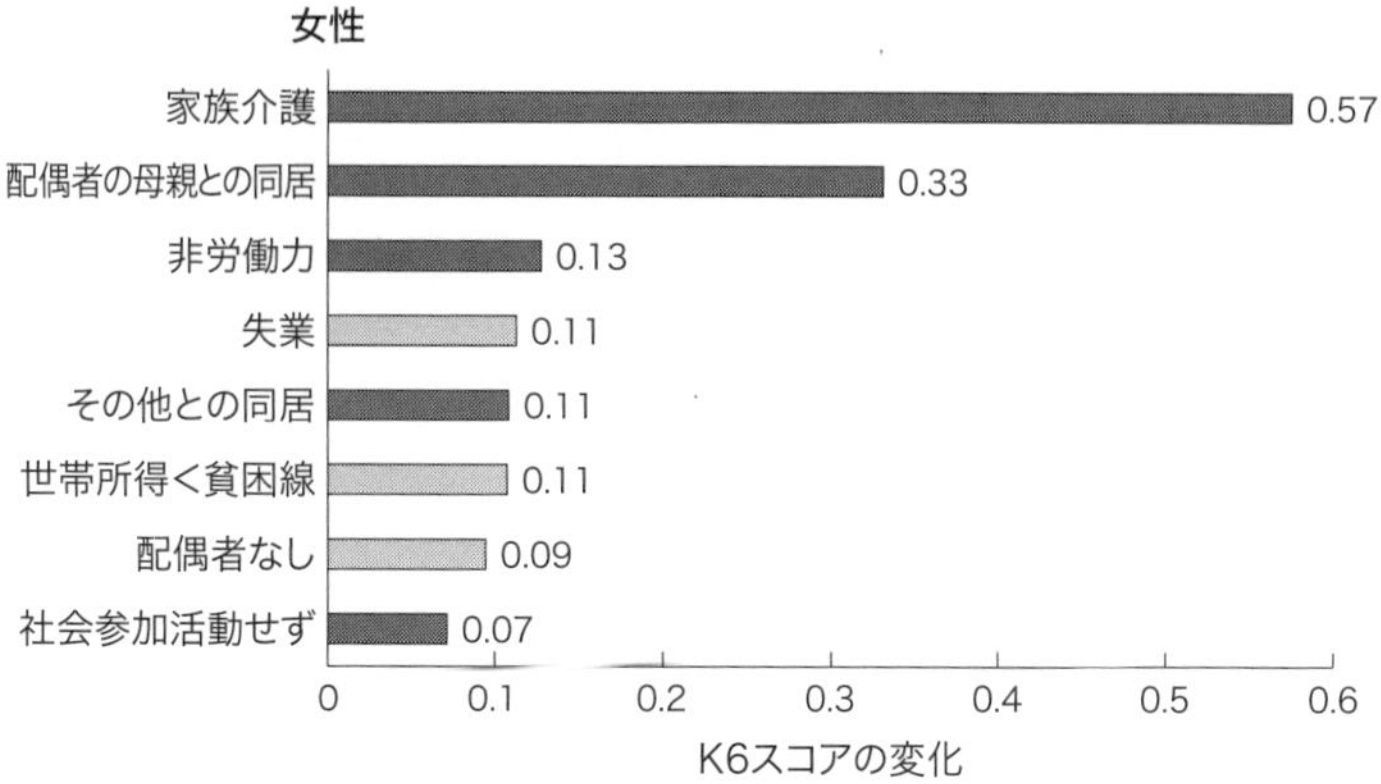

（注）濃い色の棒は有意（$p<0.05$）であることを示す。
（出所）厚生労働省「中高年者縦断調査」より筆者作成。

九、女性で四・一であることを念頭に置いて、この表の数字を見ていただきたい。なお、横棒には色の濃いものと薄いものがある。濃いものは統計的に有意、薄いものは有意でないことを意味する。

まず、男性の結果から見ていこう。家族介護が、ダントツ一位になっていることにまず気づく。介護が始まることは、やはり最大のリスク・イベントなのである。第二位は、配偶者なしとなっている。ここでは、配偶者がいる場合と比べているので、妻と離死別することのショックの大きさが確認された形になっている。

その次には、就業形態の変化が続く。この図の中の「非労働力」は引退生活を送っていることを意味する。引退が中高年の健康にどのような影響を及ぼすかについては、内外で数多くの研究が蓄積されており、結果はまちまちである。今回の分析に用いたサンプルでは、男性の場合、引退はどうやらメンタルヘルスの悪化と関連する要因のようである。

一方、女性の場合はどうだろうか。女性でも、男性と同様、第一位は家族介護である。第二位以下を大きく引き離している点でも、男性とよく似た結果となっている。男女ともに、家族介護は最大のリスク・イベントになっていることが確認された。

第二位以下も、参考までに見ておこう。男性の場合の第二位は配偶者なしだったが、女性では第七位になっている。しかも、メンタルヘルスの変化は統計的に有意でない。中高年の女性にとっては、配偶者との離死別は大きなリスク・イベントとは言えないようである。男性の読者の皆さん、ご注意。

代わって第二位に浮上しているのは、配偶者の母親との同居である。最近では結婚後、姑と同居するケースはそれほど多くないと思われるが、中高年になってから同居が始まる可能性がある。いわゆる「呼び寄せ介護」はその代表例である。介護に至らなくても、父親が先に亡くなったので、一人になった田舎の母親を都会に引き取るという場合もあるかもしれない。こうした変化は、妻にとってはできれば避けてもらいたいイベントのようである。

また、就業形態の変化は男性に比べると重要ではない。この年齢層になると、女性の就業形態は男性の場合とは異なり、すでにかなり多様化しているので、メンタルヘルスとの関係も個人差が大きくなっているからだろう。

介護者・被介護者の続柄の組み合わせ

このように、中高年にとってのリスク・イベントの順序付けには、男女によって異なる面も少なくない。結果の中には、男性の読者にとっては身につまされるところがあるかもしれない。しかし、ここでの最大の注目点は、言うまでもなく、家族介護が男女ともに最大のリスク・イベントであることが確認された点である。

次に、介護を受けている人と介護者との続柄が、介護者のメンタルヘルスとの関係にどのように影響しているかを調べることにしよう。

この問題を考えるために、親との同居状況を簡単に確認しておきたい。今回の分析で用いたサンプルでは、自分の親（父親・母親の少なくとも一方）と同居している比率は、女性が八・三％、男性は二三・四％に上っている。それと見合う形で、配偶者の親と同居している比率は、男性が五・六％であるのに対して、女性は一五・一％と高めになっている。

このように、この調査の対象となった世代（一九四六－五五年生まれ）では、夫が自分の親と同居するという伝統的な家族形態がまだまだ残っているようだ。家族介護への関わり方も併せて考えると、妻が同居している夫の親を介護するという組み合わせは十分に考えられる。また、介護を行っている親は男女ともに母親である比率が高い。平均寿命の男女差を考えれば、これも理解しやすい状況と言える。

分析は次のように行う。まず、家族のうち少なくとも一人を介護していると、そうでない場合に比べて、K６スコアがどこまで高くなる（悪化する）かを調べる。これを、比較のための基準とする。そこに、例えば、自分の父親を介護しているかどうかを説明変数に加え、K６スコアが追加的に高まるかどうかをチェックする。この分析は男女別に行うが、ここでも固定効果モデルを用いる。

分析した結果は、図表６－２にまとめてある。一番上の欄には、家族のうち少なくとも一人を介護している場合（被介護者との続柄は考慮しない）、そうでない場合に比べてK６スコアがどれだけ高くなるかを参考のために示してある（図表６－１で報告した「家族介護」の値の再掲）。

図表6－2　家族の誰を介護するかで、K6スコアは追加的に悪化するか

	家族の誰かを介護	追加的押し上げ効果		
男性	0.54***			
	0.55***	＋自分の父親を介護	−0.04	
	0.46***	＋自分の母親を介護	0.15	
	0.55***	＋配偶者の父親を介護	−0.07	
	0.56***	＋配偶者の母親を介護	−0.09	
	0.53***	＋その他を介護	0.06	
女性	0.57***			
	0.55***	＋自分の父親を介護	0.19	
	0.57***	＋自分の母親を介護	0.01	
	0.57***	＋配偶者の父親を介護	0.10	
	0.49***	＋配偶者の母親を介護	0.26	**
	0.57***	＋その他を介護	0.04	

(注) K6スコアを統計的に有意に押し上げるのは、女性が配偶者の母親を介護する場合のみ。
***p<0.001, **p<0.01
(出所) 厚生労働省「中高年者縦断調査」より筆者作成。

この表を見ると、男女間の違いが顕著であることが分かる。男性の場合、被介護者がどのような続柄であっても、K6スコアが追加的に高くなることはない。ただし、自分の母親の家族介護は、有意ではないものの追加的なメンタルヘルス悪化要因に近い性格を持っている。

これに対して女性の場合は、配偶者の母親(姑)に対する介護が追加的なメンタルヘルス悪化要因になっていることが確認できる。被介護者との続柄を区別しない場合、家族介護を行っていることでK6スコアは〇・四九高まる。さらに、被介護者が配偶者の母親であれば、K6スコアはそれに〇・二六上乗せされる。この上乗せ分は結構大きい。配偶者の母の介護が、ほかの家族の介護に比べてかなり大きな心理的負担であることが確認できる。

さらに、女性の場合は、配偶者の母親との同居がメンタルヘルスをかなり悪化させる要因となることは、図表6－1ですでに見たところである。したがって、要介護状態になった姑と同居し、その介護に携わることは女性のメンタルヘルスを大きく悪化させる要因であることが推察される。

嫁と姑は、そもそも他人どうしである。しかし、完全に他人どうしであれば、ドライに付き合えるかもしれない。ヘルパーさんや介護士さんに親の介護をしてもらう場合がそうだ。しかし、家族・親族間となると微妙な面が出てくる。配偶者の親を介護しなければならないという義務感は、公的介護保険の導入後、弱まっているとの報告もある（筒井・村松・東野〔二〇一三〕）だからこそ、配偶者と同居し、介護することに負担を感じるという面もあるかもしれない。

なお、以上の話をある勉強会で報告したところ、家族介護を支援するNPOを運営している方から、「あなたの話は時代遅れになっていると思います」との指摘をいただいた。最近顕著に増加しているのは、男性が自分の親の介護に携わるケースだそうである。嫁が姑を介護するというケースは、次第に少なくなっているという。

今回用いたサンプルでは、介護者・非介護者の組み合わせについて、その変化の傾向は十分確認できなかったが、今後、じわじわと進むことが十分予想されるところである。

政策的な意味合いと残された課題

介護者のメンタルヘルスが家族介護と密接に関係するという分析結果は、政策的に見ても重要である。公的な介護保険の導入は、介護者が直面するさまざまな負担の軽減を重要な政策目的としているからである。

公的な介護サービスにおける居宅サービスの比重は上昇の一途を辿っており、家族の介護の担い手としての役割は介護保険導入後も高まり続けている。本節の分析対象は、五〇歳台から六〇歳台の中高年だが、この年齢層は、就業生活の終盤に差しかかり、いわば人生の円熟期を迎える段階に入っている。そうした人たちにとって、メンタルヘルスが家族介護というリスク要因に晒される状況はけっして望ましいとは言えない。公的介護サービスの制度設計や運用面においても、ぜひ考慮していただきたい点である。

ただし、ここで紹介した分析には限界や残された課題も少なくない。第一に、すでに述べたように、固定効果モデルという手法で統計的な処理を行っているものの、家族介護からメンタルヘルスへという因果関係を正確に把握しているわけではない。メンタルヘルスが悪化したために家族介護に携わることをやめる、といったケースも十分あり得る。

第二に、家族介護とそれ以外の行動との関係については、ここでは検討していない。例えば、親が要介護状態になったために、親と同居して介護するというケースもあると考えられる。家族介護と同居は、同時に決定される性格のものかもしれない。

さらに言えば、家族介護を始めるということは、個人の意思決定を反映したものであり、もともと内生変数的な性格を持っている。それをあたかも外生変数のように扱っている本節の分析には問題がないとは言えない。この点は、家族介護が同居や労働供給に及ぼす影響を分析する際にも検討するべき重要なポイントとなり得る。次節では、その問題を改めて議論する。

第三に、ここでは家族介護を「する」「しない」という二分法で示しているため、家族介護の態様の違いや変化が捨象されている。介護が始まってからの期間、介護時間の違いや介護の深刻さ（被介護者の要介護度）などは考慮されていない。すでに述べたように、公的な介護サービスの受給に関する情報がないことも重要な限界と言えよう。このうち、介護が始まってからの介護者のメンタルヘルスの変化については、第3節で議論する。

第2節　親が要介護状態になったとき

親が要介護状態になったことを出発点に

中高年にとって親の介護が最も重要なリスク・イベントであることは、前節で示した通りである。しかし、よく考えると、親を介護するという行為は、もちろん差し迫った要請に基づくという面は大きいだろうが、基本的には、当該個人や家族による意思決定の結果である。経済学的に言えば、外生変数ではなく内生変数なのである。

さらに、メンタルヘルスへの影響についても、親との同居や就業形態の変化と比較したが、親との同居を始めたり、仕事を辞めたりすることも、個人や家族の意思決定を反映している。そのように考えると、「親の介護が始まったからメンタルヘルスが悪化した」「親との同居が始まったのでストレスが高まった」という形で議論を進めることには、少し注意したほうがよさそうだ。

実際、親の介護が親との同居・別居や労働供給の変化とどのような関連性を持つかは、社会学や経済学での重要な研究テーマになっている。これまでの研究を見ると、親が病弱であるために介護や看護が必要であるほど子供が同居するという傾向は、外国でもある程度確認されている。

一方、親の介護が（とりわけ女性の）労働供給を抑制するかどうかについては、結果が大きく分かれている。また、抑制効果があったとしても、限定的だとする研究も少なくない。親の介護と労働供給がお互いに影響し合う関係にあることを考えると、そうした結果はむしろ自然なのかもしれない。

親の介護は、中高年の生活に大きな影響を及ぼす。第3節では介護者のメンタルヘルスの変化にまで議論を進めるが、そこに進む前に、親が要介護状態になったときに、生活に最初にどのような変化が生じるのか、その状況を直感的にも理解しやすい形で描写しておきたい。そのため、ここでも、厚生労働省の「中高年者縦断調査」から得られるパネル情報を最大限活用することにする。

以下の分析では、親が要介護状態になったという状況を分析の出発点とする。「縦断調査」では、家族それぞれについて介護が必要かどうかを訊いている（同居・別居のいずれの場合についても）。その結果を調査回ごとにチェックしていけば、親がどの時点で要介護状態になったかを知ることができる。親が介護状態になったことを出発点とするのは、それが調査の回答者にとって基本的に左右できない出来事、つまり、外生変数だからである。

次に、親が要介護状態になった翌年に、回答者がどのような生活を送っているかを調べる。分析に際しては、親を自分の親と配偶者の親に分けて行う。そして、それぞれの場合において、両親のうち少なくとも一人が要介護状態になった状態を、「親が要介護状態になった」と定義する。

介護・同居・就業の同時決定

ここで具体的にチェックするのは、親が要介護状態になった一年後に、

（1）親の介護を行っているか、

（2）（要介護状態になった）親と同居しているか、

（3）収入を得る仕事をしているか、

という三点である。親が要介護状態にならなかった場合に比べて、右のような状況が見られる確率がどれだけ高まるかを同時に推計する。具体的には、SUR（seemingly unrelated regression）モデルという手法を応用する。分析は、女性に限定する。介護の担い手としては、やはり女性が中心になっているからである。

このモデルに基づけば、例えば、親が要介護状態になった翌年に、回答者が親の介護を行う確

率がどうなるかが推計できる（細かいことを言うと、このモデルで計算されるのは、それぞれの行為が観測される確率が何ポイント高まるかだが、親の介護の場合は、それまで介護をしていなかったので、親の介護を始める確率そのものが計算される）。

ただし、親の介護を行うかどうかという意思決定は、親との同居や仕事に関する意思決定と同時に行っていると考えられる。そこで、親と同居する確率や仕事を行う確率が親の介護によってどれだけ高まるかも併せて計算できる、同時決定の仕組みを推計に反映させる。

分析に際しては、年齢や学歴、世帯所得などの影響を取り除くほか、次の二点に注意する。

第一に、親を回答者の親と配偶者の親（義理の親）とに二分する。メンタルヘルスに及ぼす影響が違ってくると考えられるからである。ただし、父親と母親の区別は、分析が煩雑になるので行わない。

第二に、親が要介護状態になるまでの状況も考慮に入れる。つまり、親が要介護状態になった時点で、すでに同居していたか、そして、仕事をしていたかを考慮する。同居していた親が要介護になれば、そのまま同居する確率は当然高くなるだろう。また、それまで仕事をしていなかった回答者が、親が要介護になったので仕事を始めるという状況はあまり考えにくい。そうした点をモデルに反映させる。

さらに、親の介護とメンタルヘルスの関係についても、第1節とは少し異なる観点から分析を加える。第1節では、親の介護に関与しているかどうかでメンタルヘルスがどのように違ってくるかを調べた。本節では、親が要介護状態になること自体が、メンタルヘルスにどのようなインパクトを及ぼすかを調べる。メンタルヘルスは、ここでもＫ６スコアを用いて把握する。

例えば、親が要介護状態になれば、当然ながら親を介護することになる確率が高くなり、それがメンタルヘルスに影響する。しかし、それだけで話は完結しない。同時に、親との同居が始まり、それがメンタルヘルスを悪化させる追加的な要因となるかもしれないからである。また、親の介護で仕事を辞める場合もあろう。その影響については、プラスかマイナスか予想するのは難しい。

そこで、親が要介護状態になることがメンタルヘルスに及ぼす影響について、親を介護することのほかに、親との同居や就業形態の変化が、その影響をそれぞれどのくらい媒介するかを調べることにする。

ただちに同居や離職につながる可能性は意外と低い

それでは、図表６－３に基づいて、主な推計結果を紹介することにしよう。この表では、女性の回答者に限定して、親が要介護状態になったとき、その一年後において、①その親を介護している、②その親と同居している、③仕事を行っている確率がそれぞれ、親が要介護状態にならなかった場合に比べてどれだけ高くなるかを、自分の親（上段）と配偶者の親の場合（下段）に分けて示したものである。

図表6－3　親が要介護状態になったとき、女性のライフスタイルはどう変化するか

（%ポイント）

	親の介護	親との同居	仕事
自分の親の場合			
親が要介護状態になると	30.9***	1.3***	−1.1
前年に同居していると	6.2***	93.4***	−0.1
前年に働いていると	−1.2***	0.2	81.9***
配偶者の親の場合			
親が要介護状態になると	30.3***	−0.6	−2.4***
前年に同居していると	8.7***	92.8***	1.1*
前年に働いていると	0.3	0.8*	81.3***

（注）親が要介護状態になっとき、親の介護を行う、親と同居をする、外で仕事をする確率がそれぞれ何%ポイント上昇するかを示したもの。
***$p<0.001$, **$p<0.01$, *$p<0.1$
（出所）厚生労働省「中高年者縦断調査」より筆者作成。

例えば、自分の親が要介護状態になったとき、自分がその介護を始める確率は約三割となる。三割という確率を高いか低いか判断することは難しいが、もう一方の親（母親か父親）あるいはほかのきょうだいが介護者になる場合も少なくないので、こうした水準になったのであろう。なお、（介護をすることになった）親と同居していると、介護者になる確率は六%ポイントほど上昇する。その一方で、仕事を持っていれば、介護者になる確率は一%ポイント低くなる。

一方、同居する確率は上昇するが、一%ポイントにとどまり、高いとは言えない。当然ながら、これまで同居していれば、かなりの確率で同居を続けることになる。なお、外で働く確率はマイナスになっているものの、統計的には有意でない。ここでも、それまで働いていたかどうかが決定的に重要となっている。

以上は、自分の親が要介護状態になった場合についてであった。配偶者の親の場合についてはどうだろうか。自分が介護者になる確率は、自分の親の場合と同じように約三割である。すでに同居していれば介護者になる確率は約八％ポイント高まるが、これも自分の親の場合と同様の結果である。

同居する確率は、すでに同居していれば当然高くなるが、自分の親の場合とは異なって上昇しない。妻は、夫の親の「呼び寄せ介護」には抵抗を示すということなのだろうか。一方、就業確率は二％ほど低下する。しかし、インパクトとしては大きいとは言いにくい。

なお、親の介護の必要性が女性の労働供給に大きな影響を及ぼさないという結果は、実はほかの実証研究でも確認されているところである。もちろん、直感的には、労働供給を抑制する効果が働くように思えるし、同一時点で調べると、介護を行っている人ほど外で働いていない傾向が明確な形で確認される。しかし、同じ個人の行動を追跡する調査では、介護による就業抑制効果は大きく出てこないのが普通である。筆者らも、その点を別のところで確認したところである（小塩・臼井〔二〇一八〕）。

この背景には、親が要介護になったときに、その親の介護は、働いていない、あるいは働いていてもパートタイム労働などで「融通の利く」人たちに担当が回ってきやすい、という状況があるのではないかと思われる。経済学的にやや冷たい言い方をすれば、働かずに家にいても経済的な損失が少なくて済むと思われる人に介護が回ってくる。

以上を総合すると、女性は親が要介護状態になったとき、それが自分の親であっても配偶者の親であっても、三割程度の確率で介護を行う一方で、同居・別居や就業行動での調整は、少なくとも短期的にはあまり行わないという結果になる。

もちろん、以上の結果は、親が要介護状態になって一年後という短期間の調整を反映したものにすぎない点には注意する必要がある。親の要介護度は時間とともに高まっていくとすれば、行動の変化はこれから進む可能性も十分ある。

やはり介護者になることがメンタルヘルスを悪化

それでは、親が要介護状態になったときに、女性のメンタルヘルスがどのように変化するかを調べておこう。図表6－4は、親が要介護状態になったときに、女性のK6スコアがどのようなインパクトを受けるかをまとめたものである。

K6スコアは、自分の親および配偶者の親の場合、それぞれ〇・三七、〇・四七上昇する。同スコアは女性の場合、平均が約三・四、標準偏差が約四・一なので、このショックの大きさは無視できない。親が要介護状態になることが、女性にとってのリスク・イベントであることが確認される。また、自分の親を介護するより配偶者の親を介護するほうが、メンタルヘルスが悪化するという結果も、直感的に理解しやすいと言えよう。

図表6－4　親が要介護状態になったとき、女性のメンタルヘルスはどう変化するか

	K6スコアの変化	比率(%)
自分の親が要介護状態になった場合		
親を介護することによる効果	0.139*	(37.7)
親と同居することによる効果	0.001	(0.3)
仕事を辞めることによる効果	0.001	(0.2)
それ以外の効果	0.228*	(61.9)
合計	0.368*	(100.0)
配偶者の親が要介護状態になった場合		
親を介護することによる効果	0.162*	(44.0)
親と同居することによる効果	0.001	(0.1)
仕事を辞めることによる効果	0.005	(1.0)
それ以外の効果	0.255*	(54.9)
合計	0.465*	(100.0)

*$p<0.05$

(出所) 厚生労働省「中高年者縦断調査」より筆者作成。

この表では、親が要介護状態になった場合のメンタルヘルスの悪化が、どのような要因を経由して発生したかという媒介分析(第1章末の《テクニカルコラム3》を参照)の推計結果も示してある。

ここからも明らかなように、自分が親の介護をすることが、メンタルヘルス悪化の最大要因となっている。親との同居や労働供給面での変化は、ここではほとんど影響を及ぼしていない。それらの調整が短期間ではあまり進まないことがすでに明らかになっているので、これは当然の結果だ。

むしろ注目するべきなのは、自分が親の介護を行うことになったとしても、そのことがメンタルヘルスに及ぼす影響が、自分の親が要介護状態になることのショックをすべて説明するわけではないという点である。介護する相手が自分の親の場合、配偶者の親の場合、その比率はそれぞれ約三八％、四四％となっている。

さらに、同居や労働供給の変化を通じた影響はかなり限定されているから、これら三つの要因がメンタルヘルス悪化に寄与する度合いは、結局のところ、全体の四割前後にとどまる。ということは、親が要介護状態になったことがメンタルヘルスに及ぼす影響のうち、そうした要因を媒介せずに働く部分が六割程度に上るということになる。

この結果は、どのように解釈するべきだろうか。

まず、親が要介護状態になったとしても、自分が親の介護を担当する確率は三割程度にとどまっていたことを思い出そう。例えば、田舎で暮らしている父親が要介護状態になっても、その父親と同居している母親が介護を担当することになり、自分の生活にはほとんど影響が出ないというケースも多いと思われる。したがって、自分が親の介護を担当することだけが、メンタルヘルス悪化を説明すると考えるほうが不自然なのかもしれない。

むしろ、親が要介護状態になったということ自体が、女性のメンタルヘルスを悪化させる可能性がある。今後、親の要介護度が高まっていけば、あるいは、その他の理由によって、自分が介護を担当する可能性がこれまでより現実のものになる。また、それと同時に、同居や離職など、ライフスタイルの調整を余儀なくされるという展開も予想される。

そうした見通しの悪化、不透明感の高まりが、女性のメンタルヘルス悪化につながるという展開は十分推察できる。親が要介護状態になるという出来事は、そうした意味も含めて大きなリスク・イベントになっているということなのだろう。

なお、以上の分析結果は、親が要介護状態になった一年目の状況を調べたことにすぎないという点には改めて注意しておいていただきたい。ここで取り上げたライフスタイルの三つの側面――親の介護、同居、労働供給――の調整は、親の介護が長期化するのに伴って徐々に進んでいくだろう。したがって、時間の経過とともに、それらがメンタルヘルスの変化に影響する可能性は十分考えられる。

そこで、次節では、親の介護に携わるようになった中高年のメンタルヘルスが、介護の長期化に伴ってどのように変化していくかを調べることにしよう。そこでは、注目点を、親が要介護状態になったことから、親の介護を行っていることに移す。

第3節　介護の長期化は介護者のメンタルヘルスをどこまで悪化させるか

介護が長期化することの影響

いったん介護が始まると、なかなか終わらない。介護度が改善することは、ほとんど期待できない。悪化する可能性のほうがはるかに大きいだろう。子育てのように、いつ終わるのか見通しがきかないことも心理的にこたえる。

本節では、介護が長期化することによって、メンタルヘルスが時間とともにどのように変化していくか、また、その変化のペースが何によって左右されるかという問題を考えてみる。分析の中に明確に時間軸を加える点が、第1節、第2節とは異なるところである。

介護の長期化が介護者のメンタルヘルスに及ぼす影響については、すでにいくつかの研究が行われている。直感的には、介護の長期化に伴ってメンタルヘルスは悪化すると推察される。その推察通りの結果を報告する研究も多い。

しかし、海外の研究を見ると、介護者のメンタルヘルスは時間とともに安定化する傾向があると指摘するものもある。これは、心理的な適応（慣れ）の結果でもあろう。さらに、男性よりも女性のほうがメンタルヘルス悪化の傾向が顕著になっているとか、介護者と被介護者との続柄が変化に影響するといったことも指摘されている。

こうした介護者のメンタルヘルスの動学的な分析を行うために、本節でも、厚生労働省の「中高年者縦断調査」のパネル・データを用いる（第一回調査から第六回調査まで）。親の介護が始まった時点を特定化したうえで、K6スコアで把握されるメンタルヘルスの状況が、介護を始める一年前からどのように変化するかを追跡してみる。ただし、第1回調査ですでに親の介護を始めている人は、分析対象から外す。追跡するのは、介護が始まってから長くても四年間である。

ここで、さらに調べてみたいのは、介護の長期化によって介護者のメンタルヘルスが仮に悪化するとしても、介護の仕方によってその悪化のペースが左右されるのではないか、という点である。親の介護がいったん始まると、長期化は覚悟しなければならない。長期化する介護を乗り切るためには、メンタルヘルスの変化に影響する要因を見極めておく必要があるだろう。

メンタルヘルスの変化に影響を及ぼしそうな要因として、ここでは、

（1）介護に長時間携わっているか、

（2）被介護者と同居しているか、

（3）収入を得る仕事をしているか、

という三つを取り上げる。いずれも、親の介護にどこまで深く関わっているかを示す要因と言えよう。仕事は一切せず、同居している親の介護に長時間専念するという、献身的な介護を行うかどうかで、介護の長期化に伴う心理的な負担はかなり異なってくると推察される。

このうち、（2）と（3）については、説明は不要だろう。（1）については、「縦断調査」が毎回、調査時点の一カ月間における週当たりの平均介護時間を尋ねている。以下では、回答された時間が一四時間（一日当たり二時間）以上であれば、長時間介護だと定義する。週当たりの平均介護時間が一四時間を超えると答えた人は、介護者のうちの三割弱を占めている。

国内でも、介護者のメンタルヘルスの経時的変化を分析した研究はいくつかあるが、いずれも特定の地域を対象とするか、小規模のサンプルを用いた分析なので、中高年介護者の一般的な傾向を把握するという点では少し物足りない面がある。全国ベースの分析としては、ここでの分析

図表6－5　親の介護が始まってからのメンタルヘルスの推移

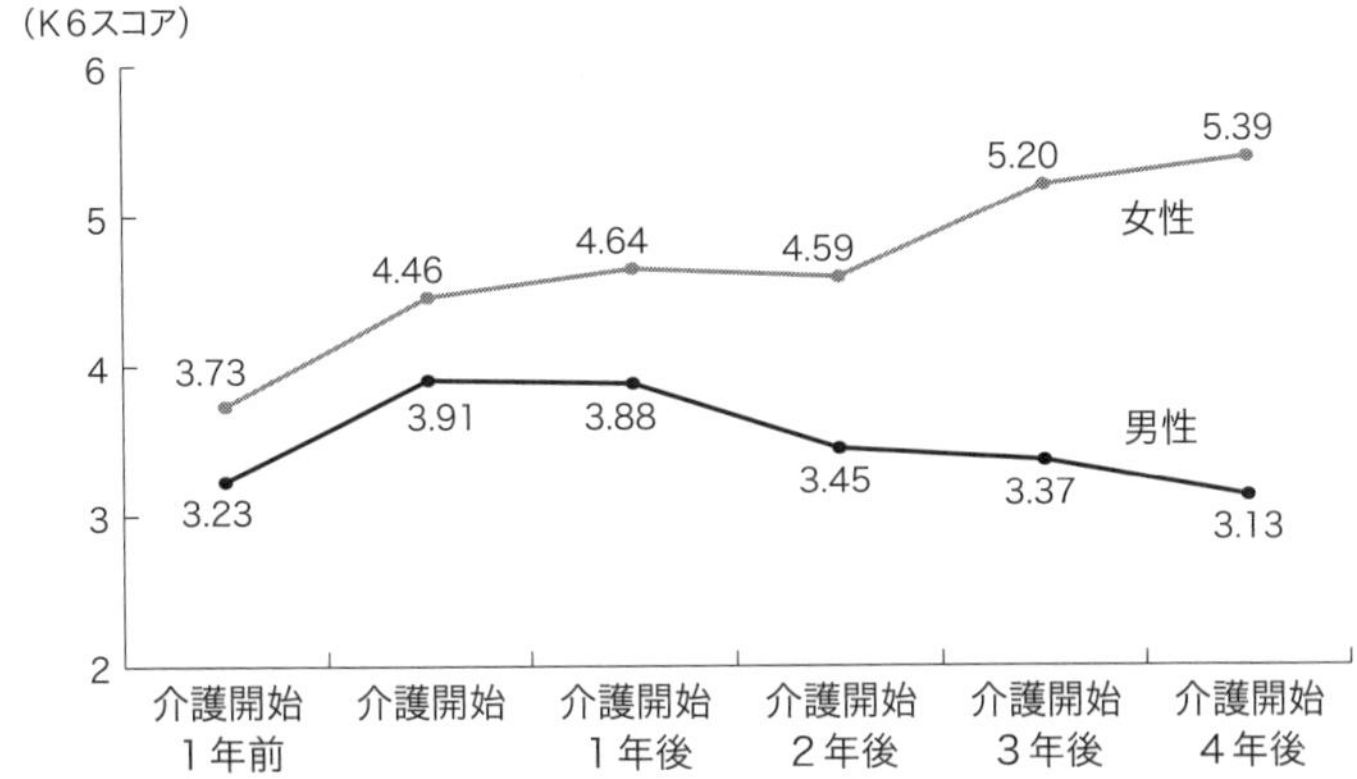

（出所）厚生労働省「中高年者縦断調査」より筆者作成。

が最初の試みの一つとなっている。分析対象となるサンプルは、約五〇〇〇人（女性約三〇〇〇人、男性約二〇〇〇人）である。

メンタルヘルスは女性で悪化、男性は横ばい

細かな議論に入る前に、介護者のK6スコアの経時的な変化を男女別に比べてみよう。図表6－5は、家族介護が開始した一年前、開始した時点、そして開始してから一年後から四年後のそれぞれの時点にたっている人々のK6スコアの平均を単純に比較したものである。

介護開始後四年間経過した人たちの各時点における同スコアを振り返って描いたグラフではないので、解釈には注意が必要だが、女性のスコアのほうが男性より総じて高めであることのほか、次の二点を確認できる。

まず、家族介護の開始一年前を出発点とする

と、介護開始によって男女ともにK6スコアが上昇する。これは、家族介護が男女ともに中高年のメンタルヘルスの悪化要因であることを示した前節の結果とも整合的である。また、上昇幅は男女間でほぼ同じである。

次に、介護開始後のK6スコアの変化は男女によってやや異なる。すなわち、男性の場合は、同スコアは介護開始によって上昇した後、ほぼ横ばいとなり、その後、やや低下している（ただし、統計的には、介護開始後には有意な方向性が認められない）。

それに対して、女性のK6スコアは介護開始によって上昇した後もほぼ一貫して上昇を続けている。介護期間の長期化は、とりわけ女性の介護者のメンタルヘルスを悪化させる方向に働くことが以上の考察から推察される。

なお、第5章第2節では、生活習慣病に発症後のK6スコアの変化を調べた。そこでは、同スコアは発症後に大きく上昇し、その後、低下するという傾向が見られるケースが多かった。それに対して、介護の場合はそうした傾向はあまり明確になっていない。むしろ、女性のように徐々に上昇を続けるか、男性のように明確な方向性を示さず、ほぼ横ばいで推移している。

メンタルヘルスの変化のペースは何に左右されるか

それでは、もう少し厳密にメンタルヘルスの変化を調べてみよう。まず、介護が始まってからのK6スコアの変化を、介護が始まってからの時間の経過（年数）で説明するモデルを推計する

（ただし、学歴や所得、年齢、そして、介護が始まる前のK6スコアの影響を取り続く）。この作業によって介護開始後、一年当たり平均するとどれくらいのペースで同スコアが変化していくかが分かる。

ただし、右に紹介した三つの要因をモデルに反映させる。例えば、長時間介護の場合、K6スコアの変化を、（1）介護開始後の年数のほか、（2）長時間介護をしているかどうか（長時間介護をしていれば一、そうでなければ〇という二値変数）、そして、（1）と（2）を掛け合わせた積を説明変数に加える。

長期間介護は、それ自体がメンタルヘルスを悪化させるとすれば、（2）の二値変数はK6スコアを悪化させる（上昇させる）効果を持つ。図表6－5のように、横軸に介護開始後の年数、縦軸にK6スコアをとれば、この効果は、K6スコア曲線を上方にシフトさせることを意味する。つまり、曲線が横軸と交わる「切片」の大きさを変化させる。

それ以上に重要なのは、年数とその二値変数との積が、K6スコアにプラスの効果を及ぼすかどうかである。もしプラスの効果があれば、長時間労働を行うことによって、介護長期化に伴うメンタルヘルスの悪化は加速することになる。マイナスであれば、むしろ、悪化にブレーキをかけることになる。この効果は、K6スコア曲線の「勾配」が急になるか、緩やかになるかで示される。

同様に、同居していれば、また、仕事をしていれば、K6スコアの悪化ペースが高まるかどうかを調べることにする。いずれも、Ｋ６スコア曲線の傾きがどう変化するかが注目点である。

メンタルヘルス悪化を加速させるのは？

まず、右に紹介した三つの要因による追加的な影響を考慮せず、介護の長期化が全体としてＫ６スコアをどのように変化させるか、つまり、Ｋ６スコア曲線の勾配を計算してみた。女性の場合、Ｋ６スコアは一年当たり平均して〇・二三上昇することが分かる。これは、統計的にも有意である。介護の長期化が、メンタルヘルスの悪化につながることが確認できる。

これに対して男性の場合は、Ｋ６スコアは一年当たり平均して〇・〇九上昇するが、統計的には有意でない。男女間のこうした違いは、図表６－５でもすでに示されている。しかし、男性のメンタルスコアは介護の長期化になぜ反応しないのか。この分析ではそこまでは分からない。

しかし、この分析結果の報告を聞いたある女性が、「男性は、奥さんの介護をたまに手伝うだけでも、『俺も親の介護を行っている』と答えるからでしょうね」という解説をしてくれた。それもありそうな理由だが、男性は女性に比べて、介護への関わり合いの個人差が大きいということかもしれない。

そこで、以下の分析は女性に限定することにしよう。介護が始まってからの年数に加えて、右に紹介した三つの要因を一つずつ加味し、Ｋ６スコア曲線の勾配がどのように変化するかを調べてみる。図表６－６が、その結果をまとめたものである（ここでは、紙幅の制約上、Ｋ６スコア曲線の切片への影響は報告を省略している）。三つの要因を考慮に入れない場合の平均的な勾配――すでに指摘した〇・二三――も、比較の基準として示している。

この表からは、興味深いことが確認できる。つまり、長時間介護、親との同居、仕事せず、のいずれの要因についても、それを年数と掛け合わせた値が、年数とK6スコアを有意な形で押し上げていることが分かる。つまり、介護の長期化に伴うK6スコアの悪化ペースを、それぞれの要因が加速していることが確認される。

例えば、長時間介護を加味した場合の結果について見ると、K6スコアの悪化ペースはそれによって一年当たり〇・二三だけ上乗せされる。上乗せされる前のK6スコアの悪化ペースは〇・一三にとどまり、しかも統計的に有意ではない。つまり、介護の長期化そのものはメンタルヘルスの悪化要因だとは必ずしも言えないことになる。長い時間がかかる介護が長期化してこそ、メンタルヘルスは悪化する。

同様のことは、被介護者との同居や、仕事をしない場合についても指摘できる。介護の長期化は、被

図表6－6　介護の長期化に伴う女性のメンタルヘルス悪化とその要因

（K6スコア）

介護期間が1年長引くとK6スコアはどれだけ悪化するか		
0.23***	（＝K6スコアの1年当たり上昇幅）	
	介護の中身	
0.13	長時間介護	＋0.23*
0.10	同居	＋0.24*
0.12	外で仕事せず	＋0.24*

（注）介護が1年続くとK6スコアは、平均して1年当たり0.23上昇する。長時間介護でなければ1年当たり0.13の上昇にとどまるが、長時間介護であれば0.36（＝0.13＋0.23）上昇する。ほかも同様。
***$p<0.001$, *$p<0.05$
（出所）厚生労働省「中高年者縦断調査」より筆者作成。

介護者と同居し、仕事をせずに、あるいは介護に長時間携わることによってのみメンタルヘルスを悪化させる。

このうち、被介護者との同居がメンタルヘルス悪化の加速要因になっていることは、直感的にも理解しやすい。筆者の知人の中にも、遠くに住んでいる親の家に通いながら介護を行っている人たちが何人かいる。長い時間をかけて通うのは大変だが、介護する相手と二四時間いっしょにいるほうがはるかに辛いということらしい。

仕事をせずに介護に専念することの効果については、やや意外に思われる読者もいるかもしれない。仕事をしながら介護を行うと、介護者の負担が二重になるので、それこそメンタルヘルスの悪化を加速させるのではないかとも推察されるからである。介護者が外で仕事をしている場合は、フルタイムではなくパートタイムのことが多いが、むしろ仕事をしていないほうが、介護のストレスはたまりやすいようである。

避けるべき介護者の社会的孤立

本節で注目した、長時間介護、非介護者との同居、仕事をしない、という三つの要因は、いずれも「献身的な介護」の構成要素と言えるかもしれない。仕事をせず、親を自宅に引き取り、長時間介護する。献身的な介護の姿である。その献身的な介護は、皮肉なことに、介護の長期化に伴うメンタルリスクの悪化につながる。

もちろん、介護の長期化は要介護度の高まりを意味するから、献身的な介護に対する必要性は否が応でも高まっていかざるを得ない。前節では、親が要介護状態になっても親との同居や労働供給への影響は短期的には限定的であることを指摘した。しかし、介護が長期化すると話が違ってくる可能性がある。介護の長期化は、メンタルヘルスのリスク要因として政策的にも重視する必要がある。

さらに、献身的な介護は介護者を社会的に孤立させやすいという点にも注意が必要だ。献身的な介護者は、外で働かず、自宅にこもって介護に専念する。そうなると、他人と接触する機会が減り、社会とのつながりが弱まる。社会的孤立は、介護の長期化に伴うメンタルヘルスの悪化をより確実なものにするだろう。

介護者の社会的孤立を回避する重要な候補として考えられるのは、本書で何度も取り上げた社会参加活動である。筆者らはこの点に焦点を当て、趣味や娯楽、スポーツのほか、町内会の活動など、社会活動に参加しているかどうかで、介護者のメンタルヘルスの長期的な変化がどのように異なってくるかも調べたことがある。

しかし、このタイプの分析で面倒なのは、社会参加活動を行うかどうかが外生変数とは言いにくいことである。介護のために、時間的な余裕がなくなり、社会活動をやめたり控えたりする人も出てくる。そうした内生性の処理は結構難しい。

そこで、筆者は、介護を始める前に社会参加活動を行っていたかどうかに注目して、結果がどの程度違ってくるかをチェックしたこともある。このアプローチは、生活習慣病の発症リスクや発症後の心的適応に対する社会参加活動の影響を議論した第4章と同じである。

そこで行った分析の結果を見ると、介護が始まってからのメンタルヘルス悪化ペースは、社会参加活動を行っていると――あるいは、介護が始まる前に社会参加活動を行っていると――半分以上抑えることができる。人々との社会的なつながりが、家族介護に伴うストレスや社会的な孤立感を減殺する効果を発揮するからであろう。

もちろん、第4章でも指摘したように、社会活動に参加する人と参加しない人では、パーソナリティーなど個人属性が初めから違うという面もある。しかし、その点を考慮しても、介護者を社会的に孤立させず、社会とのつながりを維持する工夫が必要だということは少なくとも言えそうだ。

おわりに――介護の重荷に耐えられる仕組みを

本章ではこれまで、三つの観点から介護者のメンタルヘルスの問題を議論してきた。すなわち、第1節では親の介護に携わっているかいないかで、メンタルヘルスにどのような違いが平均的に生まれるかという問題を取り上げた。第2節では、親が要介護状態になったときに、メンタルヘルスがどのようなショックを受けるかという問題を検討した。そして、第3節では、介護の長期化によって介護者のメンタルヘルスがどのように変化するか、また、その変化をどのような要因が左右するかを議論した。

ここで得られた主要な結論には、先行研究から得られた成果や常識的な理解に沿っている面とやや意外な面とがある。例えば、中高年にとって家族介護、とりわけ親の介護に関与することが最大のリスク・イベントになっているという結果は、読者にとって十分納得できるところだろう。

その一方で、介護の長期化に伴って介護者のメンタルヘルスが悪化するとしても、そのペースは、長時間介護、被介護者との同居、外で仕事はしない、といった献身的な介護ほど速くなるという事実は、家族介護のあり方を考えるうえで、もっと知っておいていただきたいところでもある。

さらに、介護が労働供給を抑制する効果は限定的であることや、外で仕事をすることには（もちろん追加的な負担は伴うだろうが）メンタルヘルスの悪化にむしろブレーキをかける傾向があることも、本章で得られたやや意外な結果である。外で仕事をすることには、社会参加活動と同じように、社会的な孤立を回避するという効果もあるのだろう。

本章の冒頭で指摘したように、公的な介護サービスの供給は介護保険の導入以降、施設介護ではなく居宅サービスを中心に展開してきており、その傾向はこれからも続くことが予想される。ここで紹介した分析は、中途半端な形で家族に介護サービスの供給を依存すると、家族のメンタルヘルスに深刻な影響が及ぶ危険性を示唆している。その影響の経済的な効果を計測することは難しいだろうが、家族介護が人々のメンタルヘルスを大きく阻害している状況はもっと認識されてよい。

筆者は、公的介護サービスの軸足は施設介護に移すべきだと思っている。しかし、実際には、さまざまな制度的制約もあり、居宅サービス中心の仕組みを維持せざるを得ない面があるのだろう。したがって、公的介護の在り方としては、居宅サービスの質的・量的拡充を進めるとともに、家族介護に対する支援体制をより強化するしかないと考えられる。

第 7 章

高齢者は
どこまで働けるか

- 少子高齢化のもとで社会の扶養力を高めるために、健康面から見て、高齢者の労働供給を潜在的にどこまで高められるかが課題だ。

- 支える人の比率を高め、支えられる人の比率を引き下げること、支える人それぞれの生産性を高めることが必要だ。六〇歳台後半でも、男性は三割、女性は二割程度就業率を引き上げる余地がある。

- 七〇歳までの就業機会確保のために政府が進めている取り組みでは、「雇用による措置」「雇用以外の措置」のいずれにおいても、残された課題が少なくない。

- 健康な高齢者が、できるだけ社会を支える側に回るような仕組みにする必要がある。社会保障の財政基盤も強靭になり、私たちは高度で充実した医療サービスを引き続き享受し、健康な生活を維持できる。

- 健康と就業、社会保障の間に良好な好循環を構築するための制度の改革が必要だ。

はじめに――少子高齢化の圧力に抵抗するためには

第1章から第6章までは、社会経済的な要因によって私たちの健康がどこまで左右されるかという問題をさまざまな形で議論してきた。本章では見方を少し変えて、健康状態から判断して、私たちはどこまで追加的に働くことができるか、という問題を取り上げる。具体的には、六〇歳以上の高齢者の労働供給のあり方を健康面から議論する。

なぜこのような話をするのか、筆者の問題意識を最初に説明しておこう。

少子高齢化は、年金・医療・介護など社会保障給付の拡大につながる。その一方で、私たちは社会保険料や税金の引き上げには反対しがちである。だとすれば、社会保障の持続可能性を高めるためには、社会保障給付、とりわけ高齢者向けの給付をできるだけ抑制するべきだという主張が出てくる。

確かに、現行の社会保障給付の仕組みには、工夫次第で効率化できるところが少なくない。とりわけ医療分野ではそれが言えそうだ。政府内でも最近、診療報酬の明細を示したレセプト・データを駆使した、医療給付の「見える化」作業が進み、効率化を進める余地が大きいことが明らかになりつつある。

しかし、そうした社会保障給付の効率化や削減だけで問題は解決するのだろうか。社会保障は、子供が親の面倒を見るといった私的な扶養を、社会保険など社会的な扶養に置き換えた仕組みだとよく説明される。したがって、社会保障給付を削ることは社会的扶養を弱めることを意味する。だとすれば、給付削減を進めるとしても、扶養されるべき人の面倒を誰が見るのかという問題が生まれる。

社会的扶養の削減分の穴埋めを私的扶養に期待すれば、家計に新たな負担が求められる。社会保障財政が改善しても、国民生活が改善しなければ何にもならないではないか、という反論が出てくることは十分考えられる。

こうした問題が最も身近に感じられるのは、介護保険であろう。要介護度は現在、要介護1－5、要支援1－2という段階に分かれている。このうち、増加ペースが相対的に高いのは要介護度2以下の軽度の人たちであり、居宅介護が中心である。

介護給付は当初の想定を大幅に上回るペースで増加しているが、その主因は軽度の要介護者向けの給付の増加に求められる。そのため、介護保険の対象範囲を、ドイツのように中程度以上の要介護者に限定するべきだという議論がある。

しかし、給付対象を限定化すれば、当然ながら家族介護の私的負担が高まる。まさしく、社会的扶養が私的扶養に再び切り替わる状況である。制度改革によって介護保険財政は改善するかもしれないが、国民生活は多分よくならない。介護してもらえる家族がいない高齢者は、私的扶養すら得られず、自分で自分の面倒を見るしかない。

筆者が、このような話をわざわざ持ち出したのは、社会保障改革にブレーキをかけるためではけっしてない。仮にブレーキをかけたとしても、問題はまったく解決しない。

実は、社会保障が私的扶養を社会の仕組みとして肩代わりしているという説明は、給付削減を含む社会保障改革論への反論や、経済学者がよく指摘する「世代間格差」論に対する反論の論拠として、これまでもしばしば持ち出されてきた。しかし、この「肩代わり論」は、それ自体はロジックとして正しいとしても、「現行制度のままでよい」とする論拠にはまったくならない。これは、論理的にも自明のことだろう。

筆者が、給付削減だけを目指しても問題は解決しないと言うのはむしろ、給付削減の是非以外のところにも社会保障改革の議論を広げる必要があると思うからである。現行制度のままでよいと言うつもりは、まったくない。

人間で構成される社会には、社会的にせよ、私的にせよ、支えられる（扶養される）人と支える（扶養する）人がいる。同じ人で見れば、若いときは扶養する側に立つが、年老いてからは扶養される側に移るというパターンも普通だろう。社会が無理なく維持されるためには、その社会に「扶養力」が全体として十分備わっていることが必要である。

少子高齢化は、支える人が減り、支えられる人が増えるという変化だから、社会全体の扶養力が低下することを意味する。これまでの社会保障改革は、それにどこまで対抗できるだろうか。給付削減は扶養の仕組みのうち社会的な部分を弱め、私的な部分にその分を任せることを意味するだけで、社会の扶養力の引き上げには直結しない。

それでは、社会の扶養力を高めるためには何が必要だろうか。二つある。一つは、支える人の比率を高め、支えられる人の比率を引き下げることである。もう一つは、支える人それぞれの生産性を高めることである。

いずれも、きわめて単純素朴な解決策だが、単純素朴だからこそ骨太の力を持っている。ただし、二番目の解決策は学校教育や職業訓練など、人的資本形成のあり方に関わるものであり、社会保障の枠内だけでは対応しにくい。

したがって、社会保障改革で真剣に検討するべきなのは、一番目の解決策、つまり支える人と支えられる人との間で人数のバランスを改めることである。本章ではその点を念頭に置いて、健康面から見て、高齢者の労働供給を潜在的にどこまで高められるかという問題を考える。

しばしば指摘されるように、昔に比べると高齢者は健康になっている。平均余命の伸長は、それを示す代表的な事実である。もちろん個人差は大きいが、定年後も十分働ける体力や気力を持っている人は少なくない。だとすれば、高齢者に支えられる側から支える側に回っていただく余地はないか。

実際、内閣府の『高齢社会白書』（二〇二〇年版）によると、六〇歳以上の男女のうち、何歳ごろまで収入を伴う仕事をしたいか（またはしたかったか）と尋ねたところ、「七〇歳くらいまで」と答えた人は二一％、「働けるうちはいつまでも」と答えた人は二一％となっている。

収入のある仕事をしている人に限定すると、「働けるうちはいつまでも」(三七%)が最も多く、次いで「七〇歳くらいまで」(二三%)、「七五歳くらいまで」(一九%)、「八〇歳くらいまで」(八%)の順となっており、実に九割近く(八七%)の人が七〇歳以上まで働きたいと考えている。

ところが、就業率は後述するように六〇歳を超えると大幅に低下する。しかし、六〇歳を超えると健康状態が一気に悪くなることはない。働きたい、働き続けたいと思う人は『白書』が示すようにかなり多い。そこで、第1節では、「六〇歳台から七〇歳台前半層の就業率を健康面から見てどこまで引き上げられるか」という問題を取り上げてみる。

具体的には、「国民生活基礎調査」を用いて、年金受給が就業に大きく影響しない五〇歳台の人々の就業行動をさまざまな健康変数で説明する回帰モデルを、実際に観測されるデータから推計する。次に、その回帰モデルで得られた就業と健康との関係をベースにして六〇歳以降の健康状態に対応する就業確率を個人ごとに試算する。そこで得られた就業確率の平均を、健康面から見た潜在的な就業率と考える。そして、実際の就業率がその潜在的な就業率を下回る分を、就業率を引き上げられる余地だと解釈するわけだ。

次に、第2節ではどのような要因が高齢者の就業率を引き下げているかを検討する。ここで、注目するのは公的年金制度である。公的年金はもともと、高齢になって働けなくなり、所得を稼げなくなるリスクに備えて社会全体で備える保険である。この仕組み自体は、人々の厚生に大きく貢献する。私たちの老後の暮らしは、年金によって安定する。

ところが、この公的年金は制度が想定していない問題を生んでしまう。つまり、年金を受給できるのであれば、働くのをやめて年金生活に入ろうと思うのが人情である。しかし、これは、所得稼得能力の低下リスクに備えるという、公的年金にもともと期待された役割から見ると想定していない行為、すなわち、典型的な「モラル・ハザード」である。

しかし、モラル・ハザードを制度の悪用と決めつけるべきではない。既存の制度を前提として、人々が合理的に判断する限り、働くのをやめて年金を受け取るほうが得だからである。モラル・ハザードは、起きるべくして起きる。人々の行動に問題があるのではなく、制度設計に問題がある。第2節では、公的年金が高齢者の就業にどれだけブレーキをかけているかを具体的に検討する。そして、いくつかの改革を想定し、それらが高齢者の就業促進にどの程度の影響を及ぼすかを試算する。

そして、第3節では、以上の分析を踏まえ、高齢者就業を促進するために政府が取り組むべき課題を整理する。政府は現在、「七〇歳までの就業機会確保」を政策目標として設定している。そして、就業促進を「雇用による措置」と「雇用以外の措置」という二本立てで進めようとしている。社会の支え手拡大という観点から見て、こうした方針はどのように評価されるべきだろうか、また、残された問題はないだろうか。制度のやや細かな部分にも踏み込んで議論する。

第1節　高齢者の就業率はどこまで高められるか

健康と就業の組み合わせ

高齢者の就業率は、六〇歳を超えると大幅に低下する。総務省の「労働力調査」（二〇一九年）によると、男性の就業率は五〇歳まで九〇％を上回って安定的に推移するが、六〇歳台前半では八二％、後半になると五九％になる。高齢者の就業率は近年上昇傾向にあり、日本の水準はほかの先進国より高めにあることが知られている。しかし、六〇歳台に入ることが就業率低下のきっかけになるという状況に大きな変化はない。

その一方で、六〇歳台に入ると健康が大きく悪化する、とは考えにくい。むしろ、昔に比べると人々は健康になっている。それにもかかわらず、就業率が大きく落ち込むのはなぜだろうか。もちろん、「定年を迎えるから」「年金をもらえるから」というのが答えになるだろう。つまり、就業率の落ち込みは、人々の合理的な判断がその背景にある。その判断を批判することはけっしてできない。

健康で、働く気持ちも十分あるにもかかわらず、定年や年金のような制度があるために、「引退したほうがマシだ」「働き続けると不利になる」と人々が考えるようになっているのであれば、制度のほうに問題があると考えるべきではないか。健康面から見て社会を支えることができる人を、わざわざ支えられる側に回しているからだ。平たい言葉で言えば、私たちの仕組みは「もったいない」ことをしている。それでは、どれくらいもったいないないか。それを統計的にチェックすることから話を始めよう。

そのために、二つの指標に注目して高齢者の健康と就業との関係がどのように変化してきたかを簡単に振り返ってみる。注目する指標の一つは、死亡率である。死亡率は、その年齢まで生き続けてきた人が、その次の歳までに死亡する平均的な確率を示す数字である。当然ながら、年齢が高まるほど死亡率は上昇する。

ここでは、この死亡率に、人々の健康の度合いが集約的に示されていると想定する。年齢ごとの死亡率は、厚生労働省の「(簡易)生命表」の中で毎年公表されている。ちなみに、二〇一九年の「生命表」によると、六〇歳での死亡率は男性で〇・六四四%、女性で〇・二九八%だが、八〇歳になるとそれぞれ四・四九三%、二・一七九%に上昇する(なお、こうした年齢ごとの死亡率の代わりに、年齢ごとの平均余命——その年齢まで生きてきた人が、平均してあと何年生きられるか推計した値——を用いても、以下で紹介するのと同じような結果が得られる)。

注目するもう一つの指標は、就業率だ。これは、その年齢の人のうちどれだけの人が働いているかを示した指標である。高齢になるほど就業率が低下することは、説明を要しないだろう。ここでも、死亡率と同じように年齢ごとの就業率を用いるが、これは総務省が五年ごとに実施する「国勢調査」から計算する(「労働力調査」では、五歳刻みの就業率しか公表されていない)。

図表7－1　下方シフトする死亡率と就業率の組み合わせ（1975年から2015年）

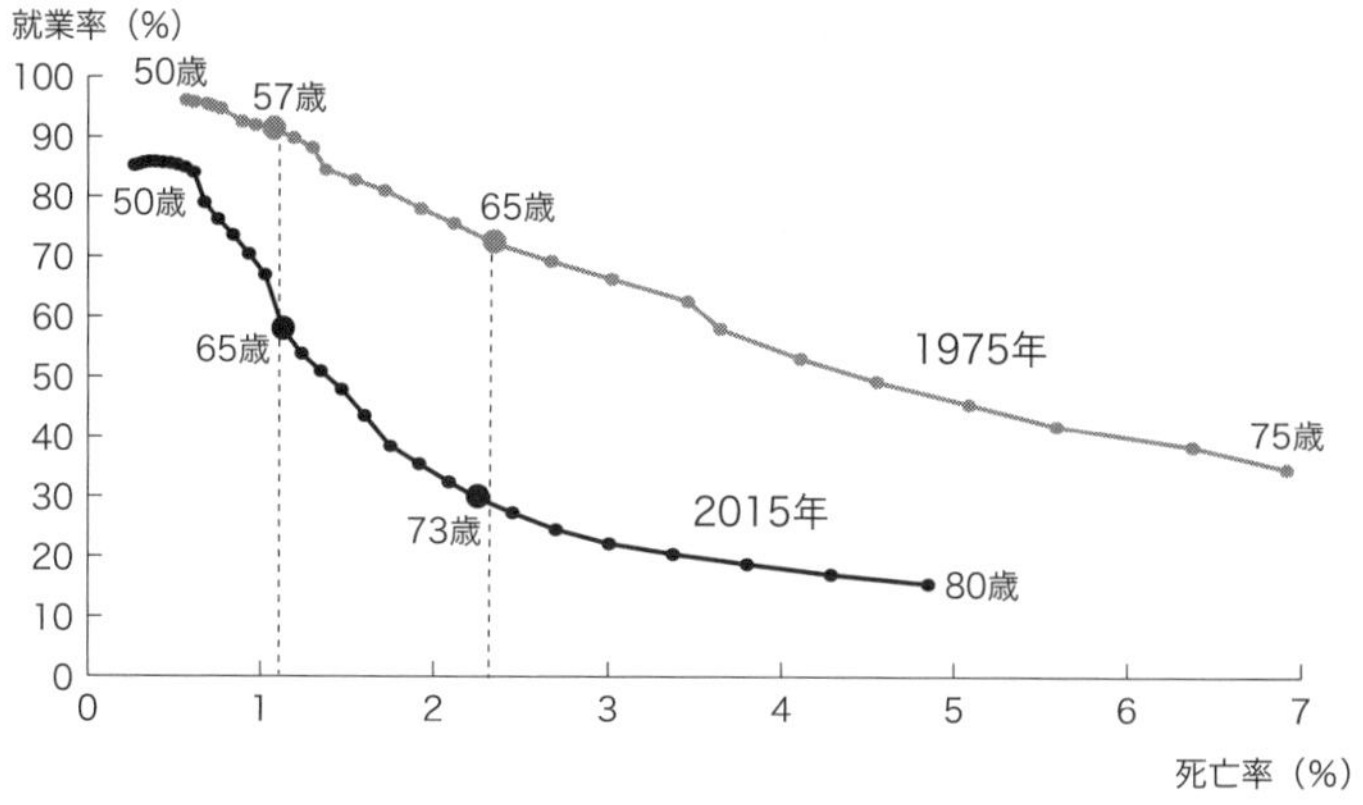

（出所）厚生労働省「生命表」総務省「国勢調査」より筆者作成。

それでは、男性の場合について、五〇歳以上の各年齢で死亡率と就業率がどうなっているかを調べ、その死亡率と就業率の組み合わせをプロットした曲線をグラフに描いてみよう。死亡率を横軸に、就業率を縦軸にして、一九七五年と二〇一五年における両者の組み合わせを描いたのが図表7－1である。

いずれの年も、曲線は右下がりになっている。年齢が高まるほど死亡率が上昇し、同時に就業率が低下するから、死亡率と就業率との間にはマイナスの相関関係が成立するからである。それぞれの曲線において、左上の出発点は五〇歳時点の両者の組み合わせに対応する。組み合わせを示す点は、年齢が高まるにつれて右下に移動していく。ここでは、一九七五年は七五歳まで、二〇一五年は八〇歳まで伸ばしている。

この図からも明らかなように、二〇一五年のグラフは一九七五年のそれの下に位置している。つまり、二〇一五年になると、死亡率が同じでも就業率は低くなっている。こうした曲線の下方シフトの背景には、二つの要因が働いている。

まず、医療技術の進展や保健衛生の向上により、人々が総じて健康になったことが挙げられる。その結果、同じ年齢でも死亡率は昔に比べて低下している。

もう一つは、公的年金の成熟やサラリーマン比率の高まりである。日本の年金制度は戦後徐々に整備されてきたが、その整備された制度の恩恵を受けて老後に十分な年金を受け取る人々が増えてきた。年金を受け取れるのなら働くのをやめて、老後をのんびり過ごそうと思うのは人情である。そのため、同じ年齢でも高齢層の就業率は低下していく。さらに、自営業の比率が低下し、定年を迎えて年金生活に移行するという、サラリーマンの比率が上昇していることもその変化に寄与している。

この二つの要因を背景にして、死亡率と就業率の組み合わせを示す曲線はこの四〇年間に大きく下方シフトしている。同じ死亡率でも就業率が低くなっているわけだから、昔であれば働いたはずの健康な人が、今では働かなくなっていることを意味する。

この変化自体は、大変結構なことである。高齢になっても生活費を稼ぐためにあくせく働く必要はなく、公的年金によって不自由のない老後を送る。それが可能になるまでに日本は経済力を身につけ、豊かになったということだ。しかし、問題はそうした状態がこれからも維持できるかである。

「話半分」としても大きな効果

読者にもう少し具体的なイメージを持っていただくために、二〇一五年で六五歳（一九五〇年生まれ）だった男性に注目してみよう。図表7―1に示したように、二〇一五年においてこの人たちの死亡率は一・一％、就業率は五七・七％だった。次に、この組み合わせを示す点を通る垂直な直線を引き、一九七五年の曲線との交点を探す。つまり、同じ死亡率の年齢なら、一九七五年にはどれくらいの比率で働いていたかを調べる。一九七五年で死亡率が一・一％だったのは、ほぼ五七歳だった。その年齢の就業率は九一・一％だったので、二〇一五年の五七・七％を大きく上回っていたことが分かる。就業率の差は三三・四％ポイントもある。

こんどは、一九七五年を出発点にしてみよう。同年に六五歳（一九一〇年生まれ）だった男性の死亡率は二・三％、就業率は七二・二％だった。二〇一五年で死亡率が二・三％なのは七三歳だが、その人たちの就業率は二九・七％にとどまっている。この比較では、就業率の差は四二・五％ポイントになっている。

この二つの結果のいずれを見ても、昔なら十分働けた健康な人が、今では引退し、年金生活に入っていることを確認できる。この四〇年間で日本の中高年は健康面で八歳程度若返っているが、その一方でかなりの人たちが生産活動から離れ、消費する側に回っている。

それでは、健康面から見て高齢者の就業率はどれくらい引き上げることができるだろうか。右の計算では、二〇一五年で六五歳、七三歳の場合について計算したが、いずれも三割から四割程度引き上げられることが分かった。同じような計算は、別の年齢でも同じように行うことができる。

各年における就業率の引き上げ可能な幅は、前出・図表7－1に示された二つの曲線の垂直距離を測ればよい。二〇一五年時点の年齢で言えば、六〇歳台前半では一－二割程度であろう。六〇歳台後半になると三割から四割、七〇歳台になると四割台といったところである。

もちろん、以上の作業はかなり粗っぽい。まず、死亡率という一つの変数で健康の度合いを見ているが、健康の中身はもっと多様である。また、高齢になるほど、健康は人によってかなり異なってくる。だから、死亡率という一つの変数に基づいて高齢者の健康と就業の関係をうんぬんすることにも無理がある。

したがって、高齢層の就業率の引き上げ幅についても、ここで得られた結果は過大推計している可能性が高い。そのため、読者はここでの議論を「話半分」として受け止めていただいてかまわない。しかし、「話半分」としても、高齢層の就業率の引き上げにはかなり大きな余地がありそうだ。

もう一つのアプローチ

高齢者の就業率の引き上げ余地を推計する、右に紹介したアプローチは、「昔」の高齢者と「今」の高齢者を比較している。しかし、時代が違えば制度も異なってくるし（公的年金や定年制はその代表例）、人々の考え方も変わってくる。比較することに少々無理があるのではないか、という批判があってもおかしくない。

そこで、もう一つのアプローチを紹介しよう。それは、時点は「今」のままとして、今の高齢者とそれより若い、今の年齢層を比較することで、高齢者の就業率の引き上げ余地を推計する方法である（カトラー＝ミーラ＝リッチャーズ・シュービック〔二〇一三〕）。高齢者と若い年齢層との違いとしては、公的年金が就業に大きく影響するかどうかに注目する。

具体的には、次のように推計する。まず、五〇歳台の人々の就業行動をさまざまな健康変数で説明する回帰モデルを、実際に観測されるデータから推計する。五〇歳台の人々は、年金を受け取るまでにまだ時間があるので、年金が就業行動に影響を及ぼすとは考えにくい。したがって、就業行動に影響する最大の要因は健康だと考えてかまわないだろう。健康状態に支障がなければ、生活費を稼ぐために働く。支障があれば、働くことを断念せざるを得ない。そうした健康状態と就業との関係を、回帰モデルによってできるだけ包括的に把握するわけである。

次に、その回帰モデルで把握した就業と健康との関係が六〇歳以降になっても成立すると想定したうえで、六〇歳以降の健康状態に対応する就業確率を個人ごとに試算する。六〇歳以上になれば健康状態はいくらか悪化するだろうが、その悪化する健康状態に無理のない形で対応した就業率を個人ごとに推計するわけである。そこで得られた各個人の就業確率の平均が、健康面から見た潜在的な就業率ということになる。実際の就業率はその潜在的な就業率を下回るだろうが、その下回る分が就業率を引き上げられる余地ということになる。逆に言えば、その余地は、制度的な要因が就業率を抑制している度合いを示している。

このアプローチにも粗っぽいところがあるが、とりわけ次のような点に注意していただきたい。第一に、ここでは、健康と就業との関係を分析しているが、就業には健康以外にも多くの要因が影響している。第6章で取り上げた親の介護は、その代表的な例である。ここでの分析では、健康以外のそうした要因の影響は無視している。これは、試算される潜在的な就業率が過大推計になっていることを示唆する。

第二に、五〇歳台の人たちの間で観測された、健康と就業との関係が、六〇歳以上になってもそのまま安定的に維持されると想定していることである。実際には、健康状態が十分良好でも、働くことをこれまでより控えめにしようと考える人たちも少なくないだろう。お孫さんが出来たので、仕事は控えめにしてその世話をしようとか、定年前はやりたくても時間がなくてやれなかった、ボランティア活動や趣味に力を入れようと考える人も多いかもしれない。ここでは、そうした変化は念頭に入れていない。こうした点も、潜在的就業率の推計を過大にする要因となる。

この試算は、六〇歳台だけでなく、七〇歳台以降の年齢層についても同様に行うことができる。しかし、右に述べたような留意点を考えると、五〇歳台における健康と就業の関係をベースにしていることもあり、あまり高めの年齢層まで試算を延ばすのは望ましくないと考えられる。

六〇歳台後半の就業率は三割引き上げ可能

試算のために用いるデータは、厚生労働省の「国民生活基礎調査」（二〇一六年）の世帯票および健康票から得られる情報である。この調査からは、それぞれの回答者が就業しているかどうかが分かるだけでなく、四〇種類以上の疾病の有無、心理的ストレス、日常生活での支障、主観的な健康感、喫煙行動など、健康に関するかなり詳細な情報を個人単位で得ることができる。

そのほか、同じく厚生労働省の「簡易生命表」（二〇一六年）から得られる年齢別の平均余命も併せて利用する。この平均余命は、その個人と生年が同じ世代の平均的な健康状態を示すものである（死亡率を用いてもほとんど同じような結果が得られる）。

それでは、得られた結果を図表7－2に基づいて簡単に紹介しよう。まず、推計作業の前に就業率の実績を確認しておく。「基礎調査」によると、男性の場合、五〇歳台には九〇・二％だった就業率は、六〇歳台前半には七五・五％、後半には五二・五％、そして、七〇歳台前半には三二・七％に低下する。すでに述べたように、六〇歳台に入ると定年を迎え、引退して年金生活に入る人が次第に増えるからである。

図表7－2　高齢者の就業率はどこまで引き上げられるか

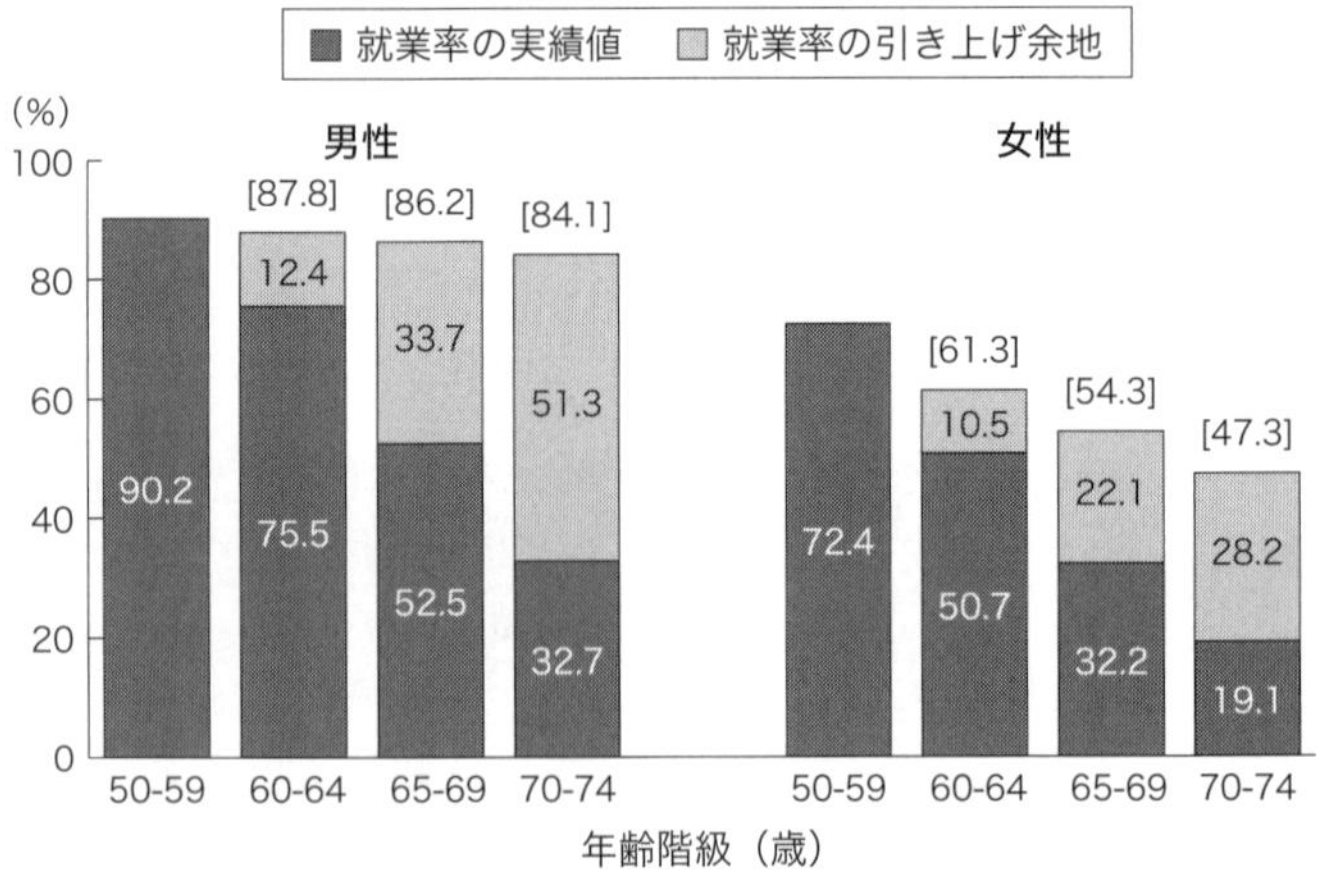

（注）[　　]内の数字は、潜在的な就業率。
（出所）厚生労働省「国民生活基礎調査」より筆者作成。

ところが、六〇歳以降の加齢に伴う健康状態の悪化だけを反映して就業率を推計すると、六〇歳台前半、同後半、七〇歳台前半でそれぞれ、八七・八%、八六・二%、八四・一%となる。この年齢だと、高齢者といっても健康面で大きな悪化が見られないので、五〇歳台と同じような働き方が可能となることが試算でも確認できる。

このような計算の結果、六〇歳台前半、同後半、七〇歳台前半の就業率はそれぞれ、最大で一二・四%ポイント、三三・七%ポイント、五一・三%ポイント引き上げられることになる。七〇歳を超えても人口の五割以上の人が追加的に働けるという結果はやや意外であり、前述のように計算の性格上慎重に受け止める必要がある。例えば、七〇歳を超えれば、健康状態が良好でも、老後をのんびり過ごしたいという思いも出てくるはずだが、ここではそうした要因は無視している。しかし、六〇歳台後半で三割程度、就業率を高められるというのは、実感として受け止めやすい数字のように思える。

一方、女性の場合は就業形態が多様であり、専業主婦にとどまっているケースも多いので、解釈が難しい。しかし、男性と同様の方法で計算すると、六〇歳台前半、同後半、七〇歳台前半の就業率はそれぞれ一〇・五％ポイント、二二・一％ポイント、二八・二％ポイント高められる計算になる。女性の就業率も六〇歳台後半で二割程度引き上げられるという計算になる。

なお、女性の就業率を引き上げる余地が男性より一回り小さくなるという結果については、解釈に少し注意が必要である。今回の分析対象になった世代では、女性の社会進出がまだ十分に進まず、五〇歳台になると仕事を辞めて家庭に入り、働き続けるとしてもフルタイムではなく、パートタイムで、という人も多いだろう。そのために、健康と就業との関係が男性に比べると不鮮明になり、計算される潜在的な就業率も値が低めとなる。

しかし、これから女性の社会進出が一段と進み、結婚・出産後もフルタイム就業を続けることが一般化すればどうなるだろうか。健康と就業との関係が男性並みに明確になり、その結果、潜在的な就業率の推計値も男性の値に近づく可能性がある。そのように考えると、女性についても、潜在的な就業率については男性の値を用いても大きな間違いはないのかもしれない。

なお、こうした試算や話の進め方については、抵抗を感じる読者もいらっしゃると思う。「筆者は、要するに高齢者にもっと働けと言いたいわけだな。高齢者になれば、足腰が弱くなる人も出てくるのに、ずいぶん冷たい話をする」と。

こうした批判に答えるために、少し説明を加えておこう。ここでの試算では、健康状態だけに注目して就業率が全体としてどこまで高められるかに注目しているが、それは、働けるようになる確率を個人ごとに計算し、その平均をとっている。したがって、なかには病弱のために働ける確率が低いままの人たちも少なくない。試算では、その点も考慮している。

実際の試算結果を紹介すると、全体の九割ほどの高齢者は、健康面だけに注目すると七五%以上の確率で働くことができる計算になっている。一方、働ける確率が二五%を下回る人たちは、年齢層がそれほど高くないこともあり、あまりいない。しかし、働けるようになる確率が二五%から七五%の範囲にとどまる人たちは、年齢層によって異なるものの、だいたい一割前後となっており、無視できない厚みを作っている。ここで紹介した就業率の引き上げ余地の試算値は、このように健康面で支障があるために働けない人の存在も考慮している。

フルタイムとパートタイムに分けると

これまで議論してきたように、六〇歳台から七〇歳台前半にかけての高齢層については、就業率をある程度引き上げる余地がある。しかし、そこでは、就業を「働く」「働かない」の二分法で捉えていた。実際には、高齢になると就業するといっても、フルタイムではなくパートタイムで就業する人もかなりいる。したがって、潜在的な就業率についても、フルタイムとパートタイムに分けて分析したほうが現実的であろう。

そこで、分析を一部修正してみる。就業状態と健康との関係を五〇歳台のデータから把握するのはこれまでと同じだが、就業状態をフルタイム就業、パートタイム就業、就業せず、という三つのカテゴリーに分けた回帰モデルを推計する。そして、その推計結果を踏まえて、六〇歳台以降のフルタイム、パートタイムの潜在的な就業率を計算するわけである。

男性の六〇歳台後半についての結果に注目すると、フルタイム、パートタイム就業の比率は、実績ではそれぞれ三〇・五%、二二・〇%となっている。これに対して、潜在的な就業率はそれぞれ七四・七%、一一・〇%と試算される。したがって、フルタイムの潜在的な就業率は実績を四四・二%ポイント上回る一方、パートタイムはむしろ一一・〇%下回ることになる。両者を相殺すると、就業率は三割程度引き上げることが可能となり、二分法で分析した前述の結果にほぼ見合ったものとなる。

ここでは、パートタイムの潜在的な就業率が、実際の値をむしろ下回るという結果が興味深い。これは、就業はしているものの、健康面から見ると、パートタイムではなくフルタイムで働いているべきなのに、やむを得ずパートタイムにとどまっている人たちが少なくないことを意味する。そうした人たちは、社会によって支えられる側に完全に移っているわけではないが、健康面から見る限り、もう少し積極的に社会を支える余力のある人たちだとみなすことができる。これに対して、女性の場合は五〇歳台でもパートタイム就業の比率が高く、この試算ではフルタイムとパートタイムの間の大きなシフトは予想できない形になっている。

六〇歳台前半層では就業率の引き上げ余地は縮小

もう一つの追加的な分析は、潜在的就業率の長期的な変化である。「国民生活基礎調査」は一九八六年に始まったが、その後の三〇年間に潜在的就業率はどのように変化してきたのだろうか。過去の潜在的就業率は、これまで説明してきたものとまったく同じ作業を、各年において繰り返すことで得られる。

図表7―3は、男性の六〇歳台前半層と後半層のそれぞれの年齢層において、就業率の引き上げ余地を一九八六年、二〇〇一年、二〇一六年の三時点で比較したものである。この図から分かるように、六〇歳台前半層と後半層とでは状況の変化がやや異なっていることが分かる。

すなわち、六〇歳台前半層の場合、就業率の引き上げ余地は、一九八六年から二〇〇一年にかけては拡大しているものの、二〇〇一年から二〇一六年にかけてはかなり縮小している。その結果、二〇一六年の水準は三〇年前の水準をむしろ下回っている。一方、六〇歳台後半層においても、就業率の引き上げ余地は二〇〇一年まで拡大し、その後は縮小するというパターンは見られるものの、低下幅は限定的であり、二〇一六年の水準は三〇年前の二倍以上のものになっている。

図表7－3　就業率の引き上げ余地の時系列的変化（男性）

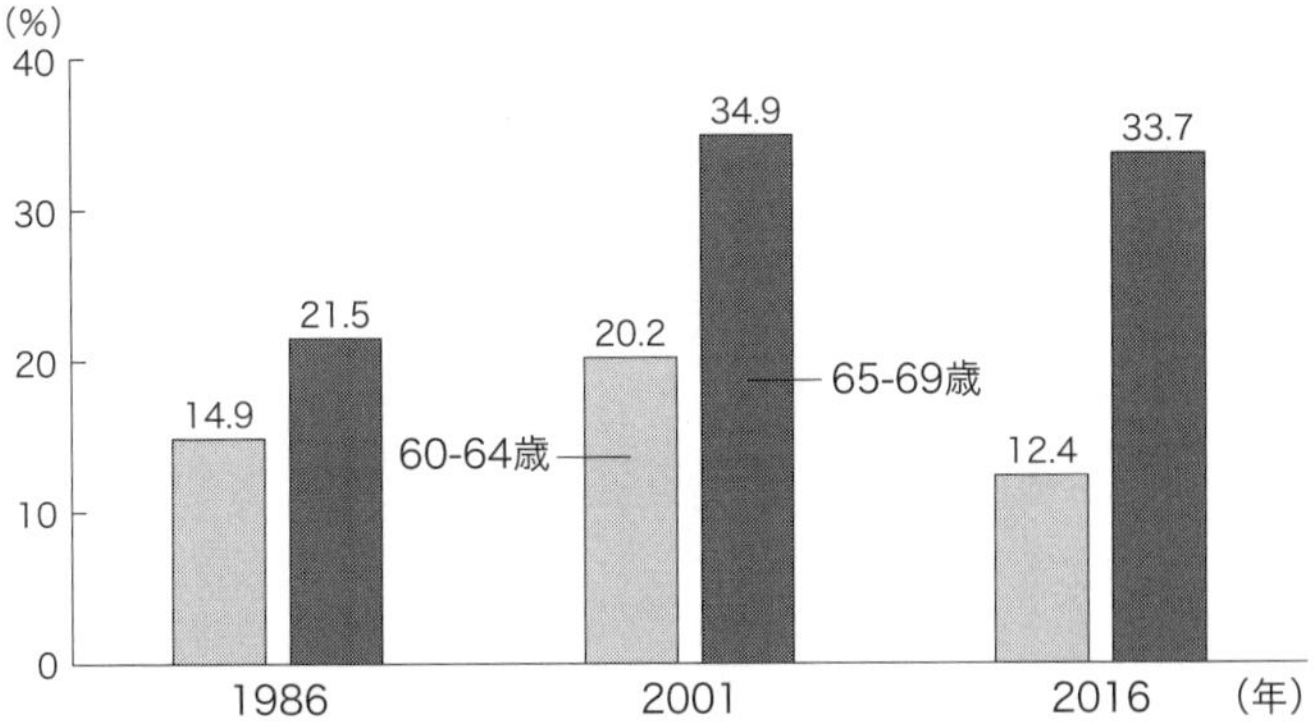

(出所) 厚生労働省「国民生活基礎調査」より筆者作成。

以上の結果、引き上げ余地の六〇歳台前半層との格差も大きくなっている。こうした結果の背景には、どのような要因が働いているのだろうか。就業率の引き上げ余地は、潜在的就業率から実際の就業率を差し引いて求められる。したがって、就業率の引き上げ余地の変化も、この二つの要因の変化を調べればその背後の事情が分かる。

まず、潜在的就業率は、二〇〇〇年代に入ると、いずれの年齢層でも上昇が弱まることが確認される。死亡率の改善傾向がやや頭打ちになるとともに、(回帰モデルを計算する対象となる)五〇歳台において、同じ健康状態でも就業率がかつてよりやや低下する傾向が見られるからである。

しかし、それ以上に重要なのは就業率の変化である。二〇〇〇年代に入ると、六〇歳台前半層の就業率の上昇が加速している。一方、六〇歳台後半層の就業率はあまり変化していない。その結果、潜在的就業率の変化と相俟って、六〇歳台後半層における就業率の引き上げ余地は、六〇歳台前半層に比べてかなり大きくなっている。

それでは、なぜ、六〇歳台前半層における就業率の上昇が二〇〇〇年代に入って加速したのだろうか。その大きな要因として考えられるのは、公的年金の支給開始年齢の引き上げが二〇〇一年に始まるとともに、それと連動して定年延長や雇用継続が進んだことが考えられる。

つまり、公的年金改革や労働政策によって就業が促進されたことが、六〇歳台前半層における就業率の引き上げ余地の低下につながったことになる。一方、六〇歳台後半層は、前半層に比べると制度改革が進んでいないために、就業率の引き上げ余地がかなり残っているということになる。

以上の試算結果は、潜在的な就業率を潜在的なままにとどめるか、あるいはそれを現実のものにするかは、制度改革にかなり依存することを示唆している。そこで次節では、公的年金など実際の各種制度が高齢者就業にどれだけのブレーキをかけているのか、また制度改革によってどの程度の効果が期待できるかを検討する。

第2節　高齢者就業のブレーキをアクセルに

高齢者就業にかかるブレーキＩＴＡＸの概念

公的年金は、高齢になって就業による収入を得ることが困難になるリスクに備えた社会的な仕組みである。しかし、実際には、就業能力が十分あるにもかかわらず、働き続けるより年金を受給するほうが得だという判断が働き、そのように行動する「モラル・ハザード」が発生する。年金には、制度本来の意図とは異なり、高齢者就業に対するブレーキとして機能する面がある。

本節では、そうした高齢者就業に対するブレーキのかかり方を包括的に把握する指標を作成する。そこには、公的年金をはじめとする各種制度の効果が整合的な形で反映され、制度改革の効果も同じ枠組みのもとで比較できる。

具体的には、現在受け取っている賃金を得られる就業を一年続けたときに、続けなかった場合に比べてどの程度「損」になるかを計算し、それが現在受け取っている賃金に対して何％になるかを計算する。この値を、公的年金を中心とする各種制度が間接的に生む税率という意味で、ＩＴＡＸ（implicit tax rate）と表記することにする。このＩＴＡＸという概念は、筆者らも参加している、全米経済研究所（National Bureau of Economic Research：ＮＢＥＲ）による社会保障の国際比較研究プロジェクトの中で提案されたものである。基本的には、雇用者つまり厚生年金の加入者を想定し、その就業行動と各種制度との関係に注目する。

ＩＴＡＸはいくつかの要因によって決定される。

第一は、その年齢から一年間仕事を続けるとした場合、一年分支払う保険料分を差し引いて、生涯に受け取る年金額がどれだけ増えるかである。これを「年金資産発生額」(social security accrual) と呼ぶ。年金資産発生額がプラスであれば、働くことに政府から補助金が出ることを意味するので、年金資産発生額はＩＴＡＸに控除項目として入ることになる。

年金資産発生額は、基本的にマイナスの値をとる。つまり、サラリーマンとして働き続けたほうが得になることが一般的である。保険料は支払い続けることになるが、生涯に受け取る年金額はその分をやや上回る構造になっているからである。しかも、六〇歳以下の場合は、サラリーマンを辞めれば国民年金の保険料を支払う義務が発生し、それだけ追加的に損になる(その保険料を支払っても、サラリーマンとして働き続けた場合と同じ基礎年金しか将来受給できないからだ)。辞めずに働き続けたほうがよい。

第二は、在職老齢年金による年金の減額分である。支給開始年齢に達すれば、申請すれば保険料を受給できるようになるが、賃金と年金の合計が一定額を超えると年金が減額される。これは、いわば、働くことに対する課税であり、ＩＴＡＸに加算される。在職老齢年金はこれまで六〇歳台前半と後半で仕組みが異なっていた。

第三は、高年齢雇用継続給付金である。これは、六〇歳台前半層が対象となる仕組みだが、賃金が六〇歳時点の水準に比べて七五％未満なら、賃金の一定比率が支給される。ＩＴＡＸには控除項目として参入される。

第四は、労働保険料（雇用保険料と労災保険料の合計）である。雇用され続けていれば支払うことになるので、ＩＴＡＸに加算される。

最後に、第五の要因として、所得税・住民税を加算する。ここでは、話を単純にするために、雇用所得以外の所得はないとしよう。

以上、五つの要因を反映させて、ＩＴＡＸは、

ＩＴＡＸ＝（−年金資産発生額＋在職老齢年金による年金減額分
−高年齢雇用継続給付金＋労働保険料＋所得税・住民税）／賃金×１００％

として計算される。本来であれば、分母にくる賃金は、就業を続ければ得られたであろう期待賃金でなければならない。しかし、ここでは、話を簡単にするために、足元で得ている賃金をそのまま得られるものと想定する。それぞれの制度が就業行動に及ぼす影響は、このＩＴＡＸの値の変化を通じて統一的に把握・比較されることになる。

ＩＴＡＸは、年齢とともにどのように変化するか

それでは、ＩＴＡＸは実際にどのような姿を見せているのだろうか。ここでは、これまでの章でも何度か用いた厚生労働省の「中高年者縦断調査」の第一回調査から第一二回調査のデータを用いる。

ＩＴＡＸの計算に際しては、それぞれの個人の生年や調査時点に対応して適応される年金給付や保険料給付の算定式をすべて反映させる必要がある。さらに、在職老齢年金や高年齢雇用継続給付金などについても、それぞれの時点でその年齢の回答者がどのような制度を適用されていたか、すべてＩＴＡＸの計算に反映させなければならない。

ＩＴＡＸの値は「縦断調査」によって追跡されている回答者それぞれについて、それぞれの調査時点において細かく計算される。図表7−4は、その結果得られたＩＴＡＸのサンプル全体の平均値を計算し、それを年齢別にまとめたものである。図の中の折れ線は、ＩＴＡＸが加齢とともにどのように変化するかを示している。棒グラフは、ＩＴＡＸを構成する六つの要素の変化の様子を示している。

この図からは、いろいろなことが分かる。まず、六〇歳になると、それまでマイナス五−一〇％の間で推移していたＩＴＡＸが一五％超にまで一気に上昇し、六五歳を超えると一〇％を若干上回る水準で推移することが確認される。つまり、公的年金をはじめとする現行制度は、全体

図表7－4　高齢者就業にかかるブレーキ（ITAX）とその構成

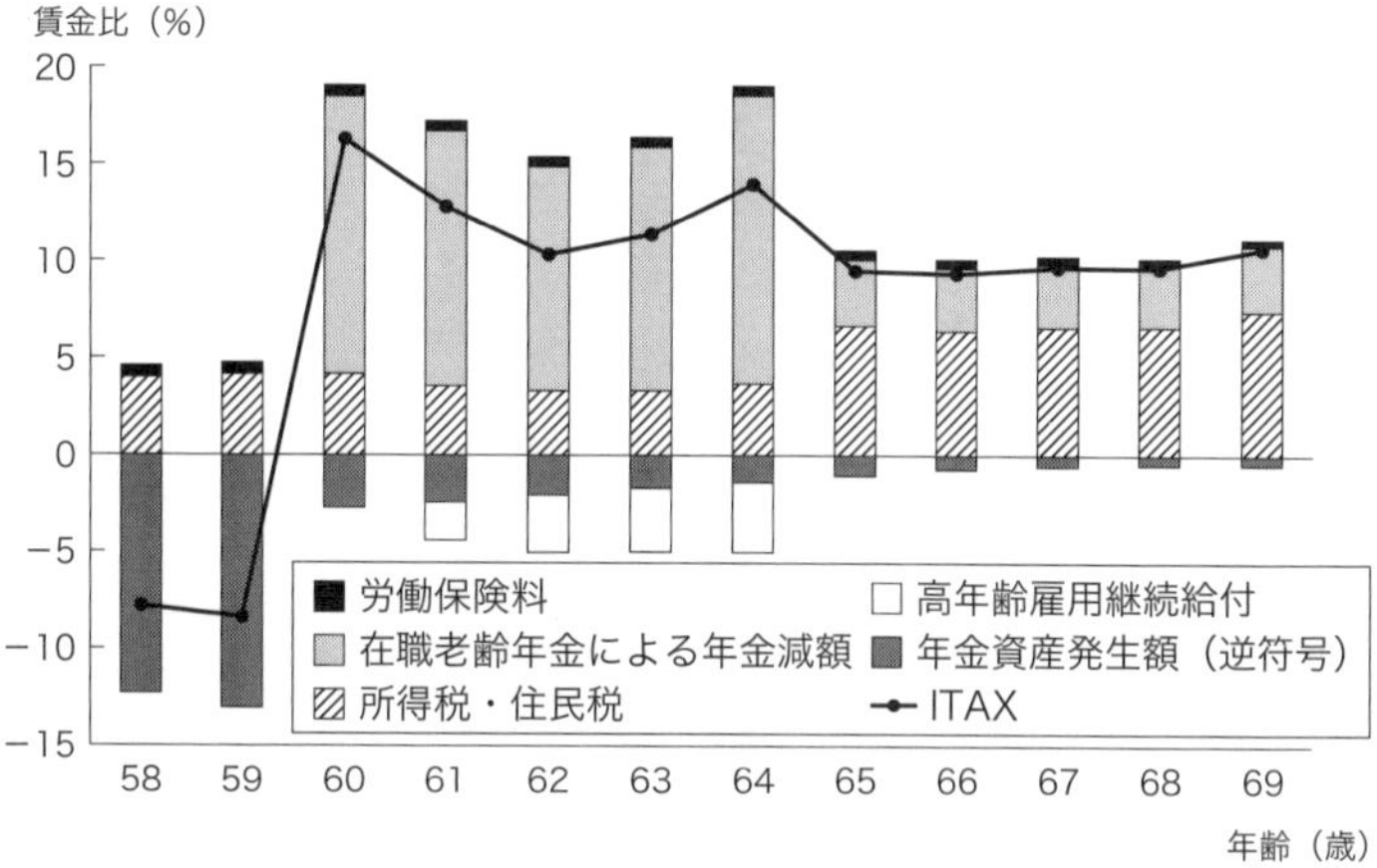

（出所）厚生労働省「中高年者縦断調査」より筆者作成。

として見ると六〇歳までは就業を促進し、それを超えると就業にブレーキをかけていることになる。六〇歳以降になると一〇－一五％程度という「税率」が賃金にかかるわけなので、これはけっして無視できないブレーキである。

この図からは、ＩＴＡＸの変化が何によってもたらされているかも分かる。まず、年金資産発生額の動きに注目しよう。年金資産発生額は、前述のように、就業を一年継続したときに発生する年金資産の増加分であり、ＩＴＡＸの控除項目なので、この図でも符号を逆にして示してある。この年金資産発生額は六〇歳までは大きなマイナスであり、就業を促進しているが、六〇歳を超えるとマイナス幅が大幅に縮小する。この変化には、六〇歳を超えると、サラリーマンを辞めても国民年金の保険料を支払う必要がなくなることが反映されている。

次に、在職老齢年金による年金減額が、ＩＴＡＸを大きく押し上げている点が注目される。その状況は六〇歳台前半において顕著だが、六〇歳台後半においても無視できない。在職老齢年金は、就業に対する重要なブレーキであることが確認できる。

一方、六〇歳台前半では、高年齢雇用継続給付（図では符号を逆にしてある）がＩＴＡＸを引き下げ、在職老齢年金をはじめとする各種制度のブレーキをやや弱めていることも確認される。また、所得税・法人税や労働保険料は、各年齢においてＩＴＡＸを押し上げているが、その程度は総じて安定的である。

高齢者就業はＩＴＡＸにどれだけ反応するか

高齢者就業にかかっているブレーキをアクセルに変えるにはどうすればよいだろうか。また、そのとき、高齢者就業はどの程度促進されるのだろうか。この問題に答えるためには、（１）右に説明したＩＴＡＸと就業との関係を説明する回帰モデルを推計したうえで、（２）各種制度改革をＩＴＡＸの値の変化に反映させ、（３）その修正版ＩＴＡＸを回帰モデルに乗せて就業率を試算して、実績との差を調べる、というプロセスを踏むのがオーソドックスな方法である。

ただし、厳密に言えば、制度改革の効果は生涯に受け取る年金総額などにも影響し、ＩＴＡＸの変化以外の要因を経由して就業行動に影響する。実際の試算に際しては、そうした経路の存在も考慮している。

回帰モデルの推計に際しては、さらに二つの工夫をする。第一に、前節でも行ったように、就業状態をフルタイム就業、パートタイム就業、就業せず、という三つのカテゴリーに分けた回帰モデルを推計する。フルタイムとパートタイムでは、制度の影響が異なることが予想されるからである。特に、フルタイムであれば賃金も高めになるので、在職老齢年金制度によって年金額が削減され、就業にブレーキがかかりやすい。

第二に、健康が就業に及ぼす影響も就業を説明する回帰モデルに反映させる。これまでの章で取り上げてきたように、「縦断調査」からは健康関連の多くの情報を得ることができる。各種生活習慣病に罹っているかどうかのほか、主観的健康感やK6スコア、喫煙なども、学歴や婚姻状態などの個人属性と併せて回帰モデルの説明変数に加える。

詳細な試算結果の紹介は省略するが、ITAXと就業との関係をまとめると、次のようになる。すなわち、男性の場合、ITAXが一〇%上昇すると、仕事を辞める確率は一・五%、パートタイム就業をする確率が〇・六%それぞれ上昇し、フルタイム就業をする確率が二・一%低下する（いずれも統計的に有意）。前出・図表6－4を見ると、ITAXはプラス・マイナス一〇%ぐらいで変動しているので、無視できない効果を就業に与えていることが推察される。

一方、女性の場合は、ITAXが一〇%上昇すると、仕事を辞める確率は〇・四%上昇し、フルタイム就業をする確率は〇・四%低下するが（いずれも統計的に有意）、パートタイム就業はほとんど変化しない。ＩＴＡＸに対する女性就業の影響は男性に比べると総じて限定的である。

なお、制度に詳しい読者の中には、年金の繰り上げ・繰り下げ受給の効果についてはどうなのかという疑問を抱く方もいらっしゃるかもしれない。繰り上げ受給は支給開始年齢より早めに年金の受給を始めるものであり、年金額は減額される。繰り下げ受給はその逆であり、年金額は増額される。

これらの仕組みは、平均余命なども考慮して、どの年齢から年金を受給し始めても、生涯に受け取る年金総額はあまり変わらない――こうした特徴は一般的に「保険数理的に見て公正」(actuarially fair)と呼ばれる――構造になっている。本節のモデルの用語で言えば、年金資産発生額がほぼゼロになることを意味する。つまり、人々が合理的に判断する限り、繰り上げ・繰り下げ受給は就業行動に影響しないことになる。以上の点を考慮して、本節の分析では繰り上げ・繰り下げ受給の効果を捨象している。

在職老齢年金の撤廃と支給開始年齢の引き上げの効果

それでは、右に得られた回帰分析の結果に基づいて制度改革の効果を試算することにしよう。ここで取り上げるのは、在職老齢年金の撤廃と支給開始年齢の引き上げという二つの制度改革である。

在職老齢年金は、賃金と年金の合計が一定額を超えると年金が減額される仕組みであり、これまで六〇歳台前半と後半で仕組みが異なっていた（それぞれ「低在老」「高在老」と呼ばれる）。厚生年金の支給開始年齢が二〇二五年まで徐々に六五歳まで引き上げられていくので、将来的には低在老はなくなり、高在老だけになる。高在老については存続か撤廃かが政府内でも議論されたが、結局のところ存続が決まっている。

この在職老齢年金がどこまで就業を抑制しているかという点については、国内でも数多くの実証分析が進められてきた。ここでは、ＩＴＡＸという指標を用いて、ほかの制度改革の効果と比較可能な形で、その効果を推計する。具体的には、低在老・高在老をともに廃止し、在職老齢年金の仕組みを撤廃したときにどのような効果が生まれるかを調べる。

第二の支給開始年齢の引き上げについては、厚生年金・国民年金ともに支給開始年齢を七〇歳まで引き上げることを考える。人々は七〇歳まで年金保険料を支払い続けることになるが、その分は年金額に反映される（ただし、保険料率や保険料を給付水準に反映する仕組みは現行制度のままとする）。

支給開始年齢を引き上げることになるので、在職老齢年金の仕組みも同時に解消され、したがって、その就業抑制効果も消滅する。また、六〇歳を過ぎても、仕事を辞めたら国民年金の保険料を払うことになるので、仕事を辞めることの魅力がその分低下する。さらに、ＩＴＡＸを経由したものではないが、支給開始年齢が五年以上先送りされるため、生涯に受け取る年金総額が減少し、それが就業継続を促すという効果も発生する。

図表7－5　制度改革で就業率をどこまで引き上げられるか

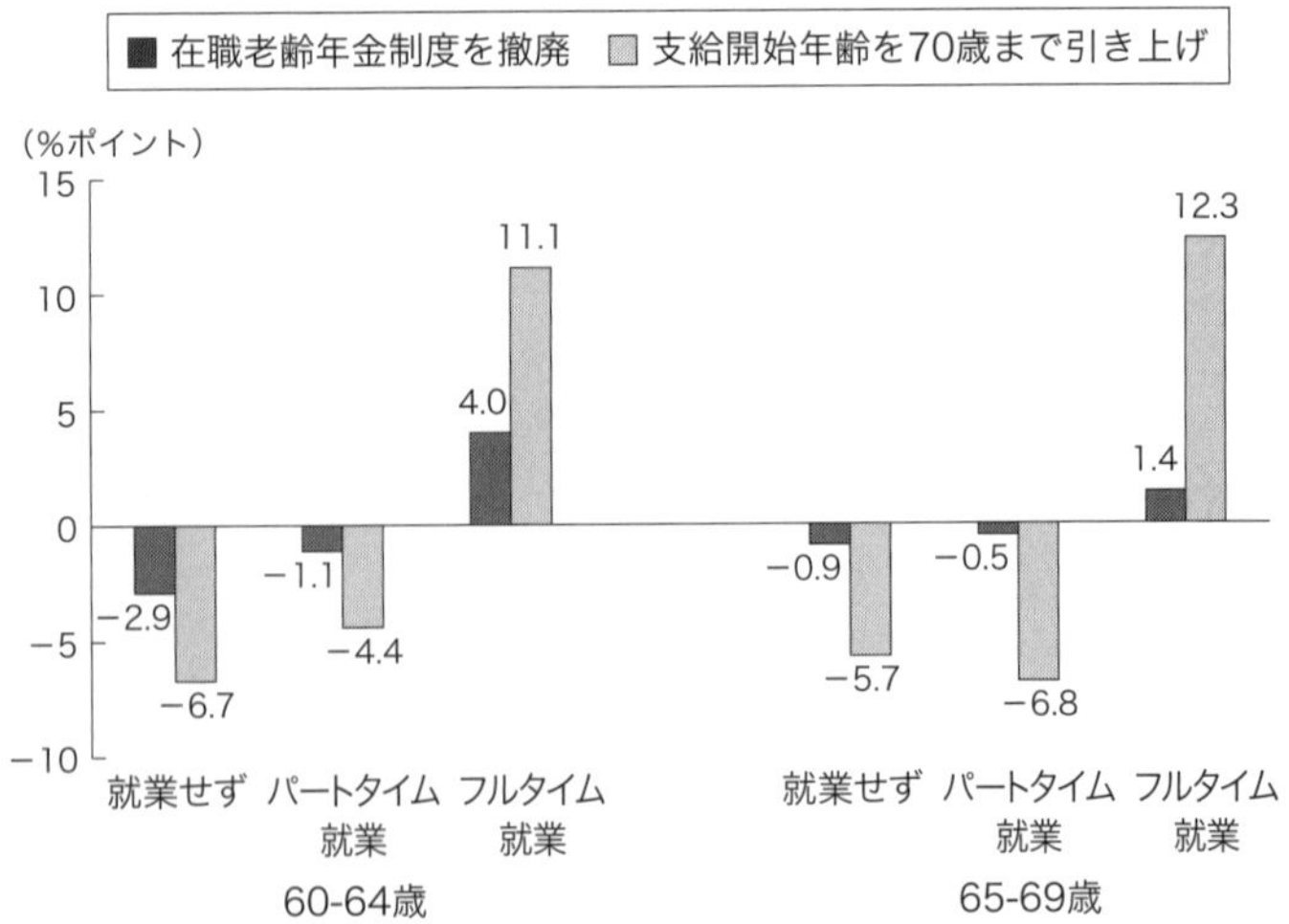

(出所) 厚生労働省「中高年者縦断調査」より筆者作成。

支給開始年齢の引き上げについては、いわゆる「マクロ経済スライド」によって年金財政には影響が出てこない（保険料の拠出実績が増えた分だけ給付が増える）として否定的な見方もある。しかし、支給開始年齢の引き上げの効果を、年金財政への影響に限定して評価することは適切ではない。高齢層の労働供給の拡大を通じた社会の支え手拡大が、その重要な狙いになっていると考えられるからである。

以上の二つの制度改革の効果をまとめたものが、図表7－5である。ここでは、効果が顕著な男性の結果だけを紹介するが、六〇歳台前半と後半に分けて結果を比較している。結果のパターンは、六〇歳台前半と後半とで違いはなく、引退やパートタイム就業の確率が低下し、フルタイム就業の確率が上昇する。

就業を全体として促進し、フルタイム就業への移行を促す効果としては、在職老齢年金の撤廃よりも支給開始年齢の引き上げのほうがはるかに大きい。支給開始年齢の引き上げは、六〇歳台前半と後半のいずれにおいても、フルタイムとして就業する確率を一〇%以上引き上げる。そのうちの半分ほどは、パートタイムからフルタイムに移行する人たちである。

一方、在職老齢年金の撤廃の効果は、六〇歳台前半に比べて後半ではかなり限定的となる。フルタイムとして就業する確率は、六〇歳台前半で四%上昇するのに対して、後半では一%強にとどまる。これは、後半の仕組み（高在老）では、賃金がかなり高くならないと年金が減額されない形になっているからである。

しかし、この在職老齢年金の撤廃の効果については、慎重な議論が必要だと筆者は考えている。その点は、次節で改めて触れることにする。

第3節 ―― 七〇歳までの就業機会確保のために

高齢者雇用安定法の改正

高齢者の就業促進は、政府においても重要な政策課題として設定されている。本節では、第

1、第2節での議論を踏まえ、高齢者の就業促進を進めるうえで残された政策課題を整理することにしよう。議論の材料とするのは、二〇二〇年三月に今回成立した「改正高齢者雇用安定法」と、二〇一九年一二月に政府の「全世代型社会保障」検討会議が発表した「中間報告」である。

改正高齢者雇用安定法は、七〇歳までの高齢者の就業機会を確保することを企業の努力義務とするものであり、二〇二一年四月から施行される。この法律は何度も改正されてきたが、これまでは六五歳が年齢のターゲットになっていた。

具体的には、①定年の廃止、②定年の延長、あるいは③再雇用などの継続雇用という形で、雇用者に六五歳まで働ける機会を提供することを企業に義務づけていた。この改革は、支給開始年齢の六五歳までの引き上げなど、公的年金改革と歩調を合わせてきたものと言える。その成果もあって、六〇歳台前半層の就業率は順調に上昇してきた。

今回の改正は、年齢のターゲットを七〇歳に引き上げている。前述の三つの対応に加えて、④別の会社への再就職、⑤フリーランス契約への資金提供、⑥起業支援、⑦社会貢献活動への参加支援という四つも選択肢として認めている。

企業には、この七つのうちのいずれかの選択肢を設けるよう努力義務を課し、どれを選ぶかは企業と労働組合が話し合って決めることとしている。また、起業支援のように雇用契約を結ばない場合は、元雇用者の収入が不安定になるおそれがあるので、企業に対して、元雇用者やその勤め先と業務委託契約を継続的に結ぶように求めている。

この法改正の内容は、全世代型社会保障検討会議の中間報告の中にすでに盛り込まれている。右に説明した七つの選択肢も、中間報告でそのままの形で示されていた。

日本の高齢者就業率は、ほかの先進国に比べてすでに高くなっている。しかし、平均余命の延伸や少子化の度合いを考えると、高齢者にこれまで以上に支え手になっていただかないと、社会保障あるいは社会全体の持続可能性に赤信号が点灯する。中間報告もこうした問題意識は強く持っており、「七〇歳までの就業機会確保」という項目を立てて基本方針を提示している。法改正もそれを受けている。ただし、六五歳までの改正と同じように、年金改革とうまく歩調は合っているだろうか。

二本立ての方針――雇用と雇用以外

ここで注目されるのは、中間報告や改正法の方針が二本立てになっていることである。第一の柱は、「雇用による措置」だ。前述の七つの選択肢のうち、①から④がそれに対応する。要するに、従来型の雇用形態を想定し、それを七〇歳まで伸ばすという方針が示されている。第二の柱は、「雇用以外の措置」である。残りの⑤から⑦が対応するが、ここでは高齢者の新しい働き方が促進されている。

いずれの方針も「なるほど」とうなずける方針であり、なかでも、高齢者就業を拡大する経路として「雇用以外の措置」を明確に位置づけた点は斬新だ。しかし、残された課題は少なくない。

第一の柱、つまり雇用による措置から見ておこう。雇用政策面からの就業促進策が改正法に盛り込まれている一方、それに対応して年金面でも就業継続へのインセンティブ（誘因）は一応用意されている。六五歳以上の者の老齢厚生年金について、在職中から年金額の改定を毎年行い、早めに年金額を増額させる「在職定時改定」を導入することがそれだ。

現在六五歳以上で在職中の人の年金額は、七〇歳時、あるいは退職して一カ月後のどちらか早い時期にしか、年金額が見直されない。これでは、働きながら保険料を支払い続ける恩恵が感じにくい面がある。在職定時改定が実施されると、六五歳以降一年ごとに年金額が再計算されることになる。例えば、六五歳から六六歳までの一年間の保険料を支払うことによって、六六歳からの年金額が増える。毎年年金が増えていくので、働く意欲が湧いてくるという発想だ。

さらに、現在七〇歳までとなっている厚生年金の加入年齢の上限を七五歳に引き上げる案も盛り込まれている。実現すれば、七五歳まで働き保険料を支払い続ければ、年金がその分だけ増えることになる。

しかし、この二つは改革としては少し迫力に欠ける。受け取る年金額から支払う保険料を差し引いた、ネットの受け取り額が増えるわけではないからだ。前者の在職定時改定は、今はやりの行動経済学の知見を踏まえたような感じを受けるが、金銭的にはあまり意味がないので実際にやってみないと分からない。

図表7－6　在職老齢年金受給権者（65歳以上）における賃金＋年金の分布状況（2018年度末）

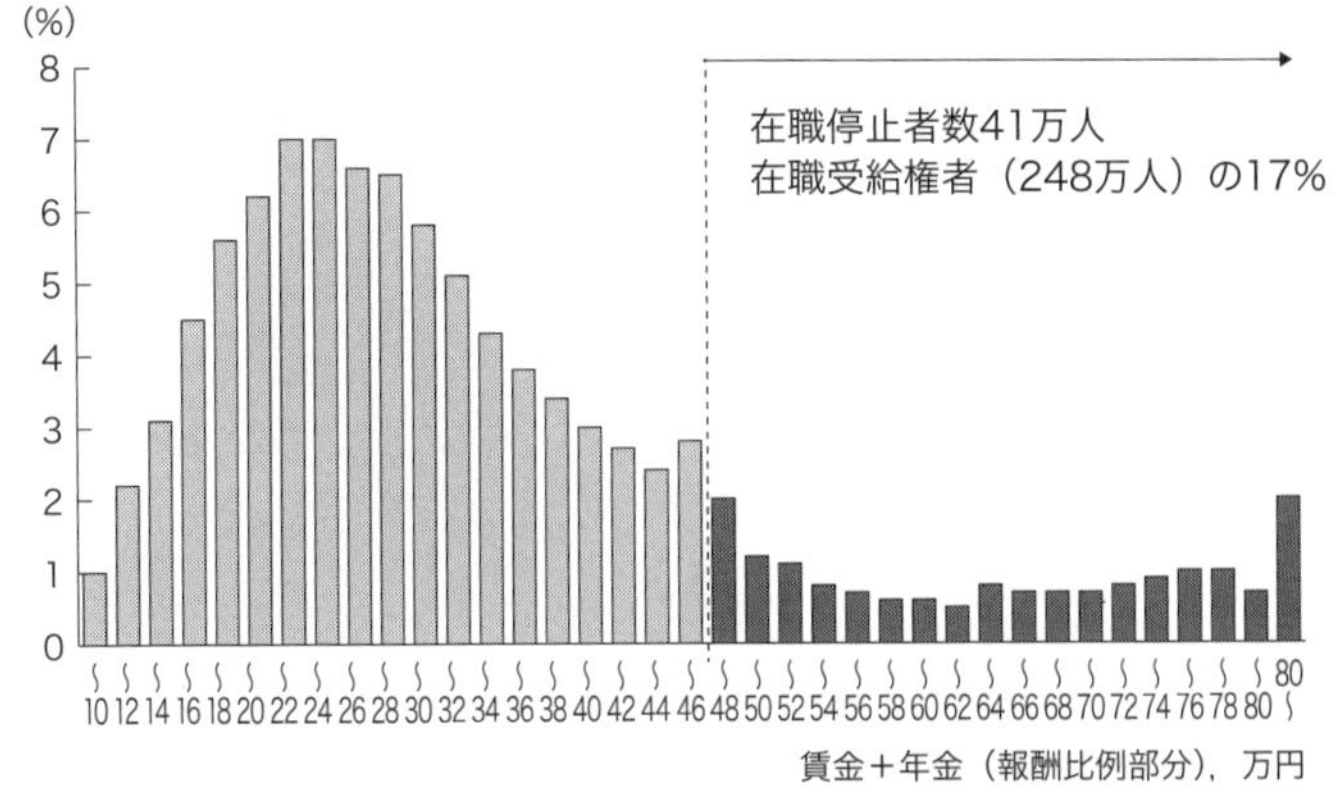

（注）「在職停止者数」は、在職高齢者のうち高在老により年金が減額される者の数。
（出所））厚生労働省年金局「年金制度改正の検討事項」（「第15回社会保障審議会年金部会」（2019年12月25日）資料2）を改変。

在職老齢年金見直しに対する消極論

年金改革面における最大のポイントは、それまで争点となっていた、六五歳以上が対象の在職老齢年金（高在老）には手をつけていないという点である（六〇歳台前半の在職老齢年金〔低在老〕については、年金削減の条件が緩和された）。高在老の問題について、図表7－6を見て検討してみよう。

この図は、二〇一九年一二月の社会保障審議会年金部会に提出された資料に基づいて描いたものである。六五歳以上の在職老齢年金受給権者数を対象にして、横軸に賃金と年金（二階部分）の合計をとり、後者の値が二〇一八年度時点でどのような分布を示していたかが示されている。

高在老については、「廃止しても就業促進につながらない」との見方が専門家の間で有力である。同制度によって年金が削減されるのは、給与と年金（二階部分）の合計が月額四七万円（図で示す二〇一八年度では四六万円だった）以上の人たちだ。

しかし、図で見るように、そのような人はかなり少数派であり、在職して年金を受給する資格のある人たちの一七％にとどまる。賃金と年金の合計額の階級別に見ると、二〇万円台前半の人たちが最も多い。高在老で年金が削減される人たちの所得水準はかなり高い。六五歳を超えても会社の管理職にとどまっている人たちだろう。

さらに、この図を詳しく見ると、賃金と年金の合計が四六万円かそれを少し下回るところで、小さなコブがあることに気づく。高在老が廃止されると、そのコブが右方向に崩れる。それが高齢者就業の促進効果になるわけだが、この図から考える限り、「たいした効果は期待できない」と推察してもおかしくない。実際、前節の試算でも、高在老廃止の効果は限定的だった。

同様の理由で、高在老の廃止は高所得・高年金層だけが得をするだけだという見方も説得的である。高在老を廃止しても就業者の所得分布があまり右にシフトしないとすれば、現在、高在老で年金を削減されている高所得・高年金層だけが得をすることになるからである。これもよく耳にする批判である。高在老の廃止のためには数千億円の財源が必要であり、そのためには将来世代が受け取る年金の削減（所得代替率の引き下げ）が求められることも批判の材料となった。

うに思える。

将来を見据えた制度改革を

こうした議論は、ロジックの立て方としては間違っていないものの、出発点が間違っているよ

現状では、年齢が定年を超えれば、労働時間や賃金を抑え、年金も削減されずに満額受け取りたいと思う人が多いはずである。一方、企業も人件費を抑えられるので、そのほうがありがたい。定年後は嘱託やパートなど、低賃金・短時間労働の就業形態にシフトするという、一種の「均衡」が労使間で成り立っている。その均衡の結果を示すのが、まさしく前出の図だ。こうした低賃金・短時間労働の均衡状態のもとでは、高在老を廃止しても、自分とは関係のない話だと受け取る人が多いはずである。

しかし、全世代型社会保障の問題提起は、そうした経済主体間の均衡が社会全体から見て最適な均衡なのかという点なのである。高齢者の中で、働く能力も意志もある多くの人たちが、低い賃金と短い労働時間に「まあ、これでもいいよな」と満足している。しかし、この状況は、少子高齢化が本格化している日本では、最適とは言えなくなっている。健康面から見て無理のない形で社会保障の「支え手」を政策的に増やし、経済主体間で成立している均衡を社会的に最適な均衡にシフトさせること――それが全世代型社会保障の狙いである。

まさしくその狙いを受けた改正法による「雇用による措置」が奏功すれば、図で示した給与と

年金の合計の分布も、重心が右にシフトする可能性が高い。そうなると、現状では全体として就業に対するブレーキとはなっていない高在老が、強力なブレーキとして機能し始める可能性が出てくる。「雇用による措置」によって七〇歳までの就業機会確保を目指すのであれば、将来ブレーキになるものは早めに撤廃しておくべきだろう。

もちろん、年金面から高齢者就業を促進する最も手っ取り早い方法は支給開始年齢の引き上げである。その点は、前節の試算でも確認された。支給開始年齢を七〇歳に引き上げても、繰り下げ・繰り上げ支給の仕組みがきちんと整備されていれば大きな問題はないのだが、受ける印象はずいぶん異なる。支給開始年齢の引き上げはどの国でも政治的な反発を受けやすい論点なので、政治的にはタブーとなっている。この決定打を封印するという制約下の改革には、力不足な面がどうしても出てくる。

議論は税・保険料の見直しにも波及

しかし、筆者は、高齢者の就業機会は「雇用による措置」だけではそれほど増えないとも考えている。企業にとっては、新しい法律のもとで政府から定年を延長せよ、雇用を続けろといくら言われても、保険料負担や人件費の増加はやはり避けたいはずである。労働者にとっても、とりわけ高在老が維持されるのであれば、わざわざ年金を減額され、さらに保険料を支払ってフルタイムで働きたくないと思うのが人情だろう。

だとすれば、自営業・フリーランスになったほうがよいという人が増えてもおかしくない。年金も満額受給できる。企業にとっても、保険料負担から解放される。欧米でも高齢者の就業率は回復過程にあるが、その背景には自営業・フリーランスの拡大もある。そうした点を意識したのが、中間報告や改正法が打ち出した第二の柱、すなわち、雇用以外の措置である。多様な働き方という点では、雇用以外の働き方は魅力的だし、それを推進しようとする発想はけっして悪くない。「働き方改革」にも資するだろう。

しかし、最大の問題は、このタイプの働き方では社会保険料の収入増があまり期待できないという点だ。もちろん、高齢者の労働供給は改革によって増加し、その意味では社会の支え手は増えるし、税収も増えるだろう。しかし、社会保険料を通じた社会保障の直接的な支え手の増加にはつながらない。前述した、欧米における高齢者の自営業・フリーランスの拡大も、その背景には保険料負担逃れがその大きな理由になっており、社会保険の制度運営にとって重要な問題になっている。

日本においても、この雇用以外の措置は、公的年金をはじめとする社会保障の財源を高齢就業者にどのように負担してもらうかという重要な問題に直結する。高齢就業者に限らないが、働き方の多様化が進むと、社会保険料の拠出は賃金ではなく、金融所得などを含めた幅広い所得をベースにしたほうがよいかもしれない。あるいは、フランスの一般社会税のように、社会保障財源の一部を税で徴収するというアイデアも有力な選択肢となる。この一般社会税の課税対象も、賃金だけでなく金融所得などを含む幅広いものとなっていることに注意されたい。

さらに、消費税で社会保障の財源を徴収するという、政治的な反発を受けやすい選択肢も当然ながら考えられる。また、「マイナンバー」を税や社会保険料の徴収にどのように活用するべきかという問題にもつながるだろう。今回の改正高齢者雇用安定法は、あくまでも高齢者就業の促進を制度面から狙ったものである。その目的のために、「雇用以外の措置」まで視野に入れている。これは、画期的である。しかし、税や社会保険料のあり方を抜本的に見直す必要があることが図らずも明らかになっている。

おわりに――健康と就業、社会保障の間に良好な好循環を

本章では、健康な高齢者が全体として追加的にどの程度労働供給を増やし、社会全体の支え手拡大につながるかという問題を議論してきた。

具体的には、第1節の試算では、六〇歳台後半でも、男性は三割、女性は二割程度就業率を引き上げる余地があることが分かった。第2節では、公的年金などの現行制度が高齢者就業にどの程度ブレーキをかけているかを示すとともに、制度改革によって高齢者就業をどの程度引き上げられるかを示唆した。

そして、第3節では、七〇歳までの就業機会確保のために政府が進めている取り組みを整理

し、「雇用による措置」「雇用以外の措置」のいずれにおいても、残された課題が少なくないことを指摘した。

本章の基本的な問題意識は、健康と就業、社会保障の間に良好な好循環をどのようにすれば構築できるかということである。

国民皆保険の仕組みのもとで、医療制度が拡充されてきたおかげで、私たちは昔に比べてずいぶん健康な生活を送れるようになった。平均余命は伸長し、高齢者は昔の高齢者に比べて元気になっている。その一方で、少子高齢化が進み、社会全体で見れば支える人が減って支えられる人が増えている。私たちの社会は、生物学的に見て維持が難しくなりつつある。

だとすれば、健康な高齢者の方々には、無理のない形でできるだけ社会を支える側に回っていただくような仕組みにする必要がある。そうすれば、社会保障の担い手も増え、私たちは豊かな老後を引き続き送ることができる。社会保障の財政基盤も強靭になり、私たちは高度で充実した医療サービスを引き続き享受し、健康な生活を維持できるだろう。

健康と就業、社会保障の間にこうした好循環を形成するためには、制度面の見直しがどうしても必要になる。もちろん、制度改革を進めないことも私たちの選択肢の一つである。私たちが、私たちの幸せを維持しようとすれば、現行制度にあまり手をつけないほうがよいかもしれない。しかし、社会を支える人・支えられる人のバランスが崩れたままで現行制度を維持すると、将来世代にその制度を受け継ぐことがどうしても難しくなる。将来世代に残しておくべき富を、私たちの世代が食い潰してしまうからだ。

少子高齢化のもとで制度改革のあり方を考える際には、私たちの世代の幸せだけでなく、将来世代の幸せについても思いを巡らせる必要がある。

終章

総括：何が明らかになったか

- 就職氷河期世代の高齢化に備え、公的年金はじめ、社会保障の仕組みを再編成する必要がある。

- 多様な働き方を前提としてセーフティーネットを強靭にする必要がある。

- 健康面を出発点として貧困問題を考える必要がある。

- 社会参加活動は健康リスクを予測する重要なシグナルになる。

- 学歴は中高年の健康リスクを判断する重要な要素となり得る。

- 介護によるメンタルヘルス悪化リスクへの社会的な備えを充実させる必要がある。

- 健康、就業、社会保障のあいだに好循環を形成する制度設計を行うべき。

- 新型コロナウイルス感染拡大が、日本人の健康に及ぼす影響はマクロ的にはいまのところ限定的だ。

- 問題は貧困リスクの拡大や、それに伴う健康リスクの拡大であり、その実態解明と対策立案に社会科学の出番がある。

本章では、各章で得られた主な知見を改めて整理し、その政策的含意をまとめる。そして、コロナ危機が日本人の健康に投げかける問題を考える。

第1節　各章の政策的含意

・就職氷河期世代の健康状態は、主観的な健康感、自覚症状、入院するリスクなどの面でほかの世代に比べて平均的に劣っていることが確認される。
・学校を卒業してから最初に就く仕事、つまり初職が正規かそれ以外かで、その後のメンタルヘルスが大きく左右される。
・仕事に就かず、かといって社会参加活動も行わないで社会的に孤立することは、メンタルヘルスに深刻な問題を及ぼし得る。

第1章　健康面でも不利な就職氷河期世代

就職氷河期世代は、現在の労働力人口の二割を上回る人口規模を持っている。世の中でそれだけのウェイトを示す世代が健康悪化リスクに晒されているとすれば、公衆衛生という観点から見ても深刻である。しかも、就職氷河期世代が高齢化すると、問題はさらに深刻化する可能性が高い。所得・雇用環境が不安定で、年金保険料の拠出実績も不十分となる可能性が高いからである。公的年金をはじめとして、社会保障の仕組みを将来の「貧困の高齢化」に備えて再編成する必要がある。

第2章　非正規雇用を健康面から評価する

- 非正規雇用は健康にとって望ましくない。所得面で不利な立場に立たされるだけでなく、雇用が不安定で、将来の見通しが不透明なことが致命的である。
- 自分が正規か非正規かにかかわらず、住んでいる地域の就業形態が不安定であるほど、健康面で問題が出てきやすい。
- 非正規雇用になるほど、公的年金や医療保険などセーフティーネットから外れる可能性が高くなるが、それ自体が健康にマイナスの影響を及ぼす。

正社員など正規労働を「良い働き方」とみなし、非正規労働などそれ以外の働き方を「悪い働き方」とみなして、正規労働化を進めることは現実的な対応策と言えない。多様な働き方を前提としつつ、働き方の違いによる不当な差別をなくすルール作りを優先するべきである。さらに、就業形態に関係なくすべての人たちがセーフティーネットの枠内にとどまれるようにする必要がある。被用者保険の対象範囲を拡大すると同時に、税額控除と社会保険料の相殺による低所得層支援など、セーフティーネットをより強靱なものにする工夫が求められる。

第3章　貧困を健康面から再定義する

- 健康面から見て意味のある貧困線を引くと、通常の定義よりやや高めのところで引く必要があり、したがって、社会全体の貧困者の比率を示す相対的貧困率も高めになる。
- 貧困は所得面に限らずにいろいろな次元に対象範囲を広げ、そこで問題があるかどうかをチェックするという、「広く浅く」把握する姿勢が健康面から見ると望ましい。
- 個人レベルの貧困だけでなく、居住している地域の貧困も個人の健康に影響する。その場合も、所得面だけでなく地域のさまざまな属性を考慮に入れる必要がある。

右肩上がりの経済成長が期待できず、人々の生活水準はむしろ停滞気味になっている。非正規雇用の拡大や高齢化の進展がそれに加わり、私たちが貧困に陥るリスクはむしろ高まりつつある。私たちの生活は、つねに貧困リスクに晒されている。健康面を出発点として貧困問題を捉え直す必要性が高まっている。しかし、健康に影響する貧困は所得面に限らず多次元的であり、人々の暮らし向きに対する幅広い目配りが求められるようになっている。

第4章　社会参加活動を健康面から評価する

- 社会参加活動を行っていると、生活習慣病の中には糖尿病や脳卒中、さらに女性の場合は高血圧の発症リスクが抑制されるものがある。

- 生活習慣病が発症した場合の心理的な適応のペースも、社会参加活動によって加速される場合がある。
- SNSを通じた他人とのバーチャルなつながりは、リアルな社会参加活動に比べると限定的なものの、主観的健康感や生活満足度とプラスの相関関係にある。

社会参加活動には、医療行為や投薬なしで疾病リスクを軽減でき、発症によるショックを緩和する効果もある。政策介入のコスト・パフォーマンスは悪くない。自治体は住民の健康増進という意味でも、社会参加活動の促進策に取り組むべきである。また、その人が社会参加活動を行っているかどうかという、容易に観測できるデータによって、その人の健康リスクがかなり把握できるのであれば、厳密な因果関係があるかどうかは別として、社会参加活動は健康リスクを予測する重要なシグナルとして有用である。

第5章　中高年の健康は学歴にどこまで左右されるか

- 学歴が低いほど中高年の健康状態の悪化するペースが速まるだけでなく、日常生活面で問題が発生し、特定の生活習慣病を発症するリスクが高くなる傾向もある。
- 学歴が健康に及ぼす影響のうち、成人期における社会経済的要因やさまざまな健康行動によって媒介される度合いは、メンタルヘルスの場合を除くと限定的である。
- 夫が引退すると妻のストレスが悪化するという「引退夫症候群仮説」は総じて成立する

が、結果は妻（および夫）のライフスタイルにも大きく左右される。

本章で確認された加齢による健康格差の拡大は、本格的な高齢化社会を迎えるに当たってきわめて深刻な意味合いを持つ。もちろん、学歴による健康格差は、学歴が中高年の健康を決定する「原因」であることを必ずしも意味しない。しかし、学歴がその後の健康状態の変化をかなり正確に予測できるとすれば、中高年の健康リスクを予測する重要な判断材料として重視するべきである。なお、引退夫症候群仮説が成立するかどうかは政策的な意味合いは薄いものの、女性がフルタイム就業を高齢時まで続けるようになると興味深い研究テーマとなり得る。

第6章　家族は介護に耐えられるか

- 中高年のメンタルヘルスにとって家族介護、とりわけ親の介護に関与することは男女ともに最大のリスク・イベントである。
- 親の介護を始めることではなく、親が要介護状態になることを分析の出発点としても、介護者のメンタルヘルスが悪化することが確認できる。
- 介護の長期化に伴って介護者のメンタルヘルスは悪化するが、そのペースは長時間介護、被介護者との同居、外で仕事はしない、といった献身的な介護ほど速くなる。

公的な介護サービスの供給は介護保険の導入以降、施設介護ではなく居宅サービスを中心に展開してきており、その傾向はこれからも続くことが予想される。親の介護は、多くの中高年のメンタルヘルスが晒される重要なリスク要因としてもっと認識されるべきである。中途半端な形で家族に介護サービスの供給を依存すると、家族のメンタルヘルスに深刻な影響が及ぶ危険性がある。居宅サービスの質的・量的拡充を進めるとともに、家族介護に対する支援体制をより強化する必要がある。

第7章　高齢者はどこまで働けるか

- 健康と就業との関係に基づいて潜在的就業率を計算すると、六〇歳台後半でも男性は三割、女性は二割程度就業率を引き上げる余地があることが分かる。
- 公的年金などの現行制度は健康な高齢者の就業にブレーキをかけており、なかでも在職老齢年金や支給開始年齢の見直しは高齢者の就業促進効果を発揮する。
- 政府は七〇歳までの就業機会確保に取り組み始めているが、「雇用による措置」「雇用以外の措置」のいずれにおいても残された課題は少なくない。

医療制度が拡充されてきたおかげで、私たちは昔に比べてずいぶん健康な生活を送れるようになった。平均余命は伸長し、今の高齢者は昔の高齢者に比べて元気になっている。その一方で、少子高齢化が進み、社会を支える人が減って支えられる人が増えている。したがって、健康な高齢者の方々には、健康面から見て無理のない形で、できるだけ社会を支える側に回っていただくような仕組みにする必要がある。健康と就業、社会保障の間にこうした好循環を形成するためには、公的年金をはじめとする制度面の見直しが必要になる。

本書のアプローチは、「健康の社会的決定要因」（social determinants of health）を統計に基づいて解明するというものであった。各章での議論からも明らかなように、健康は、私たちの日常生活や経済行動といった要因だけでなく、居住地や社会全体の社会経済的属性によっても大きな影響を受ける。通常の経済政策も、私たちが想像する以上に個人の健康と深く関連しているようだ。誰もが健康な日々を送る社会の実現を目指すことには、誰も反対しないはずである。異なる学問分野の研究者による相互乗り入れを通じて、健康の決定要因のさらなる解明と、統計的裏付けのある政策立案が求められる。

第2節　コロナ危機と日本人の健康

新型コロナウイルス感染拡大が投げかける問題

本書の執筆は、新型コロナウイルスの感染拡大の真っ只中で進めてきた。現時点（二〇二〇年一二月上旬）では新規感染者数に収束の兆しは見られず、重症患者や死者の数も増えている。日本の状況は、世界的に見れば良好なほうであり、米国やヨーロッパ諸国など先進国を含め、世界は文字通りのパンデミックに直面している。

日本政府の対応はどうか。感染拡大が続き、しかもそれが十分予想できるのに、人々の移動を促す政策を進めてきた政府の姿勢には、首を傾げざるを得ない面がある。もちろん、経済活動の維持と、感染拡大の抑制との両立は重要だ。しかし、医療現場に過度な負担をかけることは避けるべきである。感染拡大がコントロール不能になり、医療崩壊に陥ってしまえば元も子もない。海外では、そうした状況が現実になりつつある国もある。政策の軸足は、感染抑制の方向にもっとシフトさせるべきだというのが筆者のスタンスである。

しかし、それと同時に、医療供給体制に問題があることも分かってきた。とりわけ感染拡大の当初の段階では、コロナ感染が疑わしいのにどこに相談や検査に行けばよいか分からず、断られるケースもしばしば発生した。日本の人口当たり病床数は世界で突出しているのに、供給面で制約が出てくるというのはよく考えてみると奇妙な話である。医療機関の役割分担をしっかり見直す必要があるし、かかりつけ医の在り方についても再検討が求められている。感染症に対して強靭な医療体制をつくるためには、公衆衛生や保健所の機能強化が必要なことも明らかになってきた。

一方、本書の問題意識から見ても、新型コロナウイルスの感染拡大は重要な問題を投げかけている。第一の問題は、感染拡大下における人々の行動変容が健康にどのように影響するかだ。第二に、感染拡大が健康格差にどのように影響がするかという問題もある。残念ながら、現時点ではデータが出揃っていないので、十分な分析を行うことはできない。しかし、いずれも重要な政策課題となるので、今後、精力的に研究を進めていく必要がある。

このうち、第一の問題については、受診抑制の要因分解が当面の重要な分析テーマとなり得る。感染拡大の中で、人々が受診を抑制する動きが統計からも明らかになっている。この受診抑制のうち、必要な受診を感染が怖いのでやむを得ず諦めた部分と、もともとそれほど必要ではない（と判断した）ので受診を控えた部分とに分けることは、医療サービスの需要行動分析や今後の医療需要予測にとってきわめて重要な作業となる。もちろん、その場合は、受診を抑制することによって健康状態が悪化したかどうかを見極める必要もある。

また、感染拡大に伴うライフスタイルの変化が健康に及ぼす影響も興味のあるところだ。この点で最も注目されるのは、テレワークの普及がもたらす影響だろう。いわゆるワークライフバランス（仕事と生活のバランス）や男女共同参画といった観点からも、テレワークの普及やそれに伴う家族との過ごし方の変化は重要な注目点となる。

内閣府はこの点に関連して、感染拡大の比較的初期の二〇二〇年五月下旬から六月上旬にインターネット調査を実施している（「新型コロナウイルス感染症の影響下における生活意識・行動の変化に関する調査」）。同調査の結果を見ると、家族と過ごす時間が感染拡大前より増加していることが分かる。しかし、その受け止め方は夫婦間で異なる。夫が家にいても、家事や育児を手伝ってくれないと、妻は不満を強めるようだ。テレワークの利用やそれに伴うライフスタイルの変化は、人々のメンタルヘルスにも少なからず影響を及ぼすはずである。

社会科学に出番はあるか

しかし、本書の問題意識から見て、より深刻な問題は、貧困リスクへの曝露が人々の健康に及ぼす影響である。感染拡大のもとで、テレワークの利用など新たなライフスタイルに順調に移行できた人たちは、恵まれた人たちだ。世の中にはそんな悠長な話とは無関係の、差し迫った状況に置かれている人たちのほうが多いかもしれない。そこで、第二の問題、すなわち健康格差への影響が重要な論点として登場する。

本書の第1章では、就職氷河期世代の健康問題を取り上げた。新型コロナウイルスの感染拡大は、それを上回る深刻なショックを社会に与えている可能性もある。感染拡大によって仕事を奪われ、収入の減少に直面するという形で、貧困リスクは人々にとってより現実的な問題となっている。しかも、その貧困リスクへの曝露は、人々の間で一様に高まっているわけではない。非正規で働いている人たちなど、特定の人たちの間で深刻なものになっているはずだ。

新型コロナウイルスの感染拡大が健康に及ぼす影響は、日本の場合、マクロ的にはこれまでのところ限定的に推移している。厚生労働省は毎月、「人口動態統計」を公表している。毎月、どれだけの数の子供が生まれ、どれだけの人が死亡し、何組のカップルが結婚や離婚をしたかなどをまとめた統計だ。本書の執筆時点では、二〇二〇年九月の速報まで公表されている。その数字を見ると、日本で最初に新型コロナウイルス患者が報告された同年一月以降、死亡数は前年の二〇一九年が辿った経路をほとんどそのままなぞるような形で推移している。新型コロナウイルスで死者が発生する一方、人々の行動変容によってそれ以外の要因による死者が減少しているということなのだろう。

この点に関する分析については、「超過死亡」(excess death)という指標がすでに確立しており、より厳密な検討が専門家によってすでに始まっている。日本ではいまのところ、人口全体の健康状態が大幅に悪化しているとまでは言えないようだ。しかし、状況は今後大きく変化する可能性もあり、楽観はできない。

私たちが感染抑制と同時に取り組まなければならないのは、貧困リスクの高まりやそれに起因する健康格差の拡大をできるだけ抑制することである。本章の第2章や第3章の議論からも示唆されるように、そこでは、私たちの経済社会がどのような仕組みになっているかが決定的に重要となる。

社会科学の出番があるとすれば、おそらくそこだろう。具体的なデータと実証分析に基づいて、貧困リスクによって健康が脅かされている人々を見つけ出して支援し、そして健康を脅かさないような仕組みを作り出す必要がある。利用可能な資源は限られている。その限られた資源の中で、私たちは誰もが健康を享受できる社会を作っていかなければならない。

おわりに

本書の内容は、以下に紹介する論文がベースになっている。分析手法や得られた結果など、より詳細はそれらを直接参照されたい。

第1章

Oshio, T., "Lingering impact of starting working life during a recession: health outcomes of survivors of the "employment ice age" (1993-2004) in Japan," *Journal of Epidemiology*, 2020, 30, 412-419.

Oshio, T. and M. Kan, "Multidimensional poverty and health: Evidence from a nationwide survey in Japan," *International Journal for Equity in Health*, 2014, 13, 128.

Oshio, T. and M. Kan, "Which is riskier for mental health, living alone or not participating in any social activity? Evidence from a population-based eleven-year survey in Japan," *Social Science & Medicine*, 2019, 233, 64-70.

第2章

Oshio, T., "Association between area-level risk of job instability and workers' health: a multi−level analysis using population-based survey data from Japan," *Journal of Epidemiology*, in press.

Oshio, T. and S. Inagaki, "The direct and indirect effects of initial job status on midlife psychological distress in Japan: Evidence from a mediation analysis," *Industrial Health*, 2015, 53(4), 311−321.

小塩隆士「セーフティ・ネットから外れる理由と現実」西村周三・国立社会保障・人口問題研究所編『日本社会の生活不安』慶應義塾大学出版会、二〇一二年、一〇一−一二四。

第3章

Oshio, T., "Exploring the health-relevant poverty line: a study using the data of 663,000 individuals in Japan," *International Journal for Equity in Health*, 2019, 18, 205.

Oshio, T. and M. Kan, "Multidimensional poverty and health: Evidence from a nationwide survey in Japan," *International Journal for Equity in Health*, 2014, 13, 128.

第4章

Oshio, T. and M. Kan, "Preventive impact of social participation on the onset of non-communicable diseases among middle-aged adults: a 10-wave hazards-model analysis in Japan," *Preventive Medicine*, 2019, 118, 272-278.

Oshio, T. and M. Kan, "Does social participation accelerate psychological adaptation to health shocks? Evidence from a national longitudinal survey in Japan," *Quality of Life Research*, 2019, 28, 2125-2133.

Oshio, T., H. Kimura, T. Nishizaki, and T. Omori, "Association between the use of social networking sites, perceived social support, and life satisfaction: evidence from a population-based survey in Japan," *PLOS ONE*, in press.

第5章

Oshio, T., "Widening disparities in health between educational levels and their determinants in later life: evidence from a nine-year cohort study," *BMC Public Health*, 2018, 18:278.

Oshio, T. and M. Kan, "Educational level as a predictor of the incidences of non-communicable diseases among middle-aged Japanese: a hazards-model analysis," *BMC Public Health*, 2019, 19, 852.

Oshio, T., "What factors affect the evolution of the wife's mental health after the husband's retirement? Evidence from a population-based nationwide survey in Japan," *Journal of*

Epidemiology, in press.
小塩隆士・菅　万理「学歴は中高年の健康をどこまで左右するか」『経済分析』第七一巻三号、二〇二〇年、二五九−二七四。

第6章

Oshio, T., "The association between involvement in family caregiving and mental health among middle-aged adults in Japan," *Social Science & Medicine*, 2014, 115, 121-129.

Oshio, T. and M. Kan, "Impact of parents' need for care on middle−aged women's lifestyle and psychological distress: evidence from a nationwide longitudinal survey in Japan," *Health and Quality of Life Outcomes*, 2018, 16, 63.

Oshio, T., "How is an informal caregiver's psychological distress associated with prolonged caregiving? Evidence from a six-wave panel survey in Japan," *Quality of Life Research*, 2015, 24(12), 2907-2915.

Oshio, T. and M. Kan, "How do social activities mitigate informal caregivers' psychological distress? Evidence from a nine-year panel survey in Japan," *Health and Quality of Life Outcomes*, 2016, 14:117.

第7章

Oshio, T. and S. Shimizutani, "Health capacity to work and its long−term trend among the Japanese elderly," *Journal of the Japanese and International Economies*, 2019, 51, 76-86.

Oshio, T., S. Shimizutani, and A. S. Oishi, "Examining how elderly employment is associated with institutional disincentives in Japan," *Journal of the Japanese and International Economies*, 2020, 56, 101078.

本書の刊行に当たっては、科学研究費補助金（２０Ｋ０１７２２，代表：小塩隆士）の助成を受けた。関係各位に深く感謝する。

参考文献

- Alkire, S. and J. E. Foster, "Counting and multidimensional poverty measurement," *Journal of Public Economics*, 2011, 95, 476-487.
- Bertoni, M. and G. Brunello, "*Pappa Ante Portas*: the effect of the husband's retirement on the wife's mental health in Japan," *Social Science & Medicine*, 2017, 175, 135-142.
- Cutler, D. M., E. Meara, and S. Richards-Shubik, "Health and work capacity of older adults: estimates and implications for social security policy," 2012. doi:10.2139/ssrn.2577858.
- Graham, L. and A. J. Oswald, "Hedonic capital, adaptation and resilience," *Journal of Economic Behavior & Organization*, 2010, 76, 372-384.
- Grossman, M. "On the concept of health capital and the demand for health," *Journal of Political economy*, 1972, 80, 2, 223-255.
- Kondo, A. "Does the first job really matter? State dependency in employment status in Japan," *Journal of Japanese and International Economies*, 2007, 21, 379-402.
- Kuh D. and Y. Ben-Shlomo eds., *A Life Course Approach to Chronic Disease Epidemiology*. Oxford: Oxford University Press, 1997.
- Oshio, T. and E Usui, "How does informal caregiving affect daughters' employment and mental health in Japan?" *Journal of the Japanese and International Economies*, 2018, 49, 1-7.

- Sen, A. *Commodities and Capabilities*. Amsterdam: North-Holland; 1985.
- Thomson, R. M and S. V. Katikireddi, "Mental health and the jilted generation: using age-period-cohort analysis to assess differential trends in young people's mental health following the Great Recession and austerity in England," *Social Science & Medicine*, 2018, 214, 133-143.
- Townsend, P. *Poverty in the United Kingdom*, London: Allen Lane and Penguin Books, 1979.
- Tsutsui, T., N. Muramatsu, and S. Higashino, "Changes in perceived filial obligation norms among coresident family caregivers in Japan," *Gerontologist*, 2014, 54, 797-807.
- Wilkinson, R. G., "Income distribution and life expectancy. *British Medical Journal*, 1992, 304, 165-168.

※本書は一般読者向けの本にしたので、専門的な参考文献の紹介は最小限にした。さらに詳しく知りたい方は、「おわりに」に記した各論文に掲載した参考文献に当たっていただきたい。

索引

【 著者紹介 】

小塩隆士

（おしお・たかし）

一橋大学経済研究所教授
1960年、京都府生まれ。1983年東京大学教養学部卒業、大阪大学博士（国際公共政策）。経済企画庁（現内閣府）などをへて、2009年より一橋大学経済研究所教授。2010年『再分配の厚生分析』で日経・経済図書文化賞を受賞。2017-19年、一橋大学経済研究所長。
主な著作：
『社会保障の経済学』、『教育の経済分析』、『教育を経済学で考える』、『再分配の厚生分析 公平と効率を問う』、『効率と公平を問う』（以上、日本評論社）、『「幸せ」の決まり方 主観的厚生の経済学』（日本経済新聞出版社）、『持続可能な社会保障へ』（NTT出版）、『くらしと健康』（岩波書店）など。

日本人の健康を社会科学で考える

2021年1月13日　1版1刷

著者 ——— 小塩隆士

発行者 ——— 白石 賢

発行 ——— 日経BP
日本経済新聞出版本部

発売 ——— 日経BPマーケティング
〒105-8308
東京都港区虎ノ門4-3-12

装幀 ——— 野網雄太

組版 ——— マーリンクレイン

印刷・製本 —— シナノ印刷株式会社

ISBN 978-4-532-35874-7

本書籍に関するお問い合わせ，ご連絡は下記にて承ります。
https://nkbp.jp/booksQA
Printed in Japan